全国高职高专医药院校临床医学专业
"双证书"人才培养"十二五"规划教材

供临床医学、口腔医学、中医学、康复、检验、影像、药学等专业用

皮肤性病学

主　编　向　光　何　湘

副主编　罗红柳　谢炯辉　姚文山

编　者　(以姓氏笔画为序)

王宗明　重庆三峡中心医院
向　光　重庆三峡医药高等专科学校
何　湘　邵阳医学高等专科学校
张昆梅　重庆三峡医药高等专科学校
罗红柳　重庆三峡医药高等专科学校
祝守敏　重庆三峡医药高等专科学校
姚文山　盘锦职业技术学院
谢炯辉　广州医科大学卫生职业技术学院
廖人燕　雅安职业技术学院

U0279045

华中科技大学出版社
http://www.HUSTP.com
中国·武汉

内 容 简 介

本书是全国高职高专医药院校临床医学专业"双证书"人才培养"十二五"规划教材。

本书以培养能在农村和社区提供医疗、保健、预防、康复等综合卫生服务的实用型医学人才为目标,力求对皮肤性病学的知识做较为全面的介绍,具有较高的学术价值和较强的实用性。本书共两篇21章,主要内容包括皮肤的解剖、组织及生理,皮肤性病的临床表现与诊断,皮肤性病的预防和治疗,皮炎与湿疹,药物性皮炎与荨麻疹,病毒性皮肤病,细菌性皮肤病,真菌性皮肤病,动物性皮肤病,性传播疾病,职业性皮肤病,物理性皮肤病,红斑鳞屑性皮肤病,瘙痒性皮肤病,结缔组织病,皮肤附属器疾病,色素障碍性皮肤病,皮肤血管炎,皮肤良性增生及肿瘤,皮肤癌前期病变及恶性肿瘤,遗传性皮肤病等。

本书可供临床医学、口腔医学、中医学、康复、检验、影像、药学等专业使用。

图书在版编目(CIP)数据

皮肤性病学/向光,何湘主编.—武汉:华中科技大学出版社,2013.5(2022.12重印)
ISBN 978-7-5609-9052-1

Ⅰ.①皮… Ⅱ.①向… ②何… Ⅲ.①皮肤病学-高等职业教育-教材 ②性病学-高等职业教育-教材 Ⅳ.①R75

中国版本图书馆 CIP 数据核字(2013)第 113660 号

皮肤性病学 向 光 何 湘 主编

策划编辑:史燕丽
责任编辑:周 琳
封面设计:范翠璇
责任校对:封力煊
责任监印:周治超
出版发行:华中科技大学出版社(中国·武汉)
　　　　　武昌喻家山 邮编:430074 电话:(027)81321913
录　排:华中科技大学惠友文印中心
印　刷:湖北新华印务有限公司
开　本:787mm×1092mm 1/16
印　张:14.25
字　数:320 千字
版　次:2022 年 12 月第 1 版第 5 次印刷
定　价:58.00 元

全国高职高专医药院校临床医学专业"双证书"
人才培养"十二五"规划教材丛书编委会

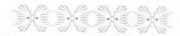

丛书学术顾问　　文历阳　　厉　岩

委员（按姓氏笔画排序）

于景龙　　长春医学高等专科学校

王　健　　山西医科大学汾阳学院

王承明　　荆楚理工学院医学院

甘建一　　海南医学院

艾力·孜瓦　新疆维吾尔医学专科学校

左天香　　安徽中医药高等专科学校

仵卫民　　陕西能源职业技术学院

李　君　　广州医学院从化学院

李　燕　　哈尔滨医科大学大庆校区

何秀堂　　荆楚理工学院医学院

何建明　　韶关学院医学院

张　敏　　九江学院

张金波　　哈尔滨医科大学大庆校区

凯赛尔·阿不都克热木　新疆维吾尔医学专科学校

周建军　　重庆三峡医药高等专科学校

董忠生　　郑州铁路职业技术学院

谭　工　　重庆三峡医药高等专科学校

总　序

《国家中长期教育改革和发展规划纲要(2010—2020年)》中明确指出：发展职业教育是推动经济发展、促进就业、改善民生、解决"三农"问题的重要途径，是缓解劳动力供求结构矛盾的关键环节，必须摆在更加突出的位置；要把提高质量作为重点，以服务为宗旨，以就业为导向，推进教育教学改革；要实行工学结合、校企合作、顶岗实习的人才培养模式；要制定职业学校基本办学标准，加强"双师型"教师队伍和实训基地建设，提升职业教育基础能力；要积极推进学业证书和执业资格证书"双证书"制度，推进职业学校专业课程内容和职业标准相衔接。

临床医学不同于其他学科，它是一门实践科学，必要的理论知识在医疗行为中是必需的，对临床诊疗具有指导意义，但单纯有理论知识而没有或缺乏实践经验是不能够成为一个好医生的。由于医学教育的特殊性，临床医学教学理念应贯彻落实以服务为宗旨，以就业为导向，以能力为本位，以产、学、研结合为基本途径，大力推行"双证书"制度，促进人才培养模式创新，拓宽学生就业面。执业资格证书是表明劳动者具有从事某一职业所必备的学识、技能的证明，国家执业资格证书是现代人就业的通行证，它通过一定的社会职业系统来发展，也必将促进社会职业系统的规范化。实施"双证书"制教学，能够增强学生的实践能力、创新能力和就业能力。学生在获得学业证书的同时，获得相应的执业资格证书，能够增强学生的就业竞争力。鉴于当前的新形势，对高职高专临床医学专业教材的建设提出了更高的要求。但是现有的各种高职高专临床医学专业教材存在着各种问题：本科教材的压缩版，不符合高职高专临床医学专业的教学实际，未能与最新的助理医师执业资格考试大纲衔接，不利于学生考取执业资格证书；教学内容过于陈旧，缺乏创新，未能体现最新的教学理念；版式设计也较呆板，难以引起学生的兴趣等。因此，符合高职高专教学实际的新一轮教材建设迫在眉睫。

为了更好地适应高职高专临床医学专业的教学发展和需求，更好地实施"双证书"制度，突出卫生职业教育的特色，华中科技大学出版社在全国卫生行业职业教育教学指导委员会副主任委员、著名医学教育专家文历阳教授的指导下，在认真、广泛调研的基础上，组织了全国30多所高职高专医药院校，遴选教学经验丰富的200多位一线教师，共同编写了全国高职高专医药院校临床医学专业"双证书"人才培养"十二五"规划教材。

本套教材力争适应性广、实用性强，符合高职高专学生的认知水平和心理特点，符合社会对临床医学专业人才的需求特点，适应岗位对临床医学专业人才知识、能力和素质的需要。因此，本套教材将体现以下编写特点。

(1)注重学业证书和助理医师执业资格证书相结合，体现职业教育理念，提升学生的就业竞争力。

（2）围绕教育部"卓越医师计划"，加强对学生实践能力、人文素质和国际化能力的培养。

（3）基础课教材以"必需、够用"为度，专业课教材突出实用性和针对性，加强临床实训内容，以案例为引导。

（4）基础课程注重联系后续课程的相关内容，专业课程注重满足执业资格标准和相关工作岗位需求。

（5）注重体现医学人文教育理念，培养和加强学生核心竞争力。

（6）注重教材表现形式的新颖性，文字叙述力求通俗易懂，版面编排力求图文并茂、版式灵活，以激发学生的学习兴趣。

（7）多媒体教学手段辅助。在推出传统纸质教材的同时，立体化开发各类配套出版物，包括多媒体电子教案、与教材配套的实验与实训课教程、学习指导等。

本套教材得到了各学校的大力支持与高度关注，它将为新时期高职高专临床医学专业的课程体系改革作出应有的贡献。我们衷心希望这套教材能在相关课程的教学中发挥积极作用，并得到各位读者的青睐。我们也相信本套教材在使用过程中，通过教学实践的检验和实际问题的解决，能不断得到改进、完善和提高。

全国高职高专医药院校临床医学专业"双证书"人才培养"十二五"规划教材
编写委员会

前　言

　　随着医学科学的飞速发展,皮肤性病学在临床专业的地位越来越重要。临床上需要大量的专业人才,尤其是实用型人才和知识、技能、创新等综合素质全面优秀的人才,因此对我们高职高专的教学提出了更高的要求。大量新技术的应用及新的医疗设备投入临床使用,进一步拓展了学科应用领域的深度和广度,这要求学生不仅有完整的知识体系,还要了解本学科的新进展,尤其是应用能力的培养。因此,高职高专院校亟需一套更为突出实用特色的皮肤性病学教材。

　　本教材正是在上述背景下产生的,属全国高职高专医药院校临床医学专业"双证书"人才培养"十二五"规划教材之一。根据中共中央国务院《关于深化教育改革全面推进素质教育的决定》中所强调的"全社会实行学业证书和执业资格证书并重的制度",更好地配合临床医学专业教育、教学需要,参加编写的各位专家结合多年教学和临床经验,查阅大量相关资料,博取各家之长,编写了这本供临床医学专业学生使用的教材。

　　本教材共分两篇,共21章。第一篇为总论,主要介绍皮肤的基础理论,包括皮肤的结构、生理、功能、诊断及治疗,力求帮助学生对所研究的对象有较好的认识。第二篇为各论,根据皮肤性病学以形态学教学占重要地位的特点,采用图文并茂的形式对常见皮肤病进行介绍,包括临床表现、诊疗方法等方面,以利于学生学习、理解及今后在临床实践中进行很好的应用。

　　在编写此教材的过程中,我们紧跟教育部的最新教改步伐,注重学位证书和助理执业医师资格证书相结合。以培养能在农村和社区提供医疗、保健、预防、康复等综合卫生服务的实用型医学人才为目标,力求对皮肤性病学的知识做一较为全面的介绍。本教材内容丰富、图文并茂、详略得当,体现了皮肤性病学专业发展的新成就,具有较高的学术价值和较强的实用性,是一部较为全面、系统、实用的皮肤性病学教材。

　　教材编写过程中得到了很多编写组外的帮助,尤其是重庆三峡医药高等专科学校附属医院皮肤科薛晓东、江凤老师为本教材提供了大量的图片资料,在此对他们致以感谢。

　　由于时间仓促和编者水平有限,难免有错误和不妥之处,恳望得到广大读者的指正。

编　者

目 录

第一篇　总论

第一章　皮肤的解剖、组织及生理 /3
第一节　概述 /3
第二节　皮肤的生理功能 /11

第二章　皮肤性病的临床表现与诊断 /14
第一节　皮肤性病的症状 /14
第二节　皮肤性病的诊断 /20
第三节　常用物理检查和实验室检查 /22

第三章　皮肤性病的预防和治疗 /27
第一节　皮肤性病的内用药物治疗 /27
第二节　外用药物疗法 /34
第三节　常用医学美容技术 /38

第二篇　各论

第四章　皮炎与湿疹 /47
第一节　接触性皮炎 /47
第二节　湿疹 /49
第三节　特应性皮炎 /54
第四节　激素依赖性皮炎 /56

第五章　药物性皮炎与荨麻疹 /60
第一节　药物性皮炎 /60
第二节　荨麻疹 /64

第六章　病毒性皮肤病 /68
第一节　疣 /68

第二节　单纯疱疹 /70

第三节　带状疱疹 /72

第四节　水痘 /74

第五节　手足口病 /76

第七章　细菌性皮肤病 /78

第一节　脓疱疮 /78

第二节　毛囊炎、疖与疖病 /82

第三节　丹毒 /85

第八章　真菌性皮肤病 /88

第一节　头癣 /88

第二节　手癣、足癣、甲癣 /89

第三节　体癣、股癣 /93

第四节　花斑癣 /94

第五节　念珠菌病 /95

第九章　动物性皮肤病 /98

第一节　疥疮 /98

第二节　隐翅虫皮炎 /101

第三节　螨虫皮炎 /102

第四节　丘疹性荨麻疹 /104

第十章　性传播疾病 /106

第一节　梅毒 /106

第二节　淋病 /111

第三节　生殖道沙眼衣原体感染 /114

第四节　尖锐湿疣 /115

第五节　生殖器疱疹 /117

第十一章　职业性皮肤病 /119

第一节　农业职业性皮肤病 /120

第二节　工业职业性皮肤病 /121

第十二章　物理性皮肤病 /125

第一节　痱子 /125

第二节　日光性皮炎 /126

第三节　夏季皮炎 /127

第四节　冻疮 /128

第五节　手足皲裂 /128

第六节　鸡眼与胼胝 /129

第十三章　红斑鳞屑性皮肤病 /131

第一节　银屑病 /131

第二节　玫瑰糠疹 /136

第三节　多形红斑 /138

第四节　扁平苔藓 /140

第十四章　瘙痒性皮肤病 /143

第一节　神经性皮炎 /143

第二节　痒疹 /144

第三节　瘙痒症 /146

第十五章　结缔组织病 /148

第一节　红斑狼疮 /148

第二节　皮肌炎 /155

第三节　硬皮病 /158

第十六章　皮肤附属器疾病 /162

第一节　脂溢性皮炎 /162

第二节　寻常性痤疮 /164

第三节　酒渣鼻 /167

第四节　斑秃 /169

第十七章　色素障碍性皮肤病 /172

第一节　雀斑 /172

第二节　黄褐斑 /174

第三节 瑞尔黑变病 /177
第四节 白癜风 /178

第十八章 皮肤血管炎 /183

第一节 过敏性紫癜 /183
第二节 结节性红斑 /185
第三节 色素性紫癜性皮肤病 /186

第十九章 皮肤良性增生及肿瘤 /189

第一节 色素痣 /189
第二节 脂溢性角化病 /193
第三节 汗管瘤 /196
第四节 皮肤血管瘤 /197

第二十章 皮肤癌前期病变及恶性肿瘤 /200

第一节 鲍温病 /200
第二节 Paget's 病 /202
第三节 基底细胞上皮瘤 /205
第四节 恶性黑素瘤 /208

第二十一章 遗传性皮肤病 /213

第一节 鱼鳞病 /213
第二节 毛周角化症 /215

参考文献 /217

第一篇

总　论

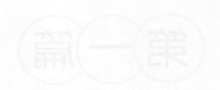

第一章　皮肤的解剖、组织及生理

第一节　概　　述

皮肤被覆于体表，与外界直接接触。在口、鼻、尿道口、阴道口、肛门等处与体内各种管腔表面的黏膜互相移行，对维持人体内环境稳定极其重要。由表皮、真皮和皮下组织构成，并与其下的组织相连。其间有丰富的血管、淋巴管、神经、肌肉和皮肤附属器，是人体最大、最重要的器官之一。

成人皮肤面积为 $1.2\sim2.0\ m^2$，新生儿约为 $0.21\ m^2$。其厚度随年龄、部位不同而异，不包括皮下组织，其厚度为 $0.5\sim4\ mm$。眼睑、乳部和四肢屈侧皮肤薄，掌跖及四肢伸侧等处皮肤较厚。重量占总体重的 16%。

皮肤的表面有细微的凸凹不平的皮纹，略隆起的称为皮嵴，凹下的称皮沟。较深的皮沟将皮面划分为三角形或多角形小区，称为皮野。纹理的形态有弓形、袢形、窝形、混合形，指纹由皮沟和皮嵴所组成，受遗传因素影响，其形状各不相同，终生不变。皮肤颜色的深浅因人种、年龄、性别及部位不同而异。

人类皮肤主要分有毛皮肤和无毛皮肤两种类型：有毛皮肤被覆身体绝大部分区域，具有毛囊和皮脂腺。无毛皮肤见于掌跖、唇红及包皮内板等处，没有毛囊和皮脂腺。

表　　皮

表皮属于复层鳞状上皮，它由角质形成细胞和非角质形成细胞组成。

一、角质形成细胞

角质形成细胞是表皮的主要细胞，从最早分裂和代谢性活动到最后死亡，经过了有序的角化过程。最下层为基底层，他们合成不溶性角蛋白，并不断发生变化，产生各层不同的细胞，由里向外又分为五层。表皮的角质形成细胞依据不同的发展阶段和特点可分为五层，由深到浅分别为基底层、棘层、颗粒层、透明层和角质层（图1-1）。

（一）基底层

基底层常与棘层一起合称为生发层，位于表皮的最底层，由一层圆柱状细胞组成，

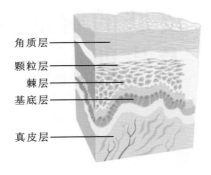

角质层
颗粒层
棘层
基底层

真皮层

图 1-1　表皮结构模式图

胞质嗜碱性,细胞核偏下方,含有黑素颗粒并分布于细胞核上方。生理情况下基底细胞每天约有 10% 进行核分裂并有序地向表面移行,表皮基底细胞分裂周期为 13~19 天;表皮的更替时间为 28 天,即基底层移行至颗粒层最上部的时间约为 14 天,从颗粒层表面移行至角质层表面脱落约需 14 天;基底细胞分裂周期加上更替时间称表皮更新时间,约为 47 天,掌跖约为 56 天。

表皮与真皮的连接。基底层与真皮的交界面呈波浪状,表皮向真皮伸入的部分称表皮脚,真皮向表皮突出的部分称真皮乳头,两者相互镶嵌,其间交界处用 PAS 染色可见 0.5~1.0 μm 厚的紫红色的表皮下基底膜带,它起到表皮与真皮的连接、支持及表皮的代谢、物质交换、免疫功能等作用。此外,还有渗透的屏障作用,可阻止相对分子质量大于 40000 的物质通过。相邻的基底细胞、棘细胞间以桥粒相连,基底细胞与真皮以半桥粒相连(图 1-2)。桥粒结构在电镜下是相邻的细胞膜内侧各形成附着板,胞质内的张力细丝附着于附着板上,再折回胞质内。

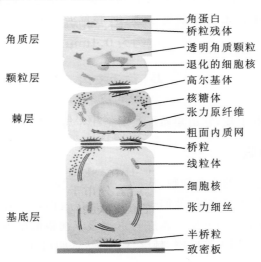

角质层

颗粒层

棘层

基底层

角蛋白
桥粒残体
透明角质颗粒
退化的细胞核
高尔基体
核糖体
张力原纤维
粗面内质网
桥粒
线粒体
细胞核
张力细丝
半桥粒
致密板

图 1-2　人体表皮细胞的连接

（二）棘层

棘层位于基底层上方，一般由5～12层多角形、有棘突的棘细胞构成，细胞核较大，呈圆形，相邻细胞之间的突起以桥粒相连。由里向外，棘细胞渐趋扁平，电镜下，胞质内出现许多200～300 nm椭圆形有膜颗粒，称为被膜颗粒，亦称为板层颗粒，其内含有双极性磷酸脂质，可在角质形成细胞外形成一层薄膜，使之具有屏障作用，以减少水分丢失。它的酸性磷酸酶可溶解细胞间的黏合物而使角质层细胞脱落。

（三）颗粒层

颗粒层位于棘层上方，由2～4层梭形细胞组成。胞质中出现许多大小不一、形状不规则、HE染色强嗜碱性的透明角质颗粒。在颗粒层上部，被膜颗粒增多，并向细胞膜移动，渐与细胞膜融合，可释放出酸性黏多糖和疏水磷脂，形成多层膜状结构，充满细胞间隙。在颗粒层与角质层之间角质形成细胞形成一个防水屏障，使体内水分不易渗出，也阻止体外水分向内渗入。

（四）透明层

透明层仅见于掌跖的表皮，位于颗粒层上方。HE染色可见在角质层与颗粒层之间有2～3层扁平、境界不清、无细胞核、嗜酸性、紧密相连的细胞，其细胞界限不清，光镜下易被伊红染色，胞质呈均质状并有强折光性。

（五）角质层

角质层位于表皮的最外层，由5～10层扁平、无细胞核的细胞组成。细胞与皮肤表面平行。细胞之间交错排列呈叠瓦状，结构紧密。胞质中充满张力细丝、电子致密基质和高分子量角蛋白。角质层细胞是由颗粒层细胞突然转变而来的，大多已经死亡，无细胞核等细胞结构，故被称为角化细胞。由于细胞脱水变得比较坚韧，因此能抵抗摩擦，阻止水分、电解质及微生物的通过，起到屏障作用；同时对一些理化因素，如酸碱、紫外线有一定的耐受力，起到保护作用。

二、非角质形成细胞

（一）黑素细胞

黑素细胞位于基底细胞层，来源于外胚叶的神经嵴，以后移至皮肤中，分散至基底细胞之间，约占基底细胞的10%。人体内几乎所有组织均有黑素细胞，在暴露部位的皮肤、乳晕、腋窝、生殖器及会阴区较多。黑素细胞分为树枝状和非树枝状二种，其功能是合成黑素。每个黑素细胞借助树枝状突起伸向邻近的基底细胞和棘细胞，输送黑素颗粒。每个黑素细胞的树枝状突起与10～36个角质形成细胞相接触，形成1个表皮黑素单元。黑素颗粒进入角质形成细胞后像伞样聚集于细胞核顶上方，起到遮挡和反射光线的作用，保护细胞核免受辐射损伤。其数目与大小决定了皮肤颜色的种族差异。

（二）朗格汉斯细胞

朗格汉斯细胞是一种来源于骨髓的免疫活性细胞。分布于基底层以上的表皮内，亦见于真皮、口腔、扁桃体、咽部、食管、阴道、直肠黏膜、淋巴结及胸腺等处,占表皮细胞的 3%～5%。核分叶或弯曲,有较多的线粒体、高尔基复合体、内质网、溶酶体,其特征是胞质含朗格汉斯颗粒——消化外来物的吞噬体或抗原储存形式。朗格汉斯细胞有多种表面标记,具有吞噬、处理、传递抗原的能力,故称为专职性抗原递呈细胞。HE 与多巴染色阴性,氯化金 ATP 酶染色阳性。电镜下,细胞核呈扭曲状,胞质清亮,无张力细丝、黑素小体和桥粒。细胞表面有多种标志,包括 IgG、IgE、SM、C3b 等的受体以及 CD1a、CD4、CD45、S-100 等抗原。朗格汉斯细胞有识别、处理入侵抗原的功能,并将抗原信息递呈给 T 淋巴细胞使之活化、增殖,产生淋巴因子。因此,朗格汉斯细胞在皮肤迟发性超敏反应、同种异体皮肤移植免疫和免疫监视等方面均起着重要作用。

(三)麦克尔细胞

麦克尔(Merkel)细胞散在分布于基底细胞之间,以桥粒相连。因 1875 年由 Merkel 在真-表皮交界处发现,故以此命名。其来源于外胚叶的神经嵴,含有神经内分泌颗粒,其细胞基底层与脱髓鞘的神经末梢之间有非桥粒型连接,形成 Merkel 细胞-轴索复合体,能感受触觉。多见于掌跖、指(趾)无毛皮肤、毛囊的外毛根鞘、口腔黏膜及生殖器黏膜,具有感觉作用。麦克尔细胞基底部与脱去髓鞘的神经轴索接近,并合成细胞轴索复合体。该复合体具有非神经末梢介导的感觉促进作用,故麦克尔细胞被认为是触觉细胞。

真 皮

真皮来源于中胚层,不同部位厚薄不一,眼睑最薄为 0.3 mm。由纤维、细胞和基质构成。真皮通常分为乳头层和网状层,两层之间并无明确界限(图 1-3)。

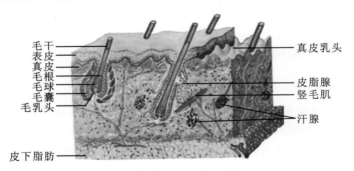

图 1-3 真皮

一、乳头层

靠近表皮下方很薄的部分称乳头层,是真皮的上部。乳头层的乳头向上与表皮的表皮突犬牙交错,通过表皮下基底膜带将表皮与真皮紧密相连。乳头层内有丰富的毛细血管和毛细淋巴管,并有游离神经末梢和 Meissner 小体。

二、网状层

网状层位于乳头层下方,是真皮的主要组成部分。较厚的致密的网状层内有致密丰富的纤维和较大的血管、淋巴管、神经和皮肤附属器等结构。

三、纤维

1. 胶原纤维 真皮结缔组织的主要成分。在乳头层纤维较细,排列疏松,方向不定;网状层的胶原纤维束较粗,互相交织成网。胶原纤维韧性大,抗拉力强,但缺乏弹性。

2. 网状纤维 较细小,有较多分支,互相交织成网状。用银浸染呈黑色,又称嗜银纤维。网状纤维是一种未成熟的胶原纤维,主要分布于乳头层、皮肤附属器、血管和神经周围以及表皮下基底膜带的网板等处。

3. 弹力纤维 较细,HE 染色切片中难以辨认,醛品红染色可着紫色。电镜下,弹力纤维由无定形的弹力蛋白和微原纤维构成波浪状细纤维,缠绕在胶原纤维之间。弹力纤维使皮肤具有弹性,受牵拉后易恢复原状。弹力纤维还分布于皮肤附属器、神经末梢周围,起支架作用。

四、基质

基质是一种无定形的均质状物质,充填于纤维和细胞之间。主要成分为黏多糖、水、电解质及血浆蛋白等。黏多糖主要包括透明质酸、硫酸软骨素等,使基质形成具有许多微孔隙的分子筛立体构型。小于孔隙的物质如水、电解质、营养物质和代谢产物可自由通过并进行物质交换,大于孔隙的物质如细菌则不能通过,限于局部,有利于巨噬细胞吞噬和消灭。

五、细胞

细胞成分包括成纤维细胞、肥大细胞、组织细胞(巨噬细胞)、少量淋巴细胞及少量真皮树突状细胞(如朗格汉斯细胞)等。其中肥大细胞存在于真皮和皮下组织中,以真皮乳头层为最多。其胞质内的颗粒,能够储存及释放组胺、肝素等,可以引起皮肤的充血水肿和瘙痒。巨噬细胞、淋巴细胞及噬黑素细胞具有吞噬微生物、代谢产物、色素颗粒和异物的能力,起着有效的清除作用。

皮下组织和皮肤附属器

一、皮下组织

皮下组织由疏松结缔组织及脂肪小叶组成,主要成分是脂肪。其厚薄因身体部位及营养状况不同而异。该层还分布有汗腺、毛根、血管、淋巴管和神经。皮下脂肪层具有防止散热、储备能量和抵抗外来机械性冲击以及参与体内脂肪代谢等功能。

二、皮肤附属器

皮肤附属器包括毛发与毛囊、皮脂腺、小汗腺、顶泌汗腺及甲等(图1-4)。

1. 毛发与毛囊 毛发由角化的表皮细胞构成,分为长毛、短毛及毳毛。长毛如头发、胡须及腋毛等。短毛如眉毛、睫毛、鼻毛及外耳道的短毛等。毳毛细软,色淡,无髓,覆盖于面、颈、躯干及四肢等体表大部分区域。毛发露出皮面以上的部分称毛干,在毛囊内的部分称毛根,毛根下端略膨大为毛球。毛球下端向内凹入部分称毛乳头,内含结缔组织、神经末梢及毛细血管,为毛球提供营养(图1-5);毛球下层靠近乳头处称毛基质,是毛发及毛囊的生长区,内有黑素细胞。毛囊由表皮下陷而成。自毛囊口至皮脂腺开口部称漏斗部,皮脂腺开口至立毛肌附着处为峡部。全身除面部、腋部、鼻孔和外耳道的毛以及睫毛、眉毛外均有立毛肌,立毛肌至毛囊的稍下段,属于平滑肌,受交感神经支配,其下端附着于毛囊下部,上端附着于真皮乳头下层。毛发的生长周期分为三个阶段:生长期、退化期和静止期。它们的时期长短不同导致不同部位的毛发长短不同。头发的生长期为3~4年,退行期为数周,这时头发停止生长,休止期为3~4个月。人的头发约有10万根,它的生长是不同步的,其中90%处于生长期。正常人每天可脱发20~100根,同时又有等量的新发生长。每根头发每日生长0.27~0.4 mm,旧发脱落后再生新发。

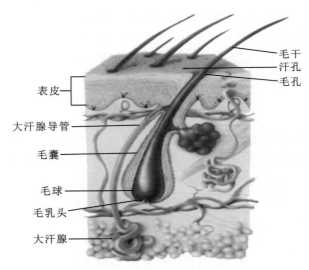

表皮
大汗腺导管
毛囊
毛球
毛乳头
大汗腺

毛干
汗孔
毛孔

图1-4 皮肤附属器

2. 皮脂腺 皮脂腺为一种可产生脂质的器官,除掌跖和指(趾)屈侧外,全身皮肤均有皮脂腺分布。尤其以头皮、面部、胸部、肩胛间和阴阜等处较多。唇部、乳头、龟头、小阴唇等处的皮脂腺直接开口于皮肤表面,其余开口于毛囊上1/3处。皮脂腺分泌皮

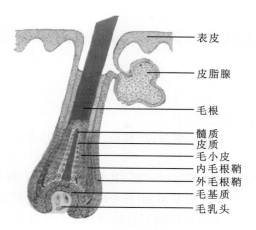

图 1-5　毛发结构模式图

表皮
皮脂腺
毛根
髓质
皮质
毛小皮
内毛根鞘
外毛根鞘
毛基质
毛乳头

脂,起润滑皮肤和毛发、防止皮肤干燥的作用。皮脂腺分泌受到年龄、食物、温度的影响。皮脂腺由腺体和导管构成,导管由复层鳞状上皮构成,开口于毛囊上部,位于立毛肌和毛囊的夹角之间,立毛肌收缩时可促进皮脂排出。

3. 小汗腺　小汗腺为单曲管状腺,由腺体和导管组成,有分泌汗液和调节体温的作用。除唇红区、包皮内侧、龟头、小阴唇及阴蒂处外,小汗腺遍布全身,以足跖、腋部、额部较多,背部较少。小汗腺可分为分泌部和导管部。分泌部位于真皮深层及皮下组织,导管直接开口于皮肤表面。

4. 顶泌汗腺　又称大汗腺,属大管状腺体,其分泌部的直径约为小汗腺的 10 倍。其分泌部位于脂肪层中,通常导管开口于毛囊(皮脂腺开口的上方),少数直接开口于皮肤表面,主要分布在腋窝、乳晕、肛门及外阴等处。分泌物呈乳状液,无气味,若排出后被细菌分解,即产生臭味,如腋臭。顶泌汗腺的分泌主要受性激素影响,青春期分泌较旺盛。

5. 甲　甲由多层紧密的角化细胞构成,外露部分称甲板,伸入近端皮肤中的部分称为甲根,覆盖甲板周围的皮肤称为甲廓,甲板之下的皮肤称为甲床,甲根之下的上皮细胞称为甲母质,是甲的生长区(图 1-6)。甲的近端新月状淡色区称甲半月。指甲生长速度约为 0.1 mm/d,为趾甲生长速度的 2～3 倍。

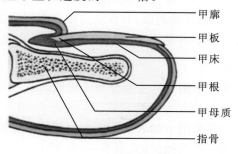

甲廓
甲板
甲床
甲根
甲母质
指骨

图 1-6　甲结构模式图

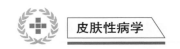

皮肤的血管、淋巴管、肌肉和神经

一、皮肤的血管

皮肤的血管主要有以下三丛。

（1）皮下血管丛：位于皮下组织深部，其动、静脉较粗，多并行排列，水平走向，其分支营养周围组织。

（2）真皮下血管丛：位于皮下组织上部，其分支营养汗腺、汗管、毛乳头和皮脂腺。

（3）乳头下血管丛：位于乳头下部，由此分出的毛细血管袢的上行小动脉支供给真皮乳头的血流，然后折成毛细血管袢的下行静脉支汇合成小静脉，形成乳头下静脉丛，并借纵行的交通支与真皮及皮下组织深部的动、静脉汇合。在指（趾）、耳廓和鼻尖等处真皮内有较多的动、静脉吻合，称为血管球，当外界温度明显变化时，在神经支配下，球体可以扩张或收缩，以控制血流、调节体温。

二、皮肤的淋巴管

皮肤的淋巴管与几个主要的血管丛平行，毛细淋巴管的盲端起源于真皮乳头的结缔组织间隙，其管壁由一层内皮细胞及稀疏的网状纤维构成，在乳头下层及真皮深部分别汇合浅、深淋巴网，经皮下组织通向淋巴结。较大的深部淋巴结有瓣膜。由于毛细淋巴管内压力低于毛细血管及其周围组织间隙的压力，且管壁通透性较大，皮肤中的组织液、游走细胞、病理产物、细菌等均易进入淋巴管而到达淋巴结，被滤去或被吞噬消灭。

三、皮肤的肌肉

除面部表情肌为横纹肌外，皮肤的肌肉多为平滑肌，包括立毛肌、阴囊内膜平滑肌、乳晕和血管壁的平滑肌，其中最常见的肌肉类型是立毛肌。

四、皮肤的神经

皮肤中有丰富的神经分布，可感受环境刺激（如触、压、振动、牵拉、毛发弯曲等），还可感受温度刺激（热和冷）和伤害性刺激（对皮肤的轻重不同的破坏性刺激）。它们与中枢神经系统相联系，可以产生各种感觉，支配肌肉的活动及完成各种神经反射。

（一）感觉神经末梢

1. 末端变细的游离神经末梢 其主要分布于皮肤的浅层和毛囊的周围，能够感受到痛觉、温觉、触觉和振动觉，但是专一性较差。

2. 末梢膨大的游离神经末梢 如表皮下感受触觉的麦克尔触盘。

3. 有被囊的神经末梢 种类很多，大小不一，如 Meissner 小体、Vaterpacin 小体以及 Krause 小体。皮肤的感觉可有触觉、痛觉、热觉、冷觉及压觉等。

（二）运动神经

皮肤的运动神经在面部控制面部横纹肌。交感神经的肾上腺素能神经纤维支配立毛肌、血管、血管球和大小汗腺的肌上皮细胞,小汗腺分泌细胞受胆碱能神经纤维支配。

第二节 皮肤的生理功能

皮肤是人体面积最大的器官,覆盖于人的整个体表。其主要有保护、感觉、调节体温、分泌和排泄、吸收、代谢、免疫等作用,对人体的健康十分重要。

一、保护作用

皮肤角质层柔韧致密,对机械性刺激有一定的防护作用。经常摩擦和受压可使角质层增厚,以增强其对机械性刺激的耐受性。板层颗粒内含有双极性磷酸脂质,可在角质形成细胞外形成一层薄膜,使之具有屏障作用,减少水分丢失;表皮下基底膜带有渗透的屏障作用,可阻止相对分子质量大于40000的物质通过,有防御微生物入侵的作用;真皮中的胶原纤维、弹力纤维和网状纤维交织成网构成皮肤的支架,使皮肤具有较强的抗拉性和较好的弹性。皮下脂肪具有缓冲作用,可减轻外界的冲力和挤压力。皮肤的再生作用可以修复其损伤。角质层含水分少,干燥,电阻较大,导电性较低,有一定的阻抗能力。黑素细胞对紫外线有吸收,以减轻其对细胞的损伤。皮肤的保护使得机体免受外界环境中机械、物理、化学和生物性有害因素的侵袭。

二、感觉作用

皮肤中有功能丰富的、不同感觉的神经末梢,能够感受到各种不同的刺激,并将其转换成神经动作电位传至大脑皮层中央后回而产生触觉、压觉、冷热觉、复合感觉、两点辨别觉、定位觉、图形觉以及对干、湿、坚硬及柔软等的感觉。这些感觉有的通过大脑皮层进行分析判断,作出有益机体的反应,保护机体免受进一步的伤害,如对烫的回缩反射等。瘙痒是皮肤、黏膜的一种引起搔抓欲望的不愉快感觉。皮肤感知体内外的各种刺激,产生各种感觉并引起相应的神经反射,以维护机体的健康。

三、调节体温作用

恒定、适度的体温是机体进行新陈代谢和正常生命活动的必要条件。当外界温度或因病体温发生变化时,皮肤和内脏的温度感受器产生的神经冲动和血液温度的变化作用于下视丘的温度调节中枢,然后通过交感神经来调控皮肤血管的收缩和扩张,改变皮肤中的血流量及热量的散发以调节体温,使得正常人的体温经常维持在一个稳定的水平。热的扩散主要通过体表的热辐射、汗液的蒸发(主要是小汗腺的显性和不显性出汗)、皮肤周围空气对流和热传导进行的。夏季出汗多,可防止体温升高;冬季出汗少,

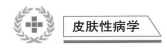

可防止体温降低。皮下脂肪组织有隔热作用,可以减少体热的散失。

四、分泌和排泄作用

1. 小汗腺的分泌 在正常室温下,只有少数小汗腺处于分泌活动状态,因无出汗的感觉而称为不显性出汗。当环境温度高于 30 ℃或者剧烈运动时,活动性小汗腺增多,排汗明显且有出汗的感觉,称为显性出汗。汗液是无色透明的液体,其中水分占99%~99.5%,固体成分中大部分为氯化钠,有少量的氯化钾、乳酸和尿素氮等。小汗腺的分泌和排泄活动主要受内外温度的影响,也受神经支配。人体通过排汗可散热降温,以维持正常的体温。大脑皮质活动如恐惧、兴奋等可使掌跖、面及躯干等处出汗增多,称为精神性排汗。进食辛辣食物可使口周、鼻、面、颈及背部皮肤出汗,称味觉性出汗。

2. 大汗腺的分泌 大汗腺的分泌不受神经支配。分泌物的主要成分除水分外,还有脂肪酸、中性脂肪、胆固醇和类脂质等。其分泌的意义在人类尚不清楚,但在许多动物中有性吸引及标记其活动范围的作用。

3. 皮脂腺的分泌 皮脂腺的分泌受神经支配,其发育和分泌直接受内分泌系统的调控。雄激素和长期大量使用皮质激素,可促使皮脂腺增生肥大,分泌活动增加。而大量雌激素则可抑制皮脂腺的分泌活动。皮脂腺分泌和排泄的产物称皮脂,是多种脂类的混合物,主要包括三酰甘油、蜡酯、角鲨烯和固醇类等。皮脂具有润肤润发、防止皮肤干裂的作用。同时,皮脂在皮肤表面与汗液混合后可形成乳状脂膜,能抑制细菌、真菌的生长繁殖,起到保护作用。乳化脂膜覆盖于皮肤表面,对皮脂腺的分泌和排泄产生一种对抗的压力,能减缓皮脂腺的分泌和排泄。因此,当头皮皮脂排泄较旺盛时,用热水、肥皂等过多洗头,这种压力就会减轻,皮脂的分泌和排泄就会旺盛。

五、吸收作用

皮肤能够防止水分及某些化学物质进入体内或从体内通过皮肤丢失。但是皮肤不是绝对无通透性的组织,它具有一定的吸收外界物质的能力。例如,长期外用大量的性激素或皮质激素,均可产生局部和全身影响。有些药物如汞、硼酸、酚、铅、有机磷等可经皮肤吸收后引起中毒甚至死亡。皮肤的吸收作用主要是通过角质形成细胞间隙及附属器进入真皮,由于不同年龄的密度和皮下血管网的分布有差别,因此吸收能力也有差异。黏膜无角质层,吸收作用较强;婴儿角质层较薄,吸收作用较成人强;掌跖部角质层最厚,又无毛囊和皮脂腺,吸收能力较身体其他部位弱。人体皮肤有经皮吸收、渗透或透入的功能,对于维护身体的健康是不可缺少的。

六、代谢作用

皮肤作为人体的一个重要器官参与整个机体的一般代谢过程,又由于皮肤解剖结构和生理功能的特殊性,同时具有许多自身的特征。所以,当机体代谢发生障碍时,可影响皮肤的正常代谢,导致某些皮肤病的发生,例如糖尿病患者,血糖增高的同时,皮肤内的葡萄糖含量也增高,使皮肤易发生细菌和真菌的感染。反之,皮肤的代谢发生障碍时,也可影响整个机体的代谢。皮肤内含水量较高,是储藏水分的重要器官。婴幼儿皮肤的含水量较成人更高。当机体脱水时,皮肤可提供其水分的 $5\% \sim 7\%$ 以补充血容量。皮肤的水分主要储存在真皮内。正常情况下,每日从皮肤散发的水分约 500 mL。皮肤中含有氯、钾、钙、镁、磷、铜和锌等多种电解质。其中,以钠和氯含量最高,是细胞外液的主要电解质;钾、钙、镁主要在细胞内,钾对维持细胞内外的酸碱平衡及渗透压起着重要作用;钙对细胞膜的通透性及细胞间的黏着性有一定作用;镁与某些酶的活性有关;铜与黑素和角蛋白的形成有重要关系;锌是 20 多种酶的组成成分之一,并与这些酶的活性有关。皮肤脂类包括脂肪和类脂质(如磷脂、糖脂、胆固醇酯和固醇脂等)。前者主要存在于皮下组织,其主要功能是氧化供能,后者是构成生物膜的主要成分。表皮内的 7-脱氧胆固醇经紫外线照射后可合成维生素 D_3,对防治软骨病有很重要的作用。皮肤内的蛋白质可分为纤维性蛋白质和非纤维性蛋白质两大类。前者主要包括角蛋白、胶原蛋白和弹力蛋白等。后者包括细胞内的核蛋白以及调节细胞代谢的各种酶,它分布在真皮的基质和基底膜带中,常与黏多糖类物质结合形成黏蛋白。

七、免疫作用

皮肤具有很强的非特异性免疫防御能力,是人体抵御外界环境有害物质的第一道防线,它能有效地防御物理性、化学性、生物性等有害物质对机体的刺激和侵袭,对人体适应于周围环境、健康的生长发育和生存起了十分重要的作用,且表皮与真皮都具有主动参与免疫反应的细胞成分。因此,皮肤不只是一个被动的防御器官,同时也是一个活跃的免疫调节器官。许多免疫反应首先产生于皮肤,它同样具有免疫系统的防御功能、自稳功能和免疫监视三大功能。因此,皮肤也构成了具有免疫作用的独特单位,称为皮肤免疫系统。

1. 细胞免疫 皮肤免疫系统的主要细胞成分有 KC、LC、淋巴细胞和巨噬细胞等。KC 可以分泌白细胞介素(IL)1、2、3、6、7、8 等细胞因子,参与皮肤免疫功能的调节,能趋化和激活白细胞。LC 能处理抗原,并能将抗原信息传递给免疫活性细胞,主要是 $CD4^+$ T 淋巴细胞,以启动免疫反应。它还能分泌表皮细胞衍生的胸腺活化因子(ETAF),以促进 T 淋巴细胞增殖活化。其免疫功能主要为发挥抗感染免疫作用,包括非特异性免疫和特异性免疫。前者如多形核粒细胞和单核-巨噬细胞的杀菌作用,后者针对各种微生物,是一种细胞免疫。

2. 体液免疫 细胞因子、免疫球蛋白、补体、神经肽等发挥免疫监视作用,以识别发生突变的恶性细胞,从而调动各免疫活性细胞进行防御直至将其消灭。

(广州医学院从化学院　谢炳辉)

第二章

皮肤性病的临床表现与诊断

第一节 皮肤性病的症状

一、自觉症状

自觉症状亦称为主观症状,主要是依靠患者的叙述来表达的,如瘙痒、疼痛、烧灼、麻木及蚁走感等。自觉症状的轻重程度与皮肤病的种类、性质、严重程度以及患者的个体感觉能力的差异性有关。瘙痒是最常见的自觉症状,可轻可重,可阵发性、间断性或持续性发作,可仅发生于局部,亦可泛发全身。产生剧烈瘙痒的皮肤性病如下:皮肤瘙痒症、痒疹、神经性皮炎、荨麻疹、疥疮及湿疹等皮肤病;某些恶性肿瘤(如恶性淋巴瘤)、代谢性疾病(如甲状腺功能亢进症、糖尿病)、慢性肾衰竭以及某些肝、胆和造血系统疾病等,亦常伴有剧烈瘙痒。而一些性传播疾病如二期梅毒等,皮疹明显,仅有轻微瘙痒或不痒,要引起注意。疼痛常见于疖、丹毒、带状疱疹及结节性红斑等。接触性皮炎除瘙痒外可有烧灼感,或有胀痛。麻木感是由于感觉神经末梢受损、功能减退或丧失所致,常见于麻风。全身症状有畏寒、发热、头痛、乏力、食欲缺乏等。需指出的是,由于各种症状的敏感性在人群中可存在较大差异,故自觉症状在临床实践中症状的诊断价值存在局限性。

二、他觉症状

他觉症状是指可以看得到或摸得着的皮肤及黏膜损害,即是皮肤病的体征,亦称皮损或皮疹。皮损的性质和特点是诊断皮肤性病的主要依据,分原发性损害和继发性损害两大类。原发性损害是皮肤性病病理变化直接产生的最早损害,继发性损害是由原发性损害演变或因搔抓、感染所产生的损害,但两者并非都能绝然分开。如:色素沉着斑在黄褐斑是原发性损害,在固定型药疹则是继发性损害;脓疱型银屑病的脓疱是原发性损害,但湿疹的脓疱则是继发感染引起的。因此,对某些皮损应根据具体情况进行分析,决定其是原发性损害还是继发性损害。

（一）原发性损害

原发性损害对皮肤病的诊断价值尤为重要。

1. 斑疹 斑疹为局限性皮肤颜色的改变,既不隆起,也不凹下。直径大于 2 cm 的称斑片。斑疹可分为以下 4 种。

（1）红斑：由毛细血管充血或者扩张引起,压之褪色(图 2-1)。分为炎症性和非炎症性两种:前者稍肿胀,局部皮肤温度稍高;后者局部皮肤温度不高,也不肿胀,可呈现为不规则片状,如多形红斑。

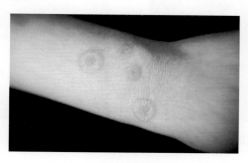

图 2-1　红斑

（2）出血斑：由血液外渗至真皮组织所致,压之不褪色。皮疹开始呈现为鲜红色,渐变为紫红色(图 2-2)及黄褐色,经 1～2 周可消退。直径小于 2 mm 者称淤点,大于 2 mm 者称淤斑。

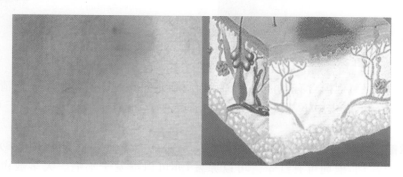

图 2-2　出血斑

（3）色素沉着斑：由于表皮或真皮内色素增多所致,呈现为褐色或黑色(图 2-3)。人为的向皮肤内注入外源性色素称为文身。

（4）色素减退斑(图 2-4)及色素脱失斑：由于皮肤内黑素减少或脱失所致。前者如白色糠疹,后者如白癜风。

2. 丘疹　表现为局限性、隆起性、实质性损害,直径小于 1 cm,病变位于表皮或真皮浅层。其形态可呈圆形、类圆形或乳头状,表面可为尖顶、平顶或圆顶(图 2-5)。可以附着有鳞屑,呈现为不同颜色。丘疹可由斑疹转变而来,扁平而稍隆起,介于斑疹和丘疹者称为斑丘疹;丘疹顶端伴有水疱者称丘疱疹,伴有脓疱者称丘脓疱疹。

3. 斑块　表现为较大的或多数丘疹融合而成的直径大于 1 cm 的扁平隆起(图 2-6)。

4. 水疱　水疱为高出皮面、内含液体的局限性、腔隙性损害(图 2-7)。如疱内含浆

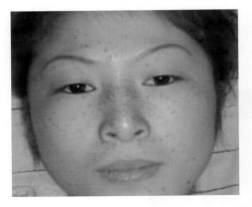

图 2-3　色素沉着斑

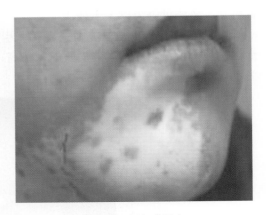

图 2-4　色素减退斑

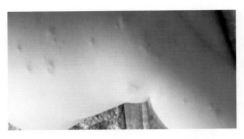

图 2-5　丘疹

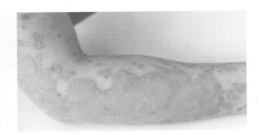

图 2-6　斑块

液,呈现为淡黄色;疱内含有血液,呈现为红色(血疱);疱内含有淋巴液则澄清透明。损害可位于角质下、表皮中下部或表皮下部。直径小于 0.5 cm 者称小疱,大于 0.5 cm 者称为大疱。

5. 脓疱　变现为高出皮面、局限性、内含脓液的腔隙性炎性损害(图 2-8)。疱液混浊,可稀薄或黏稠,疱周可有红晕。可以原发,亦可以继发于水疱。大多数由化脓性细菌感染所致,如脓疱疮;少数由非感染因素引起,如脓疱型银屑病。

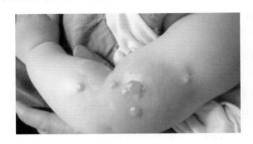

图 2-7　水疱

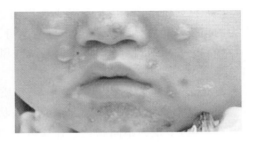

图 2-8　脓疱

6. 结节　表现为局限性、实质性损害,深度可达到真皮或者皮下组织(图 2-9)。呈现为圆形或者类圆形,大小为粟粒样至樱桃样,有一定硬度。可以由真皮或皮下组织的炎性浸润(如疖疮结节)、代谢产物沉积(如结节性黄色瘤)、寄生虫感染(如猪囊虫病)或肿瘤等引起。结节可以自行吸收,亦可以破溃而形成溃疡。结节直径大于 2 cm 者称为肿块。

7. 囊肿 囊肿为内含液体、黏稠物质和其他成分的局限性囊性损害(图 2-10)。呈现为圆形或类圆形,触之有弹性感。一般位于真皮或皮下组织,如皮脂腺囊肿。

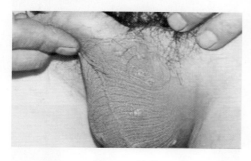 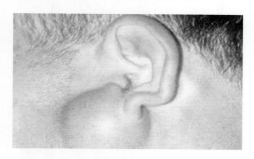

图 2-9 结节　　　　　　　　　　图 2-10 囊肿

8. 风团 风团为真皮浅层的暂时性、局限性水肿(图 2-11)。颜色呈现为淡红色或苍白色,大小不等,形态不一,边缘不规则,周围有红晕,自觉剧痒;常常于数小时或者十余小时内消退,消退后不遗留痕迹,如荨麻疹。

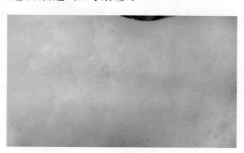

图 2-11 风团

(二)继发性损害

1. 鳞屑 鳞屑为即将脱落的或累积增厚的表皮角质层细胞,其大小、厚薄及形态不一(图 2-12)。有的小如糠秕(如玫瑰糠疹),有的较大而呈现为片状[如剥脱性皮炎(图 2-13)],有的干燥呈现为灰白色(如单纯糠疹),有的油腻呈现为黄褐色(如脂溢性皮炎)。生理情况下,脱落的鳞屑小而少,不易被察觉到;在病理情况下,由于表皮细胞形成加速(如银屑病)或角化过程发生障碍(如寻常型鱼鳞病),鳞屑明显增多。

2. 浸渍 浸渍为皮肤长期浸水或者受潮湿所导致的表皮松软变白、起皱(图 2-14)。常常发生在指(趾)缝等皱褶部位。浸渍处如受摩擦,就可发生表皮脱落,形成糜烂。

3. 抓痕 抓痕为搔抓或摩擦所致的表皮或者真皮浅层的缺损(图 2-15)。表面常呈线条状或点状,可有血痂,愈后一般不留瘢痕,常见于剧烈瘙痒性皮肤性病。

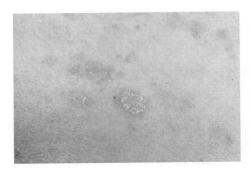

图 2-12　鳞屑

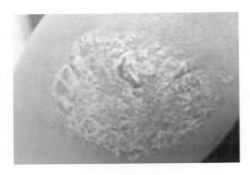

图 2-13　剥脱性皮炎

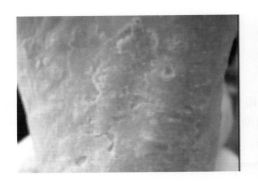

图 2-14　浸渍

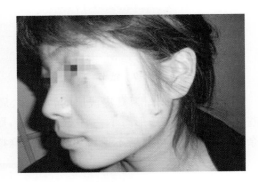

图 2-15　抓痕

4. 糜烂　糜烂表现为表皮或黏膜上皮的缺损,露出红色湿润面(图 2-16)。常由水疱或脓疱破溃,浸渍表皮,或丘疱疹表皮的破损等损伤所导致的。因为损害表浅,尚有部分基底细胞未受损害,所以愈后不留瘢痕。

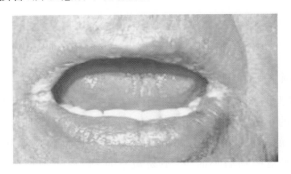

图 2-16　糜烂

5. 溃疡　溃疡表现为皮肤或者黏膜深层真皮或者皮下组织的局限性缺损(图2-17)。其形态、大小及深浅,可因病因不同和病情轻重而异。溃疡面常常有浆液、脓液、血液或者坏死组织。主要由结节、肿块破溃或外伤后而形成,愈后可形成瘢痕。

6. 裂隙　裂隙亦称皲裂,系皮肤的线条状裂口。深度常可达真皮,并有疼痛或出

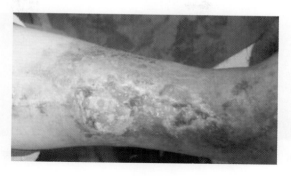

图 2-17 溃疡

血。多发生在掌跖、指(趾)关节部位以及口角、肛周等处(图 2-18)。常常由于局部皮肤干燥或慢性炎症等引起的皮肤弹性减低或者消失,再加外力牵拉而成。

7. 痂 痂是由于皮损表面的浆液、脓液、血液、药物、粉尘以及脱落组织等混合而凝成的附着物(图 2-19)。其颜色可因内含成分不同而异,例如,浆液性痂呈淡黄色,脓痂呈黄绿色,血痂则呈棕色或黑褐色。

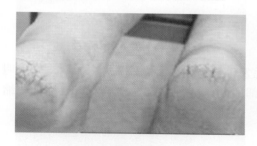

图 2-18 裂隙

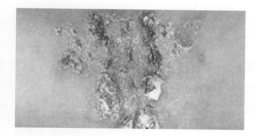

图 2-19 痂

8. 苔藓样变 亦称为苔藓化。表现为皮肤局限性浸润性肥厚,皮沟加深,皮嵴突起,呈现为多个多角形的丘疹,群集或者融合成片,表面粗糙,状似皮革样,边缘清楚(图 2-20)。常常因为经常搔抓或者摩擦使得角质层及棘层增厚,真皮产生慢性炎症等所致。常常见于神经性皮炎以及慢性湿疹。

9. 萎缩 萎缩是由于皮肤组织的一种退行性变所引起的皮肤变薄。可以发生于表皮、真皮或皮下组织。

(1) 表皮萎缩:表现为局部表皮菲薄,呈现为半透明羊皮纸样外观,表面可以有细皱纹,正常皮纹多消失(图 2-21)。

(2) 真皮萎缩:由于真皮结缔组织减少导致的,常常伴有皮肤附属器的萎缩。表现为局部皮肤凹陷、变薄,但是皮纹是正常的(图 2-22)。

(3) 皮下组织萎缩:主要是由于皮下脂肪组织减少所导致的,表现为局部皮纹正常,但是凹陷明显(图 2-23)。

10. 瘢痕 表现为真皮或者真皮以下组织的缺损或者破坏,经过新生结缔组织的

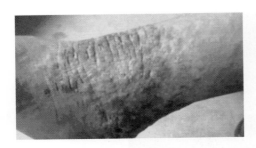

图 2-20　苔藓样变

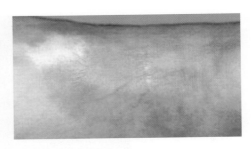

图 2-21　表皮萎缩

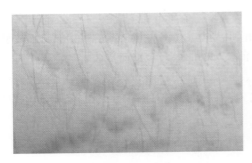

图 2-22　真皮萎缩

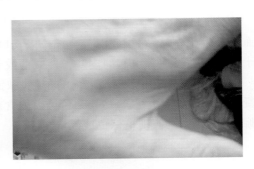

图 2-23　皮下组织萎缩

修复而成。其表面光滑,没有皮纹,亦没有毛发等皮肤附属器,皮损缺乏弹性。增生明显而且隆起就称为增生性瘢痕(图 2-24);局部凹陷,皮肤变薄,柔软而发亮就称为萎缩性瘢痕(图 2-25)。

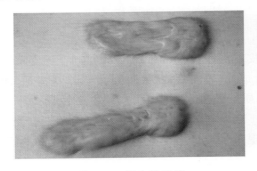

图 2-24　增生性瘢痕

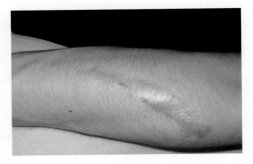

图 2-25　萎缩性瘢痕

(广州医学院从化学院　谢炯辉)

第二节　皮肤性病的诊断

皮肤性病的诊断与其他临床学科一样,也是必须根据病史、体格检查及必要的实验室检查才能对其进行综合分析,作出正确的诊断。

一、病史

1. 一般项目 包括患者的姓名、性别、年龄、籍贯、种族、职业及婚姻等。

2. 主诉 患者就诊的主要原因,包括皮损部位、性质、自觉症状及持续的时间。

3. 现病史 可能的病因或诱因,如:食物、药物、接触物及感染等;皮疹的初发部位、形态、类型、大小、数目以及发生的次序、进展速度和演变情况;全身和局部的症状及其程度;诊疗经过、疗效以及不良反应等;病情与季节、气候、饮食、环境、职业以及精神状态等有无关系。

4. 既往史 曾患过何种疾病,特别是与现有皮肤性病有关的疾病。有无各系统疾病,有无食物、药物、化学药品等过敏史。

5. 个人史 出生地与长期居住地、生活以及饮食习惯、烟酒嗜好、婚姻史等,女性患者应该询问月经、妊娠和生育史等。

6. 家族史 家族中有无类似疾病与变态反应性疾病,有无性病及传染病病史等。

二、体格检查

1. 全身检查 有的皮肤性病常伴有内脏或全身性疾病,故应注意有无全身症状。全身检查要求基本同内科。

2. 皮肤黏膜检查 应在充足的自然光线下进行检查,诊室温度应适宜。

(1)视诊:①皮疹的部位与分布:是暴露部位,还是遮盖部位;是伸侧、屈侧,还是间擦部位;是多汗,还是多皮脂;是全身性、泛发性、播散性,还是局限性;是对称性、双侧性,还是单侧性等。②性质:是原发性损害,还是继发性损害;是单一皮损,还是多种皮损。③排列:是散在,还是融合;是孤立,还是群集;是线状、带状、弧形,还是不规则形排列;是单侧,还是对称分布等。④形状:是圆形、环形、弧形、地图形、多角形,还是不规则形等。⑤颜色:是正常皮色,还是红色、蓝色、黑色、白色,并注意其色调(如淡红色、鲜红色或银白色等)。⑥大小及数目:皮损大小常用直径多少厘米、毫米或用实物对比描述,如针头、绿豆、鸡蛋或手掌大小等。⑦表面与基底:如表面光滑、粗糙、干燥、隆起或者凹陷,有无鳞屑或痂等;基部的宽窄,是否有蒂等。⑧边缘与界限:是清楚、比较清楚,还是模糊。⑨其他:如溃疡的深浅,水疱的大小,疱壁的厚薄以及是否易破,疱液是澄清、混浊还是血性等。

(2)触诊:①了解皮损的大小、形态、深浅、硬度以及弹性,有无浸润增厚、萎缩变薄等;②有无触痛、感觉过敏或减弱等;③局部皮肤温度有无升高或者降低;④浅表淋巴结有无肿大、触痛或粘连等。

(3)棘层细胞松解征检查:①用手指推压水疱,可以使疱壁沿压力方向移动;②稍用力在外观正常的皮肤上推擦,表皮即剥离;③牵拉破损水疱壁时,可以使水疱周围外观正常的皮肤一起剥离。

3. 其他临床检查

（1）玻片压诊：用玻片按压红斑时，可以使红色消退，当玻片松开后红色复现。若为淤点、淤斑，则玻片按压后颜色不变。寻常狼疮结节压诊时呈现为特有的苹果酱色。

（2）皮肤划痕试验：用钝器如压舌板划压皮肤，在 1～3 min 内如果局部出现条状风团者为皮肤划痕征阳性，见于某些荨麻疹患者（图 2-26）。具体内容详见本章第三节。

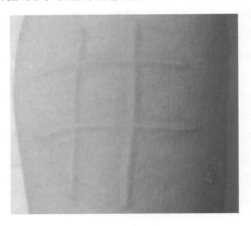

图 2-26　皮肤划痕试验

（3）斑贴试验：测定机体迟发型接触性变态反应的一种诊断方法。具体内容详见本章第三节。

（广州医学院从化学院　谢炯辉）

第三节　常用物理检查和实验室检查

病原体检查

一、醋酸白实验

人类乳头瘤病毒的上皮细胞与正常细胞产生的角蛋白不同，能被醋酸白致白。

【适应证】　尖锐湿疣。

【操作方法及程序】　以棉签清除局部分泌物后，蘸 5% 冰醋酸涂在皮损及周围正常皮肤、黏膜上，2 min 后观察。

【结果判定】　阳性：皮损变为白色，周围正常组织不变色。

二、真菌镜检

真菌镜检是一种方便、简单、实用的诊断真菌病的实验室方法。此法简便快速,阳性可明确真菌感染,但一般不能确定致病菌种类,阴性不能完全排除真菌病诊断。

【适应证】 各种表浅和皮下真菌病。

【操作方法及程序】 标本置于玻片上,加一滴 10% KOH,盖上盖玻片,在酒精灯上稍加热,待标本溶解,轻压盖玻片使标本透明,然后在显微镜下观察。

【结果判定】 光镜下可见菌丝、孢子。

【注意事项】 ①取材应选损害活动区,如环形损害的边缘、水疱顶部,标本量要充足。②采集标本时需注意无菌操作,有条件者应同时进行真菌培养。

三、淋球菌革兰氏染色

【适应证】 淋球菌感染。

【操作方法及程序】 用含无菌生理盐水的棉拭子,伸入男性尿道 2～4 cm,轻轻转动取出分泌物;女性先清洁阴道,再用棉拭子插入宫颈内 1～2 cm 处,旋转取出分泌物。涂片,自然干燥、加热固定后做革兰氏染色,在油镜下检查。

【结果判定】 可见大量多形核细胞,细胞内外可找到革兰氏阴性双球菌,为双排列,呈肾形。

【注意事项】 ①取材时棉拭子伸入尿道或宫颈口内的深度要足够,涂片时动作宜轻柔,防止细胞破裂变形。②女性因宫颈口杂菌多,为确保检查准确,一定要尽量擦去阴道内黏液。③直接涂片镜检阳性可初步诊断,但当涂片见到不典型细胞内外革兰氏阴性双球菌时,培养阳性是确诊的可靠手段。

皮 肤 实 验

一、斑贴试验

斑贴试验(patch test)用于测定迟发型变态反应,寻找或确定变应性接触性皮炎病因,特别是对明确职业性皮肤病的致病原因具有重要意义,还可用于寻找替代物,指导患者预防和治疗过敏性疾病。

【适应证】 接触性皮炎、职业性皮肤病、化妆品皮炎、手部湿疹。

【操作方法及程序】 受试部位一般取上背部脊柱两侧的正常皮肤,若皮脂过多,可用 75% 酒精轻轻擦拭,然后用生理盐水清洗待干。根据受试物的性质配制成适当浓度的溶液、软膏或以原物作为试剂,置于 4 层 1 cm×1 cm 的纱布上,贴于受试部位,其上用一稍大的透明玻璃纸覆盖,用橡皮胶固定边缘,排列顺序为从上至下、从左至右,并做标记。如同时做多个不同试验物,距离为 2 cm。必须有阴性对照试验。贴敷 24～48 h

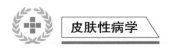

取下，72 h 后观察结果。

【结果判定】 见表 2-1。

表 2-1　斑贴试验判定表

级　别	显　示	临床表现
－	阴性	无反应
＋/－	可疑阳性	仅有轻度红斑
＋	弱阳性	红斑、浸润，可有少量丘疹
＋＋	中阳性	红斑、浸润、丘疹、水疱
＋＋＋	强阳性	红斑、浸润、丘疹、大疱

【注意事项】 ①变应原应在低温暗处密闭保存，或置冰箱中。②应注意区分过敏反应与刺激反应。③全身或局部使用糖皮质激素、口服抗组胺药物可致假阴性反应。④不宜在过敏反应的急性期做试验，也不宜用高浓度刺激物。⑤试验期间勿洗澡，勿剧烈运动，少出汗，避免搔抓，避免阳光强烈照射。如果受试部位出现严重的红斑、瘙痒，需及时去医院检查。

二、点刺试验

皮肤点刺试验现为公认最方便、经济、安全、有效的过敏原诊断方法，其优点为安全性及灵敏度均高，患者及医生都可以立刻知道检验结果。

【适应证】 接触性皮炎、荨麻疹、湿疹。

【操作方法及程序】 选择左前臂掌侧皮肤作为受试部位，用记号笔在左臂中部标记所用点刺液的名称(包括屋尘螨、粉尘螨、海蟹、胶乳、香烟等)，两种点刺液间的距离不小于 5 cm，以防止反应红晕融合。消毒皮肤后自下而上滴各种点刺液 1 小滴(比针尖大即可)。用一次性消毒点刺针垂直点在每一点刺液中，刺入皮肤浅层约 1 mm 深(以不出血为度)，推出针头，5 min 后将全部点刺液擦去，30 min 后观察并记录皮肤反应。用组胺做阳性对照，生理盐水做阴性对照。

【结果判定】 以变应原及组胺(阳性对照液)所致风团面积比而定其反应级别，见表 2-2。

表 2-2　点刺试验判定表

级　别	表　现
－	无反应
＋	比值为阳性对照范围 1/4 以上
＋＋	等于或大于阳性对照范围的 1/2
＋＋＋	与阳性对照范围相等
＋＋＋＋	大于阳性对照范围 2 倍

【注意事项】 同斑贴试验。

三、皮内试验

皮内试验(intracutaneous test)主要用于测试速发型变态反应。

【适应证】 荨麻疹、特应性皮炎、过敏性鼻炎、哮喘。

【操作方法及程序】 一般选择前臂屈侧皮肤为受试部位,局部清洁消毒。将欲试抗原以无菌生理盐水适当稀释,用皮试注射器分别吸取 0.01~0.02 mL,注射于受试部位皮内,致局部形成皮丘。同时注射多种抗原时,应在注射部位做标记。另取一个注射器吸取 0.01 mL 无菌生理盐水,注射于对侧相应注射部位,或同臂原注射部位的下方 4~5 cm 处,作为阴性对照。注射后 20~30 min 观察速发型反应,24~48 h 后观察迟发型反应,必要时连续观察 1 周。

【结果判定】 ①速发型反应:注射后 20~30 min,局部出现直径为 1~1.5 cm 的红斑或风团为阳性。②迟发型反应:注射后 6~48 h 局部开始出现浸润性结节,麻风菌素的迟发反应可达 21 天。③阴性反应:局部无变化,与阴性对照一致。

【注意事项】 ①高敏体质者、有过敏性休克史者不适合此项实验。②阴性对照处应无变化,否则应重做。若结果为阴性而有可疑者,可增加欲试抗原浓度,重复试验。③观察结果时,应注意假阳性及假阴性反应。

四、皮肤划痕试验

【适应证】 荨麻疹、皮肤划痕症、痒疹。

【操作方法及程序】 用钝器以适当压力划过皮肤。观察划过处皮肤,出现三联反应者称为皮肤划痕试验阳性。

【结果判定】 具体见表 2-3。

表 2-3 皮肤划痕试验判定表

时 间	临床表现
3~15 s	在划过处出现红线条
15~45 s	在红线条两侧出现红晕
1~3 min	划过处出现隆起成苍白色风团状线条

五、冰块激发试验

【适应证】 寒冷性荨麻疹。

【操作方法及程序】 将冰块在前臂屈侧放置 10 min 后移走。

【结果判定】 10 min 后,局部出现红斑或风团为阳性。

六、毛囊虫检查

【操作方法及程序】 挤刮法:选取鼻沟、颊部及颧部等皮损区,用手挤压或用刮刀,

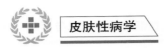

将挤出物置于玻片上,滴一滴生理盐水,再用盖玻片盖住轻压,镜检有无毛囊虫。

透明胶带法:将透明胶带贴于上述部位,数小时或过夜后,取下胶带贴于载玻片上镜检。

【结果判定】 镜检发现虫体为阳性。

七、疥虫、阴虱镜检

【操作方法及程序】 ①疥虫的检查:选择患者指间、腕关节屈侧、腋下、下腹部等未经搔抓的小水疱、脓疱、丘疹或隧道,用针尖挑破并向两侧轻拨,挑出隧道盲端灰白色小点置于玻片上,或用蘸有矿物油的消毒手术刀轻刮皮损6～7次,取附着物移至玻片上,滴一滴生理盐水,盖上盖玻片,在低倍显微镜下观察便可看清疥虫全貌,有时还能见到疥虫的残体、虫卵、粪便。②阴虱检查:用剪刀剪下附有阴虱和虫卵的阴毛,以70%酒精或5%～10%甲醛溶液固定后放在玻片上,滴一滴10% KOH溶液后镜检,可见阴虱用其螃蟹样的足爪紧抓阴毛。

【思考题】

(1) 真菌镜检的操作步骤是什么?

(2) 如何进行点刺试验?

(重庆三峡医药高等专科学校　祝守敏)

第三章

皮肤性病的预防和治疗

多数皮肤性病是单一独立性疾病,也有部分皮肤性病与全身疾病有密切关系。因此在皮肤性病的防治过程中,应有局部观和整体观。正确使用药物治疗,合理地选用各种有效的物理疗法甚至外科治疗,积极做好预防工作。

第一节　皮肤性病的内用药物治疗

内用药物种类较多,主要的皮肤科常用药物如下:抗组胺类药物、非特异性抗过敏药物、糖皮质激素、抗生素、抗真菌药物、抗病毒药物、细胞毒性药物、维 A 酸类、维生素等。

一、抗组胺类药物

抗组胺类药物为皮肤科最常使用的药物。肥大细胞受到刺激释放组胺,组胺可使毛细血管扩张,血管通透性增加,平滑肌收缩,腺体分泌增加,血压下降,临床上可产生红斑、风团、哮喘、瘙痒、腹痛甚至休克等症状。抗组胺类药物作用机理:通过与组胺竞争效应细胞上的组胺受体而发挥作用。由于作用的受体不同,可将抗组胺类药物分为 H_1 受体拮抗剂和 H_2 受体拮抗剂两大类。

1. H_1 受体拮抗剂　本组药物可与组胺竞争 H_1 受体,阻断组胺发挥作用。有减少渗出、减轻炎症和平滑肌痉挛等作用,还能降低中枢神经兴奋性,有镇静、止痒作用。主要用于治疗变态反应性疾病如荨麻疹、湿疹、药疹以及扁平苔藓、神经性皮炎等引起的瘙痒。由于其有降低中枢神经兴奋性,所以服用后可出现头晕、嗜睡、乏力、口干等不良反应,故高空作业者、驾驶员以及肝肾功能不全者慎用。新一代 H_1 受体阻断剂不易透过血脑屏障,嗜睡发生少。

2. H_2 受体拮抗剂　本类药物与 H_2 受体有较强的亲和力。具有收缩血管、减轻炎症及抑制胃酸分泌等作用。与 H_1 受体拮抗剂合用,治疗人工荨麻疹、慢性荨麻疹和血管性水肿能收到较好效果。

常用 H_1 受体拮抗剂和 H_2 受体拮抗剂如表 3-1 所示。

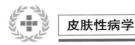

表 3-1 常用 H₁ 受体拮抗剂和 H₂ 受体拮抗剂

药 名		剂 量	用 法	主要不良及注意事项
常用H₁受体拮抗剂	氯苯那敏	4～8 mg/次，10 mg/次	3次/日，口服 1～2次/日，肌内注射	嗜睡等不良反应轻
	苯海拉明	25～50 mg/次，20 mg/次，20 mg/次	1～2次/日，口服 1～2次/日，肌内注射	嗜睡，长期服用可致贫血青光眼患者慎用
	赛庚啶	2～4 mg/次	3～4次/日，口服	嗜睡明显，青光眼患者禁用
	酮替芬	1 mg/次	2次/日，口服	嗜睡、口干、头痛
	异丙嗪	12.5～25 mg/次 25～30 mg/次	3～4次/日，口服 1～2次/日，肌内注射、静脉滴注	嗜睡、肝肾功能减退及青光眼患者慎用
	曲吡那敏	25～50 mg/次	3次/日，口服	嗜睡、口干、恶心
H₂受体拮抗剂	西咪替丁	200 m/次	3次/日，口服	头晕、胃肠反应、肝损害等
	雷尼替丁	150 mg/次	2次/日，口服	头痛、腹泻、口干
H₁ 和 H₂ 受体拮抗剂	多塞平	25 mg/次	2～3次/日，口服	轻度嗜睡、口干、便秘等
新一代抗组胺药	阿斯咪唑	10 mg/次	1次/日，口服	孕妇慎用，心脏病患者慎用，长期口服可增加体重
	特非那丁	60 mg/次	2次/日，口服	忌与大环内酯类、唑类抗真菌类药合用，心律失常者慎用
	西替利嗪	10 mg/次	1次/日，口服	头痛、头晕，孕妇禁用
	氯雷他定	10 mg/次	1次/日，口服	2岁以下儿童及孕妇慎用
	咪唑斯汀	10 mg/次	1次/日，口服	起效快，嗜睡轻。忌与大环内酯类及唑类抗真菌类药合用

二、非特异性抗过敏药物

(一) 钙剂

钙剂能降低毛细血管通透性，有抗炎和抗过敏作用。常用 10% 葡萄糖酸钙或溴化钙注射液 10 mL，静脉注射，1 次/日，应缓慢注射，并注意脉搏，以防发生心律不齐和心跳骤停，老年人慎用。钙剂能增强洋地黄的毒性，故应用洋地黄期间禁用钙剂。

(二) 硫代硫酸钠

硫代硫酸钠具有非特异性抗过敏和解毒作用。常用硫代硫酸钠 0.64 g，1 次/日，缓慢静脉注射。可有头晕、乏力、恶心、呕吐等不良反应。

三、糖皮质激素

（一）药理作用

1. 抗炎作用 抑制多形核粒细胞的趋化性、黏附性及溶酶体的释放，减轻水肿、渗出及细胞浸润。

2. 抗过敏和免疫抑制作用 能抑制组胺和其他炎症介质的形成，减少致敏淋巴细胞与抗原的反应。

3. 抗毒素和抗休克作用 增强机体对各种细菌内毒素的耐受力，大剂量时可有解痉血管、改善微循环和保护缺氧细胞的作用。

（二）适应证

1. 变态反应性疾病 如重症药疹、急性荨麻疹、接触性皮炎、过敏性休克、重症多形红斑等。

2. 自身免疫性疾病 如系统性红斑狼疮、皮肌炎、天疱疮和类天疱疮等。

（三）主要不良反应

长期大量应用可并发或加重感染，使原发性结核复发，发生消化性溃疡或合并出血及穿孔等。

（四）禁忌证

消化性溃疡、糖尿病、活动性肺结核、骨质疏松、严重高血压和肾功能不全等。

（五）常用药物

常用糖皮质激素见表 3-2。

表 3-2 常用糖皮质激素

药 名	效价	常用剂量	用 量	用 法
氢化可的松	低效	10～20 mg/次	1～4 次/日	口服
		100～400 mg/次	1 次/日	静脉滴注
泼尼松	中效	5～20 mg/次	2～4 次/日	口服
泼尼松龙	中效	5～20 mg/次	2～4 次/日	口服
		10～25 mg/次	1 次/日	静脉滴注
曲安奈德（去炎松）	中效	4～8 mg/次	2～4 次/日	口服
		40～80 mg/次	1 次/(1～4 周)	静脉滴注
甲泼尼龙	中效	4～16 mg/次	2～4 次/日	口服
		40 mg/次	1 次/日	静脉滴注、肌内注射
地塞米松	高效	0.75～1.5 mg/次	2～4 次/日	口服
		5～10 mg/次	1 次/日	静脉滴注、肌内注射
倍他米松	高效	0.5～1 mg/次	2～4 次/日	口服

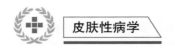

四、抗生素

抗生素用于原发性或继发性皮肤细菌感染。选用抗生素主要根据致病菌及药物的敏感性而定。青霉素类主要用于球菌引起的感染和梅毒等；头孢菌素类用于耐青霉素金黄色葡萄球菌与一些革兰氏阴性杆菌感染；氨基糖苷类用于杆菌感染；四环素类主要用于痤疮、支原体、衣原体和淋球菌等的感染；大环内酯类用于淋病及非淋菌性尿道炎；其他抗生素还有去甲万古霉素、克林霉素、磷霉素、多黏菌素等，可依细菌的敏感性酌情选用。

五、抗真菌药物

（一）灰黄霉素

内服用于治疗浅部真菌病。体内吸收后，部分由表皮排出，与新生角质蛋白结合，发挥抗菌作用。对皮肤癣菌病，尤其是头癣有较好的疗效。成人口服 0.6～0.8 g/d，小儿 15～20 mg/(kg·d)，不良反应偶有药疹、光敏感、胃肠道反应、白细胞减少及肝损害等。

（二）多烯类

主要有制霉菌素、两性霉素 B 等。不良之处是药物水溶性及稳定性差，口服吸收差且毒性大。

1. 制霉菌素　用于治疗消化道念珠菌感染。成人口服 200 万～400 万 U/d，分 3～4 次服；儿童 5 万～10 万 U/(kg·d)。可有轻微胃肠道不良反应。

2. 两性霉素 B　对深部真菌，如隐球菌、念珠菌、着色真菌等有较好的抑制作用，而对皮肤癣菌无效。用法：0.1～1 mg/(kg·d)，静脉滴注。

（三）唑类

抗真菌谱广，不良反应轻，现已成为目前治疗系统性真菌感染及浅表真菌感染的主要药物。

1. 酮康唑　用于皮肤癣菌及糠秕孢子菌感染，每周口服 200～400 mg。有恶心、眩晕及肝功能异常等不良反应。

2. 克霉唑　适用于放线菌以外的深部或浅部真菌感染。成人口服 1～3 次/日。临床上主要以 3% 的霜剂或软膏外用治疗皮肤癣菌和皮肤念珠菌病。

3. 伊曲康唑　伊曲康唑是一种广谱抗真菌药，对皮肤癣菌、酵母菌、曲霉菌属等有效，亦可用于孢子丝菌病。皮肤癣菌病，口服，200 mg/d，7 天为 1 个疗程；外阴阴道念珠菌病，口服，200 mg/d，7 日为 1 个疗程；甲真菌病，口服，200 mg/次，2 次/日，每月一周，共 2～3 周。本药是脂溶性的，应在高脂餐的饭中或饭后立即服用，可增进吸收。偶有不良反应如瘙痒、皮疹、恶心、腹痛、头痛、头晕和消化不良，长期服用应注意肝功能。

4. 氟康唑　氟康唑为合成的三唑类抗真菌药。有广谱抗真菌作用。主要用于念珠菌病、隐球菌病,150～200 mg/d。长期服用需注意肝功能变化。

（四）丙烯胺类

丙烯胺类是一种新合成的抗真菌药物,临床应用的有特比萘芬和萘替芬,后者仅作为外用药。

特比萘芬为广谱抗真菌药,主要对皮肤癣菌、曲霉菌等杀菌效果好。对酵母菌的活性不如唑类抗真菌药。口服,250 mg/d,治疗体癣、股癣,需连用 2 周,治疗甲癣,按上法连用 1 周后,改为隔日服用,连用 3 个月。

六、抗病毒药物

抗病毒药物作用机制是从不同环节抑制病毒的复制,治疗各种病毒性皮肤性病。

（一）利巴韦林（病毒唑）

利巴韦林是一种广谱抗病毒药,通过干扰病毒核酸合成而阻止病毒复制。口服成人 0.1～0.2 mg/次,3 次/日,5 天为 1 个疗程。静脉滴注,10～15 mg/(kg·d),也可肌内注射。

（二）阿昔洛韦（无环鸟苷）

阿昔洛韦能在病毒感染的细胞内转化为三磷酸阿昔洛韦,与病毒的 DNA 多聚酶结合,从而干扰病毒 DNA 的合成,对正常细胞几乎无影响,尤其对疱疹病毒有效。静脉滴注,2.5～7.5 mg/kg,每 8 h 1 次,共 5～7 天;口服,成人 200 mg/次,5 次/日。对复发性单纯疱疹可连服 3～6 个月以防止复发。因本药经肾排泄,故有肾病者慎用。

（三）万乃洛韦

万乃洛韦为阿昔洛韦的左旋缬氨酸酯,是阿昔洛韦的前体,口服后在胃肠道吸收转化为阿昔洛韦,可提高阿昔洛韦的生物利用度 3～5 倍。口服,成人 0.3 g/次,2 次/日。

（四）伐昔洛韦

伐昔洛韦是一种新的抗病毒药,口服吸收好,组织浓度高,半衰期长,生物利用度高。250 mg/次,3 次/日。

（五）干扰素

干扰素是一种小分子质量的蛋白质,能干扰细胞内病毒的复制,对 DNA 病毒和 RNA 病毒均有抑制作用。此外,还有抗肿瘤及调节免疫的作用。适用于单纯疱疹、带状疱疹、各种病毒疣、皮肤恶性肿瘤、银屑病及其他免疫功能异常的皮肤性病。

七、细胞毒性药物

（一）作用机制

细胞毒性药物对机体的免疫系统有非特异的抑制作用,既可抑制免疫应答,又可抑制肿瘤细胞的分裂,还有非特异性抗炎作用。

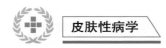

（二）适用范围

一般用于结缔组织病、大疱性皮肤病及皮肤肿瘤等。与糖皮质激素联合应用，可提高疗效，减少糖皮质激素用量。

（三）不良反应

胃肠道反应、骨髓抑制、肝损害、致畸等。长期应用易伴发各种感染或诱发肿瘤。

（四）常用药物

1. 环磷酰胺　环磷酰胺是一种烷化剂，可杀伤淋巴细胞，抑制免疫反应。用于自身免疫性疾病和皮肤肿瘤等。口服，100～150 mg/d，亦可静脉注射，剂量及用法视病情而定。

2. 甲氨蝶呤　甲氨蝶呤为叶酸拮抗剂，能抑制淋巴细胞和上皮细胞增生。可用于自身免疫性疾病、毛发红糠疹、蕈样肉芽肿及其他疗法无效的银屑病等。治疗银屑病可口服，2.5～7.5 mg/次，2 次/日，每周连服 3 次为 1 个疗程。亦可 5～15 mg/次，每周 1 次。

3. 硫唑嘌呤　对 T 淋巴细胞抑制作用强于环磷酰胺，可用于自身免疫性疾病和蕈样肉芽肿。口服，100 mg/d。

4. 环孢素 A　环孢素 A 是一种选择性作用于 T 淋巴细胞的免疫抑制剂，主要用于器官移植。现用于治疗自身免疫性疾病和一些难治性皮肤性病。用法：3～10 mg/(kg·d)，不良反应有恶心、呕吐及血尿素氮、血肌酐、血尿酸升高和高血压、高血脂、高血钾等。

5. 昆明山海棠　昆明山海棠具有免疫抑制和抗炎作用。可用于系统性红斑狼疮等自身免疫性疾病。口服，成人 2～3 片/次，3 次/日。不良反应可有胃肠道反应、闭经、心悸、面部色素沉着等。

6. 雷公藤多苷　雷公藤多苷有显著抗炎作用，对体液免疫和细胞免疫均有抑制作用。可用于自身免疫性疾病和变态反应性疾病等。与糖皮质激素合用，可增强疗效，降低其用量。用法：10～20 mg/次，3 次/日。不良反应可有月经紊乱以及精子活力降低、数目减少。偶有胃肠道反应、白细胞减少、血小板减少及转氨酶异常等。

八、维 A 酸类

维 A 酸类药物是与天然维生素 A 结构类似的药物。应用于皮肤科临床已有 40 多年的历史。

（一）作用机制

维持上皮组织的增殖和正常机能及结构的完整，有利于上皮的分化，对表皮有抗角化、抗增殖作用，同时可调节免疫功能并有抗炎作用。

（二）适用范围

13-顺维 A 酸用于治疗囊肿性痤疮、酒渣鼻，依曲替酯用于治疗严重的银屑病、鱼鳞病、毛发红糠疹、掌跖角化病。

（三）不良反应

致畸、唇炎、血脂升高、肝损害、鼻出血。

（四）常用药物

（1）第一代维 A 酸为非芳香维 A 酸，如全反维 A 酸、13-顺维 A 酸。

（2）第二代维 A 酸为单芳香维 A 酸，如依曲替酯。

（3）第三代维 A 酸为多芳香维 A 酸，如芳香 A 酸乙酯。

九、维生素

维生素是参与机体代谢的不可缺少的成分，同时影响皮肤的代谢，与某些皮肤性病有密切关系。皮肤科常用的维生素主要有维生素 C、维生素 A、维生素 B_6、维生素 B_{12}、维生素 E 等。

十、其他药物

（一）普鲁卡因

普鲁卡因具有封闭神经传导的恶性刺激和恢复机体正常调节功能的作用，可用作封闭疗法。静脉封闭可用于进行期银屑病、泛发性神经性皮炎、湿疹和荨麻疹等。用量为 4～8 mg/kg，用生理盐水或 5％葡萄糖溶液配成 0.1％以下的浓度，再加维生素 C 1～3 g 缓慢静脉滴注，1 次/日，10 次为 1 个疗程，用前应做皮试。对磺胺类过敏及心、肝、肾功能不全者禁用。局部封闭用于局限性神经性皮炎和慢性湿疹等，用 0.25％～0.5％普鲁卡因 10～20 mL 注射于病灶皮下，每周 2 次，10 次为 1 个疗程。

（二）氨苯砜

氨苯砜有抑制麻风杆菌，抑制白细胞趋化因子和稳定溶酶体膜的作用。可用于麻风、疱疹样皮炎、类天疱疮和皮肤血管炎等。口服，25～50 mg/次，2 次/日。不良反应有白细胞减少、溶血性贫血、胃肠道反应及肝肾损害等。

（三）氯喹

氯喹能降低皮肤对紫外线的敏感性，并可抑制细胞免疫功能，用于红斑狼疮、多形性日光疹、扁平苔藓等。0.125～0.5 g/d，饭后服，可减少胃肠道反应。用药期间应定期复查血常规和眼底。

（四）甲硝唑

甲硝唑具有杀灭滴虫及抗炎作用，可刺激巨噬细胞、T 淋巴细胞，有选择地抑制细胞免疫，调整 B 淋巴细胞的功能。对毛囊蠕形螨感染的酒渣鼻样损害有较好的疗效。口服，200 mg/次，2～3 次/日，10～15 天为 1 个疗程。不良反应有恶心、口干，有时可致白细胞减少。

（广州医学院从化学院　谢炯辉）

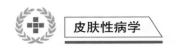

第二节　外用药物疗法

在皮肤性病治疗中,除了内用药物外还有外用药物。外用药物在皮肤性病的治疗中一定的作用。有一部分皮肤性病往往只需外用药治疗而无需内用药。外用药物的使用,取决于药物的性能和剂型,使用时必须充分了解药物的性能、剂型、浓度和治疗原则。

一、外用药的性能

常用外用药可按其性能分类,根据皮肤性病不同的原因及皮损情况选择不同性能的药物。

(一)清洁剂

清洁剂用于清洗皮损上的浆液、脓液、血液等渗出物。而对较厚的结痂可用凡士林软膏封包后使其浸软,再用植物油清除痂皮,可使创面清洁。常用 2%~4%硼酸溶液、生理盐水、1∶8000 高锰酸钾溶液、1∶5000 呋喃西林溶液,以及植物油和液体石蜡等。

(二)保护剂

保护剂起到保护皮肤减少摩擦和减少刺激的作用。常用 20%~50%氧化锌粉、10%~20%炉甘石、滑石粉、植物油等。

(三)止痒剂

止痒剂通过局部清凉、表面麻醉等来达到止痒的作用。常用药物:5%~10%樟脑、0.5%~1%薄荷脑、0.5%~2%苯酚、0.25%~2%盐酸达克罗宁、1%冰片等。

(四)抗菌剂

抗菌剂具有杀灭和抑制细菌生长的作用,用于细菌感染性创面的防治。常用药物有 2%氯霉素、0.5%~1%硫酸新霉素、0.02%呋喃西林、1∶8000~1∶5000 高锰酸钾、0.1%依沙吖啶、2%莫匹罗星等。

(五)抗真菌剂

抗真菌剂具有杀灭和抑制真菌生长的作用,主要用于各种浅部真菌病。常用药物有 3%~20%水杨酸、10%碘化钾、5%~10%苯甲酸、3%~5%克霉唑、2%咪康唑、1%~2%酮康唑、1%联苯苄唑、1%特比萘芬。

(六)抗病毒剂

抗病毒剂主要抑制或阻止病毒复制,主要用于治疗各种疣和单纯疱疹、带状疱疹等。常用药物有 3%~5%阿昔洛韦、0.1%~3%酞丁胺、0.5%~1%碘苷、0.5%~1%鬼臼毒素、足叶草脂等。

（七）糖皮质激素制剂

糖皮质激素制剂具有降低毛细血管通透性，减少渗出，抗炎，抗过敏，止痒等作用。依其作用强弱可分为弱效、中效、强效三类。弱效：$0.5\%\sim2.5\%$ 醋酸氢化可的松、0.025% 醋酸地塞米松。中效：0.05% 氟轻松、$0.025\%\sim0.1\%$ 曲安西龙。强效：$0.1\%\sim2\%$ 倍他米松、0.05% 卤美他松。

（八）角质促成剂

角质促成剂具有促进真皮血管收缩，减少炎症浸润及渗出，使表皮角质层恢复正常等作用。用于治疗湿疹、银屑病、鱼鳞病、手足皲裂。常用药物有 $1\%\sim5\%$ 煤焦油、$5\%\sim10\%$ 黑豆馏油、$2.5\%\sim5\%$ 糠馏油、$2\%\sim5\%$ 硫黄、$5\%\sim10\%$ 鱼石脂、$0.1\%\sim0.5\%$ 蒽林、$1\%\sim3\%$ 水杨酸、$10\%\sim20\%$ 尿素等。

（九）角质松解剂

角质松解剂又称角质剥脱剂，具有松解角质细胞、使之剥离的作用，主要用于角化过度、浸润肥厚及苔藓样变的皮肤性病。常用药物有 $10\%\sim20\%$ 水杨酸、10% 乳酸、$10\%\sim15\%$ 雷锁辛、$30\%\sim40\%$ 尿素、$10\%\sim30\%$ 冰醋酸、$0.5\%\sim1\%$ 维 A 酸等。部分角质促成剂提高浓度即有角质松解作用。

（十）腐蚀剂

腐蚀剂具有破坏和去除局部增生的作用。常用药有 20% 以上水杨酸、$30\%\sim50\%$ 三氯乙酸、纯硝酸银、苯酚。

（十一）收敛剂

收敛剂具有使组织中蛋白凝固沉淀，使组织间隙缩小，减少渗出、水肿等作用。用于急性皮炎、湿疹有明显渗出倾向者。常用药物有 $0.1\%\sim0.5\%$ 醋酸铅、$2\%\sim3\%$ 醋酸铝、$0.5\%\sim1\%$ 硫酸铜、$0.5\%\sim2\%$ 硝酸银等。

（十二）细胞毒类药物

细胞毒类药物用于皮肤疣及脂溢性角化病的治疗。常用药物有 $1\%\sim5\%$ 氟尿嘧啶、0.05% 氮芥、0.5% 鬼臼毒素、$0.5\%\sim1\%$ 秋水仙碱等。

（十三）遮光剂

遮光剂具有吸收紫外线或阻止紫外线通过而起到遮光、防晒的作用，多在美容科中应用。常用药物有 4% 二氧化钛、$5\%\sim15\%$ 对氨基苯甲酸、3% 喹啉。

（十四）脱色剂

脱色剂有去除色素使色素斑减轻的作用。主要应用于美容科。常用药物有 $3\%\sim5\%$ 氢醌、$15\%\sim20\%$ 壬二酸、$1\%\sim2\%$ 曲酸等。

（十五）杀虫剂

杀虫剂具有杀虫、杀菌、止痒等作用，用于治疗疥疮、痤疮、酒渣鼻、虱病等寄生虫病。常用药物有5％～10％克罗米通、5％～10％升华硫黄、10％～20％百部、1％～5％甲硝唑。

二、外用药的剂型

为使药物能充分发挥其治疗作用，外用药分为不同的剂型。每种剂型具有不同的物理性质和被皮肤吸收的能力。选择正确的外用药剂型，才能达到治疗的目的，如剂型选择不当，不仅达不到预期的效果，甚至可能适得其反，引起不良反应。常用剂型如下。

（1）溶液：水加入水溶性药物而成，具有减少渗出、散热、消炎及清洁作用。适用于急性皮炎伴有大量渗液或脓液。

（2）粉剂：氧化锌、滑石粉或淀粉加入药物而成。具有吸收水分、干燥、保护及散热作用。主要适用于无大量渗液的急性或亚急性皮炎。

（3）洗剂（振荡剂）：用水和粉剂混合而成。具有散热、消炎、干燥、保护和止痒作用。主要适用于无渗液或脓液的急性皮炎，毛发部位不宜使用。

（4）酊剂：酒精＋溶于酒精的药物而成。具有消炎、杀菌及止痒。主要用于无渗液的慢性皮炎。

（5）软膏：凡士林＋羊毛脂＋药物而成，穿透皮肤作用强。适用于无渗液、溃疡的慢性皮炎，毛发部位不宜使用。

（6）糊剂：软膏＋粉剂＋药物而成。具有消炎、保护、干燥作用。穿透皮肤作用比软膏弱。适用于略有少量渗液的亚急性皮炎，毛发部位不宜使用。

（7）乳剂：油和水经乳化后加入药物而成。它分为脂和霜两类。脂是油包水乳化，具有润滑、软化痂皮、消炎、保护及止痒作用。霜是水包油乳化而成，不油腻，具有保护、润肤、清洁作用。应用于无渗液的亚急性或慢性皮炎和护肤、润肤用品。

（8）凝胶：有机聚合物丙二醇凝胶＋聚乙二醇＋药物而成。作用同霜剂，易水洗、不油腻。适用于亚急性或慢性皮炎和护肤、润肤用品。

（9）油剂：植物油〔花生油、橄榄油、动物油（鱼肝油）、矿物油（液体石蜡）〕加药物而成。有软化痂皮、清洁、消炎、保护及滋润创面的作用。适用于亚急性皮炎伴有厚痂者但无渗液、糜烂、溃疡。

（10）硬膏：黏着性基质（如一氧化铅、橡胶、树脂等）加药物而成。具有保护、消炎、阻止水分蒸发、促进药物吸收等作用。用于无渗液及脓液的慢性皮炎。

（11）涂膜：成膜材料＋挥发性溶剂＋药物而成。具有保护，减少摩擦，防止感染，促进药物透入，延长药物作用时间的作用。用于无渗液的慢性皮炎。

（12）气雾剂：成膜材料＋液化气体＋药物而成。作用同涂膜，使用简便，局部清爽。用于无渗液的慢性皮炎。

（13）促渗透剂：10％～70％二甲基亚砜液或30％～70％丙二醇或30％～100％甘油加入药物而成。具有溶解药物，穿透皮肤等作用。用于无渗液的慢性皮炎。

三、外用药治疗原则和注意事项

(一)正确选择药物

根据病因、皮损部位、患者年龄、用药时间、有无过敏反应或继发感染等选择或更换不同的药物。如：针对相应病原微生物选用抗真菌剂、抗病毒剂、抗生素、杀虫剂等；角化不全的皮肤性病选用角质促成剂；变态反应性疾病选用糖皮质激素或抗组胺药；瘙痒性皮肤性病选用止痒保护剂；有渗出者选用收敛剂。

(二)正确选择剂型

根据皮损性质、患病部位等特点，选择不同的剂型。

(1)急性皮炎：有明显渗出者，选用溶液湿敷；无渗出者，选用粉剂、洗剂。

(2)亚急性皮炎：有少量渗出者，选用油剂、糊剂；无渗出者，选用乳剂、糊剂、凝胶。

(3)慢性皮炎：选用软膏、酊剂、硬膏、乳剂、气雾剂和凝胶剂等。

(4)单纯瘙痒：选用洗剂、酊剂、乳剂等。

(三)正确的使用方法

(1)根据皮损的性质选用不同的用药方法。

① 明显渗出性皮损选用冷湿敷法。常用2%～4%硼酸、1∶5000呋喃西林、0.1%依沙吖啶等溶液。湿敷方法：常用开放性冷湿敷，以6～8层纱布或两层小毛巾，放入药液中浸透，提起拧至不滴水为度，摊开后紧贴于皮损上，每天湿敷2～3次。依渗出程度可持续湿敷，每次30 min或更长，隔10 min更换敷料一次。湿敷面积一般不宜超过体表1/3，以免药物过量吸收而引起中毒。天气较冷时注意保暖，大面积皮损或婴幼儿做湿敷，应适当减低溶液浓度。

② 增生、浸润及苔藓样变皮损，可局部涂药膏后用塑料薄膜封包，每日换药一次，以促进药物吸收提高疗效。也可选用硬膏直接贴敷皮损，2～3天更换一次。对面积不大的表浅性皮损，可单纯涂擦乳剂或软膏。

③ 对面积较大的或全身性红斑、丘疹皮损多选用炉甘石洗剂，用前需摇匀，用毛刷或棉棒涂搽。注意洗剂和粉剂不能用于糜烂及渗液处，不宜用于口腔附近及多毛部位。

(2)药物浓度要适当，不同浓度的药物，作用亦不同，必要时可由低到高逐渐增加浓度。

(3)用药要根据患者年龄、性别和患病部位作出不同选择，刺激性强或浓度高的药物不宜用于小儿、皮肤薄嫩处以及面部、口腔周围皮肤和黏膜等处。

(4)外用糖皮质激素类制剂不宜长期应用于小儿及面部。糖皮质激素长期外用可引起激素依赖性皮炎，表现为皮肤干燥、毛细血管扩张、色素沉着甚至皮肤萎缩。

(5)外用药的用法应向患者或家属交代清楚，以取得较好的疗效。如：洗剂，用前需摇匀，软膏每日可用2次；湿敷应做到保持敷料潮湿和清洁等。

(6)用药过程中，如有刺激、过敏或中毒现象，应立即停用并做适当处理。

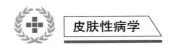

（7）对于皮肤敏感者,宜选用温和而刺激性小的药物,先小面积使用,如无不良反应,再大面积使用。皮损面积较大者,应选用浓度较低的药物,或将皮损分片治疗。

（广州医学院从化学院　谢炯辉）

第三节　常用医学美容技术

冷 冻 疗 法

冷冻疗法,是利用制冷物质产生的低温,作用于病变组织,引起一系列物理化学变化,导致组织细胞变性坏死以达到治疗目的的一种物理治疗方法。常用制冷剂的种类:①气态制冷剂:氟利昂（－60 ℃）。②液态制冷剂:液氮（－196 ℃）,液氧（－183 ℃）。③固态制冷剂:固体二氧化碳,又称干冰（－70 ℃）。液氮,即液态氮气,为无色透明、无味、无毒的液体,化学性质稳定,不易燃烧及爆炸,其沸点为－196 ℃。液氮的制冷温度最低,价格低廉,使用安全,是目前皮肤科最常用的制冷剂。液氮冷冻治疗的主要方法有接触法、喷射法、棉签法等。

1. 冷冻疗法适用范围

（1）常规适应证:疗效显著,治愈率在90%以上,如:寻常疣、扁平疣、传染性软疣、雀斑、单纯性血管瘤、较小的海绵状血管瘤和混合型血管瘤、蜘蛛痣、化脓性肉芽肿、软纤维瘤、老年疣、睑黄疣及基底细胞癌等。

（2）相对适应证:疗效较好,治愈率在70%以上,如:黑子、色素痣、疣状痣、斑秃、痤疮、海绵状血管瘤、皮脂腺囊肿、皮脂腺痣、鳞状细胞癌、结节性痒疹及皮肤结核。

2. 冷冻疗法的禁忌证

（1）对患有其他炎症及发热反应、肢体麻痹、皮肤感觉或局部循环功能障碍者,月经期、阴囊部病变未明确诊断者,均应暂缓或慎用冷冻疗法。

（2）对患有急性传染性疾病（如肝炎、结核病等）、神经质、高血压、冠心病、脑血管疾病者,高龄患者,妊娠期及三个月内婴儿不宜行冷冻疗法。

（3）患有再生障碍性贫血、血友病者,待好转后再行冷冻疗法。

（4）发现患部有搏动性血管者应尽可能避免冷冻疗法。尤其是随年龄增大的血管瘤患者,冷冻后易破溃形成溃疡或感染,可引起严重出血或留下瘢痕,更应慎用。

（5）雷诺病、冷球蛋白血症、凝血性疾病、寒冷性荨麻疹、重症糖尿病等患者禁用冷冻疗法。

（6）对于放射性损伤、大疱性皮肤病、长期使用糖皮质激素、皮肤感觉丧失的患者和老年人血供较差的下肢等应慎用。

3. 冷冻疗法的不良反应

（1）局部反应，如：疼痛、水疱、血疱、水肿、色素减退或沉着、出血、瘢痕、神经损害、皮肤附属器损伤。

（2）全身反应，如：休克样反应及心跳骤停、发热、荨麻疹等。

4. 操作方法及注意事项

（1）严格掌握冷冻疗法的适应证及准确使用冷冻方法。

（2）向患者及其家属讲清楚治疗过程、反应及注意事项，使其有思想准备和安全感，以取得更好的合作。

（3）术前对患者重要脏器和健康情况、既往史要有所了解，如：高血压、心脏病、出血（包括月经期）和过敏史等。

（4）冷冻部位的常规准备（手术部位备皮及周围皮肤清洁消毒等），以防术后感染，影响效果。

（5）注意准备必要的抢救药品、器械或氧气袋。

（6）根据皮损大小和病种、部位不同，选择不同的方法、时间和疗程。治疗后可结痂，一般1～2周自行脱落。

（7）术后注意保持治疗部位干燥、清洁，不宜化妆，忌用力揉搓或抓挠，避免日光暴晒。

激 光 疗 法

激光（laser）是受激辐射而发出的光。具有高亮度、方向性好、单色性好、相干性好等特性，激光疗法就是利用激光的这些特点，作用于人体组织而在局部产生高热量从而达到去除或破坏目标组织的目的。

1. 激光的分类及生物学效应

激光按其工作物质的性质可分为：①固体激光；②气体激光；③液体激光；④半导体激光。

激光对皮肤组织的生物学效应如下。

（1）热效应：指激光被组织吸收后转化为热能，使皮肤组织温度升高，这是激光对皮肤组织最重要的生物学效应，很多激光都是通过热效应来达到临床疗效的。

（2）光机械作用：主要指激光的一次光压与二次光压作用，可以对组织产生爆破效应。

（3）光化学效应：组织吸收激光能量后，产生一系列的化学反应及改变。

（4）电磁场效应：一般而言，激光产生的电磁场强度达到 $10^6 \sim 10^9$ V/cm^2 时，方可出现电磁场效应。

（5）生物刺激作用：前面几种效应是建立在较高功率密度基础上的。而生物刺激作用则较多见于低功率激光照射，其机制还有待进一步探讨。

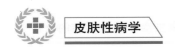

2. 选择性光热作用理论

选择性光热作用理论是 1984 年由 Parrish 与 Anderson 提出的。这一理论的提出具有划时代的意义,是激光发展史上的一个重要里程碑。其主要内容如下:当入射激光的波长与靶色基自身固有的吸收峰相匹配,且照射时间短于靶色基的热弛豫时间(TRT)时,就可选择性地破坏靶色基,而不损伤周围正常组织或仅造成轻度损伤,从而达到无创治疗的效果。

3. 激光疗法的适应证

(1)皮肤增生性疾病:包括寻常疣、跖疣、色素痣、汗管瘤等,激光是此类疾病的主要治疗方法之一。选用的激光器主要是 CO_2 激光(波长 10600 nm)、铒激光(波长 2940 nm)、高能超脉冲激光(波长 10600 nm)。

(2)血管增生性疾病:包括血管瘤、酒渣鼻、毛细血管扩张等。选用的激光器有脉冲染料激光(波长 585 nm、595 nm)、长脉冲 Nd:YAG 激光(波长 1064 nm)、长脉冲 KTP 激光(波长 532 nm)、氩离子(Ar^+)激光(波长 488 nm、514.5 nm)、铜蒸气激光(波长 510.4 nm、578.2 nm)等。

(3)色素增生性疾病:包括雀斑、咖啡斑、太田痣、蓝痣、Becker 痣等。选用的激光器有 Q 开关倍频 Nd:YAG 激光(波长 532 nm、1064 nm)、Q 开关红宝石激光(波长 694.3 nm)、Q 开关翠绿宝石激光(波长 755 nm)等。

(4)纹理性病变:包括瘢痕、面部皱纹、光化性角化病与脂溢性角化病等。选用的激光器有铒激光(波长 2940 nm)、高能超脉冲激光(波长 10600 nm)、脉冲染料激光(波长 585 nm、595 nm)、强脉冲光、半导体激光等。

(5)脱毛:选用的激光器有半导体激光(波长 800 nm)、长脉宽红宝石激光(波长 694 nm)、掺钕钇铝石榴石激光(波长 1064 nm)、紫翠玉激光(波长 755 nm)、强脉冲光等。

(6)其他疾病的治疗:准分子激光(波长 308 nm)可用于白癜风、银屑病的治疗,氦氖激光(波长 632.8 nm)用于治疗带状疱疹及后遗神经痛、皮肤溃疡、斑秃等。

4. 操作步骤、注意事项及防护

1)操作步骤

①治疗前核对患者信息,向患者讲清楚治疗过程、反应及注意事项,并照相、签署知情同意书。

②患者取合适的体位,暴露治疗部位,对病变区域进行常规消毒,并进行局部麻醉。

③有冷却装置的激光器,操作前先检查冷却水路是否漏水,对需一定水压的激光器,应检查水压、水流量是否符合要求,接地是否可靠。如一切正常,先打开排污水阀,将水管中的污水排放掉,再接冷却水进入治疗仪,不得中途停水。

④检查各机器旋钮在"关"位或零位后,接通电源。大功率激光器,先开低压开关,后开高压开关,然后根据不同仪器和治疗需要调节功率、频率、光斑大小等。

⑤调节好以后,先测试光斑,然后对准治疗部位,触发脚踏开关,照射距离视治疗方

法和激光器而定。

⑥烧灼治疗区的周围须加以保护,治疗结束后创面涂金霉素眼膏,必要时按外科术后创面处理。

⑦治疗结束后,按相反顺序关闭激光器各旋钮,冷却水循环继续开动 10 min 再关闭。

2）注意事项及防护

①仪器要配稳压装置,以免激光管在治疗中自行熄灭及辐射功率不准确。

②激光器在使用过程中,应经常检查冷却水压力和水温,不可随意打开腔体上盖及电源箱,以免触碰产生危险。

③激光束不得直射眼睛(眼科治疗除外),用数十毫瓦级以上的激光器时,患者和工作人员须戴防护镜。

④使用不可见光辐射的大功率仪器时,特别应注意将激光束对准治疗部位后方可启动机器,以免损伤正常组织。

⑤全身麻醉患者禁用乙醚、氧气等易燃物,插管亦须避免塑料制品,防止燃烧。手术中一切反光器械需谨慎使用,最好用反光小的器械。

5. 并发症

①感染。

②色素沉着或色素减退。

③瘢痕。

电 疗 法

1. 电解术 用电解针对较小的皮损进行破坏,一般用 6 V、1.5 mA 的直流电。适用于毛细血管扩张和脱毛。

2. 电干燥术 也称为电灼术,一般用较高电压、较小电流的高频电源对病变组织进行烧灼破坏。适用于较小的寻常疣、化脓性肉芽肿等。

3. 电凝固术 一般用比电干燥术电压低、电流大的高频电源,可使较大较深的病变组织发生凝固性坏死。适用于稍大的良性肿瘤或增生物。

4. 电烙术 用电热丝对皮损进行烧灼破坏。适用于各种疣和较小的良性肿瘤。

微 波 疗 法

微波(microwave)可使组织中电解质偶极子、离子随微波的频率变化而发生趋向运动,在高速振动和转动中互相摩擦产生热效应和非热效应。适用于各种疣、皮赘、血管瘤、淋巴管瘤、汗管瘤等的治疗。

光 疗 法

1. 红外线 波长为 760～1500 nm,其能量较低,组织吸收后主要产生温热效应,有扩张血管、改善局部血液循环和营养、促进炎症消退、加速组织修复等作用。适用于皮肤感染、慢性皮肤溃疡、冻疮和多形红斑等。

2. 紫外线 紫外线分为短波紫外线(UVC,波长 180～280 nm)、中波紫外线(UVB,波长 280～320 nm)和长波紫外线(UVA,波长 320～400 nm),UVB 和 UVA 应用较多;其效应有加速血液循环、促进合成维生素 D、抑制细胞过度生长、镇痛、止痒、促进色素生成、促进上皮再生,此外还有免疫抑制作用。适用于玫瑰糠疹、银屑病、斑秃、慢性溃疡、痤疮、毛囊炎、疖病等。照射时应注意对眼睛的防护,活动性肺结核、甲状腺功能亢进症或严重心、肝、肾疾病或光敏感者禁用。

窄谱 UVB 波长为 311 nm,由于波长单一,减少了紫外线的许多不良反应,治疗作用相对增强。窄谱 UVB 是治疗银屑病、白癜风等疾病的最佳疗法之一,窄谱 UVB 治疗白癜风有效率达 75% 以上,比 PUVA 疗法更有效,不良反应很少。

3. 光化学疗法 光化学疗法是内服或外用光敏剂后照射 UVA 的疗法,原理为光敏剂在 UVA 的照射下与 DNA 中的胸腺嘧啶形成光化合物,抑制 DNA 的复制,从而抑制细胞增生和炎症。一般方法为口服 8-甲氧补骨脂素(8-methoxypsoralen,8-MOP)0.6 mg/kg 2 小时后或外用 0.1%～0.5%8-甲氧补骨脂素酊剂 0.5～1 h 后进行 UVA 照射,一般先由 0.3～0.5 最小光毒量开始,一般为 0.5～1 J/cm^2,后逐渐增加,每周 3 次,大部分皮损消退后次数逐渐减少,部分患者需进行维持治疗。适用于银屑病、白癜风、原发性皮肤 T 细胞淋巴瘤、斑秃、特应性皮炎等。不良反应包括白内障、光毒性反应、皮肤光老化、光敏性皮损等,长期应用有致皮肤癌的可能。禁忌证包括白内障、肝病、卟啉病、着色干皮病、系统性红斑狼疮、恶性黑素瘤、儿童及孕妇等;治疗期间禁食酸橙、香菜、芥末、胡萝卜、芹菜、无花果等,忌用其他光敏性药物或与吩噻嗪类药物同服。

4. 光动力学疗法 光动力学疗法(PDT)临床上通常指光动力学治疗,是利用光动力作用来治疗疾病的一种方法。PDT 是利用光激活靶细胞中外源性或内源性的光敏物,通过形成单线态氧或其他氧自由基,诱导细胞死亡,因而产生其治疗作用。

光动力学疗法的四大要素:基质、光敏剂、光源、氧。

光动力学疗法的光源:氩离子激光、大功率(300 W 以上)氦氖激光、KTP 激光、铜蒸气激光、欧美娜红光等。

适应证如下。

①中、重度囊肿型及结节型痤疮,或单用光照治疗效果不理想的痤疮患者。

②皮肤肿瘤及癌前期病变患者。

③鲜红斑痣患者。

④病毒疣患者。

⑤皮肤光老化患者。

禁忌证：有过敏史、明显的毛细血管扩张、浅表瘢痕、易产生炎症性色素沉着者。

5. 红蓝光疗法

（1）单纯蓝光照射　蓝光（波长 415 nm）作用于痤疮丙酸杆菌产生的内源性卟啉，产生大量单态氧，从而迅速杀死痤疮丙酸杆菌，起到杀菌的作用。此外，蓝光还有生物调节效应，表现为平衡油脂分泌，可不同程度地抑制皮脂腺分泌。主要用于治疗轻、中度痤疮。

（2）蓝光和红光联合照射　在蓝光杀菌的同时，红光（波长 633 nm）起到消炎的作用，还可以刺激纤维细胞增生，促进胶原蛋白的形成，刺激巨噬细胞释放细胞因子，促进皮损自愈来达到治疗痤疮的目的。主要用于治疗轻、中度痤疮，疗效优于单纯蓝光照射。而且，红光在皮肤中的穿透比蓝光更深，所以红光可用来治疗较深的皮损。

水 疗 法

水疗也称浴疗，是利用水的温热作用和清洁作用，结合加入药物的药效治疗皮肤性病。常见的有淀粉浴、温泉浴、人工海水浴、高锰酸钾浴、中药浴等。适用于银屑病、慢性湿疹、瘙痒症、红皮病等。

放 射 疗 法

放射疗法是用射线照射治疗疾病的方法，皮肤科常用的放射源有浅层 X 线、核素，常用核素主要为 ^{32}P 和 ^{90}Sr 等。适应证包括各种增生性皮肤病如血管瘤（特别是草莓状和海绵状血管瘤）、瘢痕疙瘩、恶性肿瘤（如基底细胞上皮瘤）、鳞状细胞癌、原发性皮肤T细胞淋巴瘤等，也可用于脱毛、止汗等。在阴囊、胸腺、甲状腺、乳腺等部位进行治疗时，一定要注意对腺体的保护。

面 膜 疗 法

面膜疗法起源于我国传统医学的药物外治法，它是用各种水溶性材料、赋形剂、营养物质和药物制作而成的面膜（或药膜），涂敷于面部形成一层隔膜，起到保持皮肤水分、促进血液循环、促进营养物质及药物吸收的作用，从而达到治疗面部皮肤疾病，使皮肤光滑、细腻而富有弹性的目的。

1. 面膜疗法适应证

①各种皮肤类型人群的面部皮肤护理。

②适用于某些皮肤病的治疗，如痤疮、黄褐斑、扁平疣等。

2. 面膜疗法的程序

清洁皮肤→消毒→粉刺挤压器清除粉刺、囊肿内容物→离子喷雾→按摩→敷面膜→揭膜。

3. 面膜疗法注意事项

①注意面膜温度，以免烫伤。

②敷硬膜前，先用底霜，再敷面膜。

③涂敷面膜时，注意遮住眉毛、眼睫毛和胡须，面膜勿进入口、鼻、眼内。

④除去面膜时，操作要轻柔熟练，以免损伤皮肤。

（重庆三峡医药高等专科学校　张昆梅）

第二篇

各 论

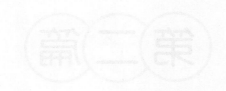

第四章

皮炎与湿疹

第一节　接触性皮炎

接触性皮炎是指皮肤与黏膜接触某些外界物质后,在接触部位出现急性或慢性炎症反应。

【病因病机】

(1) 刺激性接触性皮炎:接触物本身具有强烈的刺激性或细胞毒性,如强酸或强碱等,任何人接触该物均可引起皮炎。特点:①任何人接触后都会致病;②无潜伏期;③皮炎基本上是接触部位,边界清楚;④脱离接触后皮炎可消退。

(2) 变应性接触性皮炎:属Ⅳ型超敏反应。接触物本身无刺激性,大多数人接触后不发病,只有少数人接触后经过4～20天的潜伏期(又称诱导期),再接触同类致敏因子后,经1～2天(激发期)发生皮炎。特点:①有潜伏期;②皮炎可有广泛性、对称性;③易反复发病;④皮肤斑贴试验阳性。

常见接触性致敏物如表4-1所示。

表 4-1　常见接触性致敏物

类　　别	具 体 举 例
动物性	皮革、毛类、羽绒制品、动物的毒素、昆虫毒毛与分泌物等
植物性	生漆、芒果、荨麻、补骨脂、无花果、除虫菊酯、橡树、猫眼草等
化学性	甲醛、环树脂、重铬酸盐、硫酸镍、染发剂、橡胶与塑料制品等

【临床表现】

1. 急性接触性皮炎　起病较急,在接触部位发生与接触物形态和大小基本一致的、境界清楚的水肿性红斑、丘疹、丘疱疹,皮疹形态单一(图4-1(a));严重的在水肿性红斑的基础上出现水疱和大疱,疱壁紧张、内容物清亮,破后形成糜烂面(图4-2(b)),偶可发生组织坏死、溃疡。当皮炎发生于眼睑、口唇、包皮与阴囊等组织疏松部位,则水肿明显,表面光亮,皮纹消失,边界不清。但如接触物为气体或粉尘,皮炎则发生于暴露部位,呈弥漫性而无明确的边界。有时因搔抓可将接触物带到身体其他部位,亦出现相似皮疹。自觉症状有瘙痒、灼热或胀痛感。

2. 亚急性和慢性接触性皮炎　长期反复接触刺激性较弱、浓度较低的接触物,或急性期处理不当,皮疹可呈亚急性皮炎表现,为轻度红斑、丘疹,边界不清。若继续处理

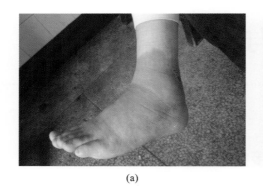
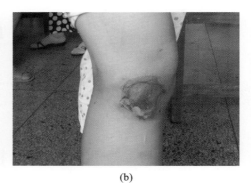

(a)   (b)

图 4-1   接触性皮炎

不当则发展为慢性皮炎,即皮肤轻度增生及苔藓样变。可伴有自觉程度不等的痛痒。

3. 特殊类型接触性皮炎

(1)化妆品皮炎:因接触化妆品(图 4-2(a))或染发剂(图 4-2(b))后,在接触部位出现红斑、丘疹或丘疱疹,严重的可出现水疱或因搔抓扩展到身体其他部位。伴有自觉程度不等的瘙痒。

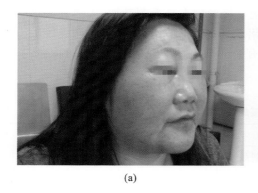
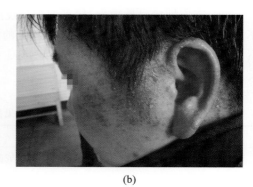

(a)   (b)

图 4-2   化妆品皮炎

(2)尿布皮炎:由于尿布更换不及时,产氨细菌分解尿液中的尿素产生氨刺激皮肤,在尿布包扎部位皮肤发生大片潮红或丘疹和斑丘疹,多数边界清楚(图 4-3)。

(3)漆性皮炎:多发生于暴露部位。皮疹为水肿性红斑、丘疹、水疱(图 4-4),严重者可融合成大疱。伴有自觉程度不等的痛痒与灼热。

【诊断】   ①有明确的接触史。②首次接触有一定的潜伏期。③皮疹的大小、形态与接触物基本一致,皮疹单一,境界清楚。④瘙痒、灼热或胀痛。⑤皮肤斑贴试验阳性。

【治疗】   积极寻找过敏原,迅速脱离接触,对症处理。

(1)内用药物治疗:视病情轻重可口服抗组胺药和维生素 C,缓慢静脉注射 10% 葡萄糖酸钙或硫代硫酸钠,皮损较重或广泛时可短期使用糖皮质激素,若有继发性感染者加用抗生素。

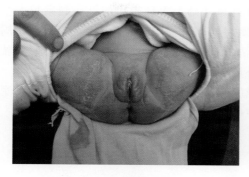
图 4-3 尿布皮炎

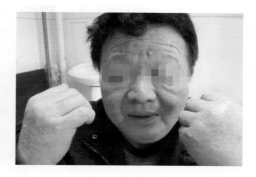
图 4-4 漆性皮炎

（2）外用药物治疗：①急性期：无渗出时，可外用炉甘石洗剂、糖皮质激素霜剂（或软膏）；有渗出，可用生理盐水、3%硼酸溶液、1∶2000 醋酸铅溶液等冷湿敷；若有继发感染时则用 1∶1000 利凡诺溶液、1∶5000～1∶2000 高锰酸钾溶液等冷湿敷，亦可用中草药马齿苋、鱼腥草、艾叶煎水冷湿敷。②亚急性期：有少量渗液时可用氧化锌糊剂或糖皮质激素糊剂，亦可用溶液冷湿敷。③慢性期：可用糖皮质激素软膏或霜剂。有继发感染的可用抗生素类软膏或霜剂，如夫西地酸、红霉素、新霉素等。

【思考题】 患者，男，45 岁，汉族。1 周前因腰痛，贴"风湿止痛膏"，2 天前贴膏处出现红肿、水疱，伴剧烈瘙痒，搔抓后糜烂。皮肤科检查：可见腰部有一与"风湿止痛膏"形态、大小一致的水肿性红斑，境界清楚，其上有黄豆大小的水疱，疱壁紧张，内容物清亮，部分水疱抓破后呈糜烂面，有渗液。

根据以上病历请回答以下问题：①考虑什么诊断？②诊断依据是什么？③治疗原则是什么？

（邵阳医学高等专科学校 何湘）

第二节 湿 疹

湿疹是由多种内外因素引起的表皮与真皮浅层的炎症，临床上急性皮炎具有多形性皮损，有明显渗出倾向。慢性皮炎以苔藓样变为主。伴有剧烈瘙痒，易复发。

【病因】 病因尚不清楚，可能为内、外多种因素相互作用的结果。

（1）内部因素：患者的过敏体质是本病的主要原因，亦可能与遗传、慢性感染病灶、神经精神因素、血液循环障碍、代谢与内分泌失调等有关。

（2）外部因素：可能与食物、环境、日常生活用品、吸入物等诱发有关。

【临床表现】

1. 急性湿疹 常对称分布于头面部、耳部、前臂、小腿、手、足等暴露部位，外阴与肛门处亦易发。皮疹呈多形性改变,在水肿性红斑基础上出现密集的针头到粟粒大小的丘疹、丘疱疹或小水疱,水疱破后呈现点状糜烂面与渗液,易融合成片,中心较重,周围有散在的丘疹、丘疱疹并逐渐稀疏,境界不清(图4-5)。若有继发感染时则可形成脓疱、脓液或脓痂。自觉剧烈瘙痒,常因搔抓、外用肥皂或热水烫洗而加重。

2. 亚急性湿疹 由急性湿疹发展而来,红肿与渗出减轻,留下少量的丘疱疹及糜烂,皮疹为暗红色,以小丘疹、鳞屑和结痂为主(图4-6)。仍自觉剧烈瘙痒。

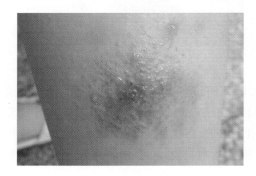

图 4-5 急性湿疹

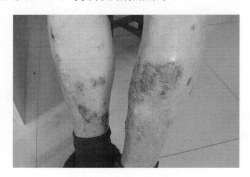

图 4-6 亚急性湿疹

3. 慢性湿疹 可由急性湿疹或亚急性湿疹迁延而来,亦可一开始就表现为慢性湿疹。常对称分布于手、足、小腿、肘窝、腘窝、股部、乳房、外阴或肛门等处。皮疹为暗红色浸润性斑块,表面粗糙,覆有少许鳞屑,常有抓痕与结痂,部分呈苔藓样变,可伴有色素减退或色素沉着(图4-7)。自觉阵发性瘙痒。

4. 几种特殊类型的湿疹

(1)手部湿疹:手部接触外界的刺激因子多,所以发病率高,且顽固难治。主要发生于指背及掌面,皮损为暗红色浸润斑,表面干燥粗糙,边缘较清楚,冬季常形成皲裂(图4-8)。

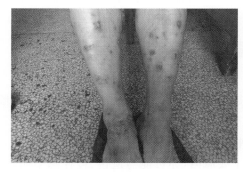

图 4-7 慢性湿疹

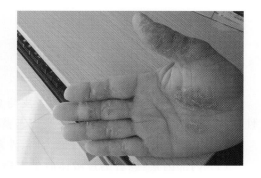

图 4-8 手部湿疹

(2)乳房湿疹:主要发生于哺乳期妇女。好发于乳头、乳晕、乳房,可单侧或双侧发病。皮损为暗红斑,其上有丘疹、丘疱疹、鳞屑,可伴糜烂、渗出、结痂、皲裂(图4-9)。自觉瘙痒,但出现皲裂时则伴有疼痛。

（3）外阴、阴囊和肛门湿疹：多剧痒，常因搔抓、热水烫洗而出现红肿、渗出、糜烂（图4-10、图4-11、图4-12），呈急性发作。长期反复发作可慢性化，皮肤浸润肥厚，呈苔藓样变，伴色素沉着或色素减退。

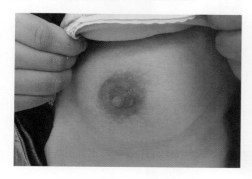

图4-9　乳房湿疹

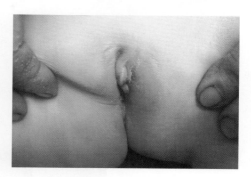

图4-10　外阴湿疹

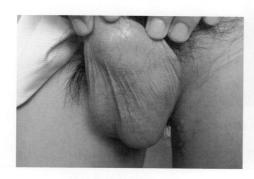

图4-11　阴囊湿疹

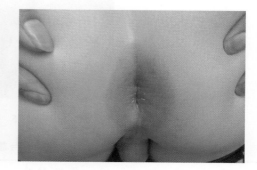

图4-12　肛门湿疹

（4）钱币状湿疹：皮损为直径1～3 cm大小的圆形或类圆形红色斑片，其上有密集的小丘疹和丘疱疹，渗出明显，境界清楚（图4-13）；慢性者皮肤肥厚，表面覆有鳞屑。好发于四肢，自觉剧痒。

（5）干燥型湿疹：又称皮脂缺乏性湿疹或裂纹性湿疹。好发于四肢，皮损表现为红斑、干燥、鳞屑和细小皲裂（图4-14），伴有程度不等的瘙痒，多见于冬季。

（6）小腿湿疹：又称郁积性皮炎或静脉曲张性湿疹。因小腿静脉曲张后静脉压增高，静脉淤血致组织缺氧水肿。皮疹常从小腿下1/3开始，为局限性暗红色斑片，其上有密集小丘疹、丘疱疹或糜烂面，反复发作后皮肤增厚无弹性，伴色素沉着（图4-15）。自觉瘙痒。发生于内踝部的损害易并发营养障碍性溃疡。

【诊断】　皮疹多形性，边界不清，呈对称性，伴瘙痒，慢性湿疹的皮疹则为苔藓样变。

【鉴别诊断】　急性湿疹需与急性接触性皮炎相鉴别（表4-2），慢性湿疹需与神经性皮炎相鉴别（表4-3），手足湿疹需与手足癣相鉴别（表4-4）。

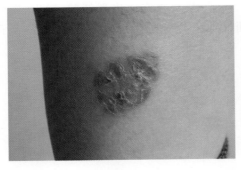

图 4-13　钱币状湿疹

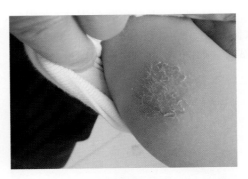

图 4-14　干燥型湿疹

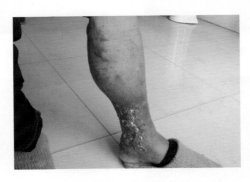

图 4-15　小腿湿疹

表 4-2　急性湿疹与急性接触性皮炎相鉴别

区　别　点	急性湿疹	急性接触性皮炎
病因	复杂	有明确的接触史
好发部位	任何部位	主要在接触部位
皮疹特点	多形性、对称性	多为单一形态
皮疹边界	不清楚	清楚
自觉症状	瘙痒	瘙痒、灼痛
病程	较长,易复发	较短,去除致敏物后迅速自愈
皮肤斑贴试验	阴性	阳性

表 4-3　慢性湿疹与神经性皮炎相鉴别

区别点	慢性湿疹	神经性皮炎
病因	复杂	大脑皮质层兴奋与抑制功能失调
病史	由急性、亚急性湿疹发展而来	先有瘙痒,因搔抓或摩擦后出现皮疹
好发部位	任何部位	颈部、腰骶部、肘膝关节伸侧

续表

区别点	慢性湿疹	神经性皮炎
皮疹特点	圆锥状、米粒大、灰褐色丘疹融合成片,浸润肥厚,伴色素沉着	淡红色或正常肤色的多角形扁平丘疹,密集成片,呈苔藓样变,边缘可见扁平发亮的丘疹
演变	可急性发作	慢性,干燥
血管反应	红色划痕反应,为交感神经兴奋	白色划痕反应,为副交感神经兴奋

表4-4 手足湿疹与手足癣相鉴别

区别点	手足湿疹	手足癣
好发部位	手足背	掌跖、指(趾)缝
皮疹性质	多形性、对称性、边界不清楚,易渗出	深在性水疱,无红晕,领圈状脱屑,边界清楚,常单发
甲损害	少见	常伴甲真菌病
真菌检查	阴性	阳性

【治疗】 应尽可能找出可疑病因并加以避免,发病期间应避免食用辛辣食物、鱼虾、浓茶、咖啡及饮酒等,避免过度烫洗、使用肥皂及搔抓等。

(1)内用药物治疗:可用抗组胺类药物、镇静类药物。急性或亚急性期可用钙剂、维生素C、硫代硫酸钠等静脉注射。糖皮质激素一般不宜使用,但在病情严重时可考虑短期使用。有继发感染者应及时加用抗生素。

(2)外用药物治疗:急性期有渗出的可用3%硼酸溶液、0.1%利凡诺溶液、1:8000~1:5000高锰酸钾溶液、0.9%氯化钠溶液等冷湿敷;无渗出的可外用炉甘石洗剂、糖皮质激素霜剂等。亚急性期可用糖皮质激素糊剂或乳剂等。慢性期可用糖皮质激素软膏或硬膏等。对顽固的局限性病灶可用局部封闭疗法,但易复发,不宜轻易使用。如继发感染的可选用含抗生素、抗真菌和糖皮质激素的复合乳剂(如曲咪新乳膏、复方克霉唑乳膏等)外用。

【思考题】 患者,男,4岁,汉族。因"双小腿外侧起红疹,伴瘙痒10天"为主诉到医院门诊就诊。患者10天前双小腿外侧起密集的红色丘疹,伴剧烈瘙痒,搔抓后糜烂渗液。皮肤科检查:患者双小腿外侧可见水肿性红斑,其上有密集的粟粒大小的红色丘疹、丘疱疹、小水疱,并可见糜烂面与清亮渗液,边界不清楚。

根据以上病历请回答以下问题:①考虑什么诊断? ②诊断依据是什么? ③治疗原则是什么?

(邵阳医学高等专科学校 何湘)

第三节　特应性皮炎

特应性皮炎即遗传过敏性皮炎或异位性皮炎,是一种与遗传、过敏体质有关的慢性复发性、瘙痒性、炎症性皮肤病,除具有特定的湿疹或皮炎的临床表现外,还有以下几个特点:①有易患哮喘、过敏性鼻炎、湿疹的家族倾向;②对异种蛋白过敏;③血清中 IgE 值高;④外周血嗜酸性粒细胞增多。

【病因病机】　特应性皮炎的病因与发病机制目前尚不完全清楚,可能为遗传因素与环境因素相互作用并通过免疫途径介导产生的结果。

【临床表现】　临床上通常分为三期,即婴儿期、儿童期、青年成人期。

(1)婴儿期:亦称婴儿湿疹,约 60% 患者在 1 岁以内患病,其中出生 2 个月后发病者为多。好发于面颊部、前额和头皮。临床上分为两型:①渗出型:多见于肥胖有渗出体质的婴儿。在瘙痒性、水肿性红斑上出现密集的针头大小的丘疹、丘疱疹,呈多形性皮损,边界不清楚,经搔抓或摩擦后很快形成糜烂面、渗出和结痂(图 4-16)。可出现继发感染。②干燥型:多见于瘦弱婴儿。皮损为干燥的淡红色或暗红色斑片,其上有密集的粟粒大小的丘疹和灰白色鳞屑。病情时轻时重,可因某些食物或环境等因素使病情加重,一般 2 岁以内逐渐好转及痊愈,部分发展成儿童期特应性皮炎。

(2)儿童期:少数可由婴儿期延续而来,多数在婴儿期缓解 1～2 年后发病并逐渐加重。好发于肘窝、腘窝、手腕屈侧、小腿伸侧等。皮损为浸润性暗红色斑、丘疹,表面干燥且有鳞屑,常伴有抓痕与血痂,久之呈苔藓样变(图 4-17)。瘙痒剧烈。

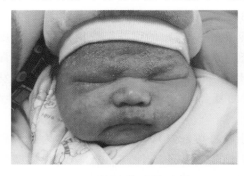
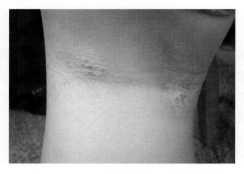

图 4-16　婴儿期特应性皮炎　　　　图 4-17　儿童期特应性皮炎

(3)青年成人期:较少见,是指 12 岁以后的青少年期及成人期的特应性皮炎,可由儿童期演变而来或直接发病。好发于肘窝、腘窝、四肢、躯干,以屈侧为重,某些患者掌跖明显。皮损常为局限性浸润性肥厚斑块,呈苔藓样变(图 4-18),亦可呈急性、亚急性湿疹样改变或痒疹样表现。自觉剧烈瘙痒。

【诊断】　目前国际上通常使用 1994 年 Williams 制订的特应性皮炎诊断标准:持续 12 个月的皮肤瘙痒加上以下标准中的三项或更多。

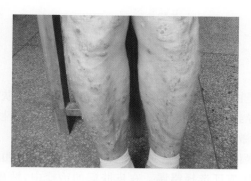

图 4-18　青年成人期特应性皮炎

（1）2 岁以前发病。

（2）身体屈侧皮肤（包括肘窝、腘窝、踝前或颈周,10 岁以下儿童包括颊部）受累。

（3）有全身皮肤干燥史。

（4）个人史中有其他过敏性疾病如哮喘或花粉症,或一级亲属中有过敏性疾病史。

（5）有可见的身体屈侧湿疹样皮损。

【鉴别诊断】　本病需与湿疹、神经性皮炎、婴儿脂溢性皮炎等相鉴别,主要根据个人或一级亲属中是否有过敏性疾病、皮损具有年龄阶段性特征等,应不难诊断。

【治疗】　细心寻找一切可能促发病情加重的因素（如搔抓、摩擦、抗原性强的食物、刺激性食物、毛丝织品内衣等）并尽可能地避免;不要用过热的水烫洗,减少使用肥皂与洗澡的次数,同时可外用保湿护肤品。

（1）内用药物治疗:内用抗组胺类药物可抗过敏与止痒,减少搔抓。如出现继发细菌感染应选用抗生素。

（2）外用药物治疗:治疗原则与湿疹相同。主要外用糖皮质激素,但应注意长期使用可能引起的不良后果。保湿护肤品能缓和干燥的皮肤,对治疗起辅助作用。现有报道外用钙调磷酸抑制剂亦有较好疗效。

【思考题】　患者,男,15 岁,汉族。因"全身反复起红疹,伴剧痒 13 年,加重 1 个月"为主诉在我科就诊。十三年前全身起密集的粟粒大小红色丘疹,伴剧痒,在当地医院诊断为"湿疹",并进行治疗,具体用药不详,症状缓解。此后皮疹长期反复发作。1 个月前无明显诱因患者病情加重。其父亲有过敏性鼻炎史。患者既往有吃虾过敏史,无药物过敏史。体格检查:T36.9 ℃,R24 次/分,P80 次/分,咽部无充血,扁桃体不肿大,浅表淋巴结未触及,心、肺、肝、脾未见异常。皮肤科检查:四肢屈侧可见暗红色浸润性肥厚斑片,呈苔藓样变,其上有少许鳞屑,无渗出。

根据以上病历请回答以下问题:①考虑什么诊断?②诊断依据是什么?③治疗原则是什么?

（邵阳医学高等专科学校　何湘）

第四节　激素依赖性皮炎

激素依赖性皮炎是由于长期外用糖皮质激素制剂，患处皮肤对该药产生依赖性，这种由糖皮质激素外用导致的皮肤非化脓性炎症，称为激素依赖性皮炎，临床以皮肤屏障破坏、皮肤炎症反应和激素依赖性为特点。

【病因病机】　激素依赖性皮炎是一种继发性皮肤损害，可由以下原因引起。

1. 糖皮质激素的适应证选择错误　在皮肤病的治疗中，糖皮质激素具有抑制免疫反应的抗过敏作用，外用后能减轻局部的充血和水肿，使瘙痒的程度减轻和某些皮肤损害的炎性反应得以暂时缓解和消退，因此，往往被无原则地运用于某些常见皮肤病如痤疮、脂溢性皮炎、股癣、脓疱疮等细菌、真菌感染性皮肤病，以及湿疹、皮炎等过敏性皮肤病。患者为控制病情反复、长期用药，用药后原发疾病迅速改善，停药后病情反复，患者不得不继续恢复使用糖皮质激素。

2. 外用糖皮质激素品种选择不当　面部皮肤比较薄嫩、血管丰富，糖皮质激素的穿透力比在其他部位大得多，应选择中效或弱效糖皮质激素治疗，而不应选用强效糖皮质激素。

3. 外用糖皮质激素使用时间过长　短期外用糖皮质激素后即可引起表皮萎缩，并可抑制真皮胶原的合成。同一部位持续外用强效糖皮质激素几周内、非强效糖皮质激素平均2个月就可以引起局部激素依赖性皮炎，出现皮肤萎缩和变薄、毛细血管扩张、色素斑、炎性丘疹及皮肤敏感性增强等症状。

4. 美容市场的混乱与美容化妆品滥用　最近十年来，不法美容业者为了拉住消费者，将糖皮质激素掺进嫩肤、美白的化妆品中，蒙骗消费者，使不少渴求美容护肤的消费者听信虚假宣传，将糖皮质激素长期在面部进行使用，初用时感觉良好，皮肤变得细嫩和白皙，时间一长便会产生激素依赖性皮炎。

糖皮质激素通过干扰表皮的分化，诱导皮肤结构和功能发生变化，导致透明角质层颗粒形成减少，角质形成细胞增殖受抑制，最终使角质层变薄。由于糖蛋白和蛋白聚糖的弹性变化使胶原纤维间黏附力减弱，胶原合成减少，导致真皮变薄。表皮屏障功能受损致经皮水分丢失增加，皮肤对外界刺激的敏感性增加。

现代医学认为，出现激素依赖性皮炎临床症状的主要原因是毛细血管对糖皮质激素的反应很敏感，短期应用可引起血管收缩，长期使用会引起血管内皮细胞、平滑肌细胞和弹力纤维萎缩变薄，失去弹性而变得松弛，使原本看不清楚的毛细血管变得粗大、明显，导致血管扩张，且会出现较严重的瘙痒，这是皮肤神经末梢对糖皮质激素的一种依赖现象。激素依赖性皮炎出现色素减退或沉着，由于角质层的层数减少，迁移到角质形成细胞的黑素减少，引起色素减退。色素沉着可能与糖皮质激素激活黑素细胞再生色素有关。在糖皮质激素诱导的酒渣鼻样皮疹中，毛囊蠕形螨的密度显著增高，毛囊蠕形螨封闭毛囊皮脂腺出口,充当带菌者,引起炎性反应或变态反应,强效糖皮质激素还可使皮脂腺增生,导致特有的酒渣鼻样皮疹。糖皮质激素能使毛囊上皮退化变性,导致出口被堵塞,出现痤疮样皮疹或使原有的痤疮加重。当发生炎性反应时,组织细胞中的花生四烯酸通过环氧化酶合成前列腺素等炎性物质,导致红、肿、热、痛等症状。前列腺素能增强感受器敏感性,前列腺素中的某一成分如前列环素具有使血管扩张、渗出的作用,造成炎症部位肿胀。

上述各种发病机制可以解释激素依赖性皮炎相应的临床表现。

【临床表现】 本病发生于过度使用糖皮质激素的皮肤原发疾病的部位,多数发生在面部,这与面部皮肤薄嫩、血管丰富、吸收效果好有关,且由于效果显著最易诱使患者过度使用糖皮质激素。临床上以皮肤潮红、大小不等的红斑、炎性丘疹、脓疱、皮肤萎缩和变薄、毛细血管扩张、不同程度的色素沉着、酒渣鼻样皮疹等为特征(图 4-19)。同时患者自觉皮肤灼热、瘙痒、干燥、脱屑,有紧张感甚至疼痛,皮肤敏感性增强,具有遇热加重、遇冷减轻的特点。

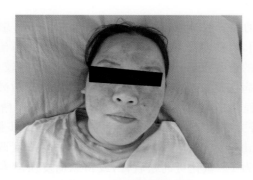

图 4-19 激素依赖性皮炎

【组织病理】 组织病理随疾病的时期和严重程度的不同而变化。表皮萎缩变薄,轻微的棘层肥厚、细胞间水肿;真皮可见血管扩张,血管周围淋巴细胞浸润,毛囊周围水肿伴炎性细胞浸润;有时可见毛囊脓肿溃疡,腔内可见大量多形核白细胞;弹性纤维退化变性,伴结缔组织和皮脂腺的增生。真皮偶可见上皮样细胞肉芽肿和极少的郎格汉斯细胞。

【诊断】 主要从糖皮质激素使用的时间、皮损对糖皮质激素的依赖现象、主观症状和客观症状四个方面确定:①糖皮质激素使用的时间:≥1 个月。②皮损对糖皮质激素的依赖:停用糖皮质激素后 2~10 天原有疾病或皮损复发或加重。③主观症状:灼热、瘙痒、疼痛、干燥、脱屑和紧张感。④客观症状:微血管扩张、红斑或潮红、水肿、丘疹、脓疱或痤疮、色素沉着或皮肤萎缩。

【临床分型】 根据部位把激素依赖性皮炎分为 3 个类型:①口周型:围绕口周的离唇缘 3~5 mm 的一个清楚的区域里有中等分散的红斑、丘疹和脓疱。②面部中央型:双面颊、下眼睑、鼻、前额受累,通常口唇周围部位为正常皮肤。③弥散型:整个面部、前额和颈部都受累。

【鉴别诊断】 主要根据典型临床表现及现病史、用药史进行鉴别。本病应与表4-5中的疾病进行鉴别。

表4-5 接触性皮炎、脂溢性皮炎、玫瑰痤疮、湿疹的特点

区别点	接触性皮炎	脂溢性皮炎	玫瑰痤疮	湿疹
皮损	界限清楚的红斑、丘疹、丘疱疹	黄红色斑片,上覆细小的黄色油腻鳞屑	红斑和毛细血管扩张的基础上,反复出现的痤疮样毛囊性丘疹、脓疱	皮疹呈多形性,对称分布,表面常渗出
好发部位	接触部位	面部	面部	外露部位及屈侧
好发人群	成人	青年人	中年女性	成人

【治疗】 目前对激素依赖性皮炎主要是采取逐渐递减糖皮质激素的强度、用量,再配合抗菌消炎、抗过敏的药物治疗,直到全部撤除糖皮质激素,治疗过程需要1~2年的时间。

1. 心理治疗 帮助患者改掉应用糖皮质激素的心理依赖,患者应充分认识到糖皮质激素的作用及副作用,目前对激素依赖性皮炎尚无理想疗法,治疗原则为局部保护和安抚,更重要的是皮肤的自我更新作用。但由于表皮通过时间较长,加上糖皮质激素可引起表皮营养障碍,本病恢复较慢,不可追求速效而滥用糖皮质激素。

2. 替代疗法 病程长、停药后反应剧烈的患者,通过改用糖皮质激素剂型或减少糖皮质激素使用频率等方法减轻对糖皮质激素的依赖进而逐步撤停糖皮质激素,直至戒断。其方法包括:①由强效制剂改用弱效制剂;②由高浓度改为低浓度制剂,如由2%氢化可的松软膏改为1%氢化可的松软膏,或将原糖皮质激素制剂外用药掺加维生素B$_6$软膏等,使之由高浓度稀释成低浓度;③逐渐减少用药次数,延长使用间隔时间;④在逐步减少及撤换糖皮质激素的过程中,可适当选用其他皮肤外用制剂,如2%~3%硫黄软膏、维生素E霜、2%氧化锌软膏、赛庚啶霜等配合治疗,以促进患处皮肤的角质形成和减轻症状。对病程及用药时间较短,和停药后反跳较轻者,可嘱其停止外用糖皮质激素制剂,并给予维生素B$_6$软膏、炉甘石洗剂、3%硼酸溶液湿敷或不含糖皮质激素的润肤霜。

3. 抗炎治疗 钙调神经磷酸酶抑制剂他克莫司软膏已被证实可以抑制T淋巴细胞活化,阻止活化T淋巴细胞核转录因子的去磷酸化和易位。此外,他克莫司可以抑制皮肤肥大细胞和嗜碱性粒细胞内已合成介质的释放,下调朗格汉斯细胞表面受体的表达,可以代替糖皮质激素起到抗炎作用,有助于逆转外用糖皮质激素引起的副作用,如皮肤萎缩,同时帮助恢复皮肤的屏障功能,治疗激素依赖性皮炎效果确切。最常见的副反应是局部用药的皮肤有灼烧感,主要出现在开始治疗的早期。故目前认为,在撤停糖皮质激素的初期,可采用弱效糖皮质激素与他克莫司软膏联合使用,他克莫司可改善糖皮质激素引起的皮肤萎缩,糖皮质激素可减少他克莫司的刺激反应,两药联合可提高疗效。

低分子肝素钠海普林软膏具有抗凝、抗血栓、抗炎、中和氧自由基、改善微循环等作用。用于面部激素依赖性皮炎可增加毛细血管的通透性,改善局部血液循环,灭活炎性介质,促进皮肤营养供给及新陈代谢,并有效改善皮肤瘙痒等症状。此外,低分子肝素钠海普林软膏中还含有角质软化和保湿成分,有利于抑制过度角化和保存表皮内水分。

5%氟芬那酸丁酯软膏为非甾体类外用药,有较强的抗炎活性,无糖皮质激素的副作用,尤其适用于身体暴露部位的皮肤炎症,其抗炎机制主要是在机体细胞内阻断花生四烯酸生成前列腺素及白三烯等炎性介质,从而达到抗炎、止痒、镇痛的作用。

4. 改善皮肤屏障功能 皮脂膜是由皮脂和汗液乳化形成的一层透明乳状薄膜覆盖于皮肤表面,对皮肤具有滋润和保护作用。激素依赖性皮炎时皮脂膜遭受破坏,外用棕榈酸、胆固醇、神经酰胺的混合物明显改善由糖皮质激素引起的渗透屏障功能损害,恢复角质层的完整性。尿囊素及天然保湿剂玻璃酸钠,可抑制皮肤过度角化,保持皮肤弹性及柔韧性,从而软化、滋润皮肤。维生素C可影响角质形成细胞分化,以上均能促进正常皮肤屏障功能的恢复。

5. 细菌感染合并使用抗生素 因糖皮质激素的免疫抑制作用,可使局部毛囊发生感染和原发毛囊炎加重,可使用莫匹罗星等外用抗生素软膏。

6. 冷湿敷 冷湿敷具有消炎、消肿、收敛作用,可直接或间接提高面部水分含量,滋润皮肤,消除干燥,祛皱,减轻患者局部灼热不适等症状,同时通过收缩血管,减轻炎性反应,改善面部红斑状况使皮疹得以消退或改善。

7. 其他 由于激素依赖性皮炎皮肤敏感性增高,很容易引起皮肤过敏,瘙痒严重,并且激素依赖性皮炎的原发病往往是过敏性皮肤病,所以可口服抗组胺药物治疗皮肤的变态反应,同时有一定的止痒作用。羟氯喹可减低皮肤对紫外线的敏感性,抑制补体的活性,从而降低补体依赖的抗原抗体反应,具有一定的抗炎作用。另外,雷公藤多苷、复方甘草酸苷等也可酌情使用。

【思考题】 激素依赖性皮炎的临床表现是什么?

(重庆三峡医药高等专科学校 祝守敏)

第五章

药物性皮炎与荨麻疹

第一节　药物性皮炎

药物性皮炎亦称药疹,是药物通过各种途径进入人体后引起的皮肤、黏膜的炎性反应,严重者尚可累及机体其他系统。药物进入人体最常见的途径为口服,其次为注射,此外还有灌注、外用等。由药物引起的非治疗性反应,统称为药物反应或不良反应,药疹仅是其中的一种表现形式。

【病因病机】

1. 个体因素　不同个体对药物反应的敏感性差异较大,其原因包括遗传因素(过敏体质)、某些酶的缺陷、机体病理或生理状态的影响等。同一个体在不同时期对药物的敏感性也可不相同。

2. 药物因素　绝大部分药物在一定条件下都有引起药疹的可能,但不同种类药物致病的危险性不同。临床上易引起药疹的药物如下:①抗生素:包括半合成青霉素、磺胺类、四环素类、酰胺醇类。②解热镇痛药:如阿司匹林、氨基比林。③镇静催眠药及抗癫痫药:如苯巴比妥、苯妥英钠,其中以苯巴比妥引起者较多。④抗痛风药物:如别嘌呤醇。⑤异种血清制剂及疫苗(如破伤风抗毒素等)。⑥中药:某些中药及制剂也有引起药疹的报道。

药物性皮炎可分为变态反应和非变态反应两大类。

1. 变态反应　多数药疹属于此类反应。与药疹发生有关的变态反应包括Ⅰ型变态反应、Ⅱ型变态反应、Ⅲ型变态反应及Ⅳ型变态反应(如湿疹样及麻疹样药疹、剥脱性皮炎等)。药疹的免疫性反应相当复杂,某些药物(如青霉素等)所致药疹既可以Ⅰ型变态反应为主,又可以Ⅱ型或Ⅲ型变态反应为主,也可能为两种或两种以上的变态反应同时参与,其具体机制尚未完全阐明。

变态反应性药疹的特点:①只发生于少数具有过敏体质者,多数人不发生反应。②病情轻重与药物的药理及毒理作用、剂量无相关性;高敏状态下,甚至极小剂量的药物亦可导致极严重的药疹。③发病有一定的潜伏期,初次用药一般需 4~20 天后才出现临床表现,已致敏者如再次用药,则数分钟至 24 h 之内即可发生。④临床表现复杂,皮损可呈多种类型,但对于某一患者而言常以一种为主。⑤存在交叉过敏及多价过敏现象,前者指机体被某种药物致敏后,可能同时对与该种药物化学结构相似或存在共同化学基团的药物产生过敏;后者指个体处于高敏状态时,可能对某些平常不过敏、与致敏药物化学结构不同的药物也产生过敏。⑥停止使用致敏药物后病情常好转,糖皮质激素治疗常有效。

2. 非变态反应 能引起非变态反应性药疹的药物相对较少。其可能的发病机制有药理作用、过量反应、蓄积作用、个体某些代谢酶缺陷或抑制、光毒性反应等。

【临床表现】 药疹的临床表现复杂,不同药物可引起同种类型药疹,而同一种药物对不同患者或同一患者在不同时期也可出现不同的临床类型。常见以下类型。

1. 固定型药疹 常由解热镇痛类、磺胺类或巴比妥类等引起,表现为局限性圆形或椭圆形水肿性红斑,鲜红色或紫红色,皮损中间为紫红色甚或为水疱,黏膜皱褶处易糜烂渗出,自觉轻度瘙痒,如继发感染可自觉疼痛,皮疹消退后留有色素沉着,每次用同样药物后可在同一部位发生,皮疹可发生在身体的任何部位,但多发生于口唇、口周、龟头、肛门等皮肤黏膜交界处,手足背及躯干亦可发生(图5-1)。如再次用药,常于数分钟或数小时后在原处出现类似皮疹,并向周围扩大,随着复发次数增加,皮损数目亦可增多。

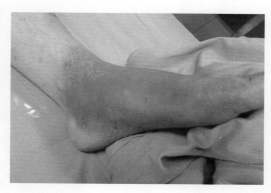

图 5-1 固定型药疹

2. 荨麻疹型及血管性水肿型药疹 最常引起该型药疹的药物有抗生素、非甾体消炎镇痛药、巴比妥类及磺胺类药物。表现为全身大小不等的风团,与急性荨麻疹相似,但持续时间较长,剧痒,还可伴有刺痛或触痛,易在头面部及手足出现皮疹,同时可伴有血清病样症状(如发热、关节疼痛、淋巴结肿大甚至蛋白尿等)。若致敏药物排泄缓慢或因不断接触微量致敏原,则可表现为慢性荨麻疹。

3. 麻疹型或猩红热型药疹 引起此型药疹的主要药物为抗生素,尤其是青霉素,还有磺胺类、别嘌呤醇、卡马西平等。表现为弥漫性鲜红色斑疹或斑丘疹,密集而对称分布,是药疹中较常见的一种类型。发病多突然,可伴发热等全身症状,但较麻疹及猩红热轻微。本型病程为1～2周,皮疹消退后可伴糠状脱屑;若不及时治疗,则可向重型药疹发展。

4. 多形红斑型药疹 多由磺胺类、解热镇痛类及巴比妥类等引起。多表现为豌豆至蚕豆大小、圆形或椭圆形水肿样红斑或丘疹,中央为紫红斑或水疱,多对称分布于四肢的远端或手足,可伴有发热、关节痛、腹痛等症状,常伴有口腔、眼部黏膜的糜烂及表皮剥脱,自觉瘙痒。如皮损泛发全身并在原有皮损基础上出现大疱、糜烂及渗出,出现剧烈疼痛、高热、外周血白细胞升高、肾功能损害及继发感染等,称为重症多形红斑型药疹,属于重型药疹之一,病情凶险,可导致患者死亡。

5. 大疱性表皮松解型药疹 这是药疹中最严重的一型(图 5-2),常由磺胺类、解热镇痛类、抗生素、巴比妥类等引起。起病急骤,初起为红色、暗红色或灰红色的斑,融合成片,斑上发生大小不等的松弛性水疱及表皮松解,尼氏征阳性,稍受外力即形成糜烂面,出现大量渗出,可形成大面积表皮坏死松解,表现类似浅表二度烫伤。触痛明显。口腔、眼、呼吸道、胃肠道黏膜也可累及,全身中毒症状较重,伴高热、乏力、恶心、呕吐、腹泻等全身症状;严重者常因继发感染、肝肾功能衰竭、电解质紊乱、内脏出血等而死亡。

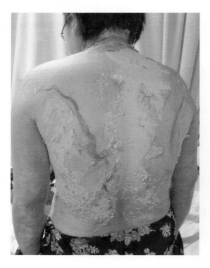

图 5-2 大疱性表皮松解型药疹

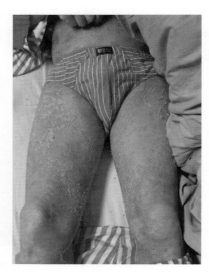

图 5-3 剥脱性皮炎

6. 剥脱性皮炎(图 5-3)或红皮病型药疹 常由磺胺类、巴比妥类、抗癫痫药、解热镇痛类、抗生素等引起。全身皮肤鲜红肿胀,尤以面部及手足为重,可有渗液、结痂,大片鳞屑剥脱,手足部则呈手套或袜套状剥脱,头发、指(趾)甲可脱落(病愈后可再生)。可累及口腔黏膜和眼结膜。此型药疹可在麻疹样或猩红热样皮疹的基础上发展而来,多为长期用药后发生,首次发病者潜伏期约为 20 天,可伴有发热、呕吐、淋巴结肿大、蛋白尿、转氨酶升高等症状。本型药疹病程较长,如不及时治疗,严重者常因全身衰竭或继发感染而死亡。

除以上较常见的几种类型的药疹外,还有湿疹样型、光敏型、扁平苔藓样型、痤疮样型、血管炎型、天疱疮样型等类型的药疹。临床上将病情严重、死亡率较高的重症多形红斑型药疹、大疱性表皮松解型药疹及剥脱性皮炎型药疹称为重型药疹。

【诊断】 本病根据明确的服药史、潜伏期及各型药疹的典型临床皮损进行诊断,同时需排除具有类似皮损的其他皮肤病及发疹性传染病。如患者服用两种以上的药物，准确判断致敏药物将更为困难，应根据患者过去的服药史、药疹史及此次用药与发病的关系等信息加以综合分析。

【鉴别诊断】 本病由于表现复杂，因此鉴别诊断也比较复杂。麻疹型或猩红热型药疹应与麻疹或猩红热进行鉴别，大疱性表皮松解型药疹应与葡萄球菌性烫伤样皮肤综合征进行鉴别（表5-1）。

表 5-1 麻疹、猩红热、葡萄球菌性烫伤样皮肤综合征特点

区别点	麻 疹	猩 红 热	葡萄球菌性烫伤样皮肤综合征
皮损	淡红色斑丘疹，疹间皮肤正常，全身中毒症状重，口腔黏膜出现 Koplik 斑	充血性针尖大小的丘疹，压之褪色，疹退后出现脱屑。可见"口周苍白圈""草莓舌"与"杨梅舌"	表皮浅层出现松弛的大疱，皮肤呈现皱纹纸外观。患者尼氏征阳性，口周结痂，伴放射状裂纹
好发部位	躯干、四肢	躯干、四肢	躯干、四肢
好发人群	儿童	儿童	新生儿及儿童

【治疗】 药疹确诊后首先应立即停用一切可疑药物，再根据不同类型进行处理。对于各种系统疾病要严格选择用药，根据适应证来选药，尽可能减少药物品种，以减少药物过敏反应发生的机会；用药前详细询问既往的药物过敏史，既往已证明的过敏药物应避免再次使用；有些常见的易引起药疹的药物，如青霉素、抗毒素制品等，在使用前应进行皮内试验。局部若以红斑、丘疹为主，可外用炉甘石洗剂以保持皮损的干燥、散热、促进炎症的消退；如肿胀或渗出明显时，可先用 3% 的硼酸湿敷，然后外用保护性的油膏或糊剂；对于表皮剥脱严重，皮损面积大且暴露的部位，早期要以干燥保护为主，必要时应用烤灯等使皮损面尽快干燥。

1. 轻型药疹 停用致敏药物后，皮损多迅速消退。可给予抗组胺药、维生素 C 等，必要时给予中等剂量泼尼松（30～60 mg/d），皮损消退后可逐渐减量直至停药。

2. 重型药疹 原则为及时抢救、降低死亡率、减少并发症、缩短病程。

（1）及早足量使用糖皮质激素：降低死亡率的前提。停用或换用可疑的致敏药物时应多饮水或静脉输液以加快药物的排泄；皮疹轻者可给予口服抗组胺药物治疗，重者则需要口服或静脉用糖皮质激素治疗。对于重型药疹，如重症多形红斑型及大疱性表皮松解型药疹，可静脉给予氢化可的松，或甲基泼尼松龙，一般可给氢化可的松 300～400 mg/d 静脉滴注，或用地塞米松 10～20 mg/d，分 2 次静脉滴注，尽量在 24 h 内均衡给药；糖皮质激素如足量，病情应在 3～5 天内控制，如未满意控制应加大剂量（增加原剂量的 1/3～1/2），至病情稳定后逐渐减量并维持治疗；同时要注意大剂量糖皮质激素应用可能产生的不良反应，适当给予静脉补钾及口服钙剂，及时监测血液中的电解质情况，给予相应的对症治疗。

（2）防治继发感染：降低死亡率的关键。抗生素的选择，原则上有感染指征时再用，不可在应用糖皮质激素时作为"保驾"药物应用，因抗生素滥用可引起耐药菌群的增

加,另在过敏高峰期容易引起交叉过敏和多价过敏。应强调消毒隔离,因表皮的大片剥脱及糖皮质激素的大量应用,易引起全身感染,故应对重症患者进行隔离治疗,加强无菌操作,尽可能减少继发感染的机会;如抗生素治疗效果不佳应注意有无真菌感染的可能,如确诊应尽快加用抗真菌药物。

（3）加强支持疗法:可创造稳定的个体环境,同时改善患者的生存质量。高热、不能进食者给予足够热量、能量,保持水、电解质平衡,记录 24 h 出入量,每天或隔日给予白蛋白、新鲜同型血浆静脉滴注,若伴有肝脏损害,应加强保肝治疗。

（4）加强护理及外用药物治疗:缩短病程、治疗成功的重要保障。对于重症多形红斑型及大疱性表皮松解症型药疹,眼部、口腔及外阴的护理尤为重要,以防后遗症的发生。要用棉签等每日轻轻剥开眼裂,并用无菌的氯化钠溶液每日冲洗外眼后滴注抗生素或合并糖皮质激素的眼药水或眼药膏以保护外眼、预防感染,闭眼困难者可用油纱布覆盖以防角膜长久暴露而损伤。保持口腔清洁,勤漱口。对皮损面积广、糜烂渗出重者应注意保暖,可每天更换无菌被单,同时注意防止压疮的发生。

（重庆三峡医药高等专科学校　　祝守敏）

第二节　荨　麻　疹

荨麻疹俗称"风疹块",是由于皮肤、黏膜小血管反应性扩张及渗透性增加而产生的一种局限性水肿反应,亦可伴发腹痛、腹泻,严重者可出现喉头水肿甚至休克。本病较常见,15%～25%的人一生中至少发生过一次,荨麻疹每天或几乎每天发作,持续 6 周或 6 周以上者,可诊断为慢性荨麻疹。

【病因病机】　多数患者不能找到确切原因,尤其是慢性荨麻疹。常见病因如下。

1. 食物　鱼、虾、蟹、贝壳类、蛋类、部分动物肉（牛羊肉等）、部分水果（柠檬、芒果、李子、草莓、胡桃、大蒜、西红柿等）、奶制品、腐败食物（不新鲜的食物产生碱性多肽可促进组胺的释放）。

2. 药物　许多药物通过引起机体变态反应而导致本病（常见的如青霉素、血清制剂、呋喃唑酮、各种疫苗和磺胺类等）,有些药物（如阿司匹林、吗啡、奎宁、可待因等）直接促进组胺释放。

3. 感染　各种病毒（如呼吸道病毒、肝炎病毒）感染、细菌（金黄色葡萄球菌最多见）感染、真菌（包括浅部和深部真菌）感染和寄生虫（如蛔虫、钩虫等）感染均可能引起荨麻疹。

4. 吸入物　如动物皮毛、粉尘、烟、挥发性化学物品及花粉等。

5. 物理因素　各种物理性因素（如摩擦、压力、冷、热、日光照射、运动等）均可引起某些患者发病。

6. 精神因素 精神紧张可通过引起乙酰胆碱释放而致病。

7. 内脏和全身性疾病 风湿热、类风湿性关节炎、系统性红斑狼疮、淋巴瘤、代谢障碍、甲状腺疾病、传染性单核细胞增多症等均可成为荨麻疹尤其是慢性荨麻疹的病因。

荨麻疹一般可分为变态反应与非变态反应两类。

1. 变态反应 多数为Ⅰ型变态反应，少数为Ⅱ型或Ⅲ型变态反应。Ⅰ型变态反应引起的荨麻疹机制为变应原诱导机体产生 IgE，该抗体以 Fc 段与肥大细胞和嗜碱性粒细胞表面相应的受体结合，使机体处于对该变应原的致敏状态。当相同变应原再次进入体内，通过与致敏肥大细胞或嗜碱性粒细胞表面的 IgE 抗体特异性结合，促使其脱颗粒，释放一系列生物活性介质（组胺、缓激肽、花生四烯酸代谢产物），引起小血管扩张、通透性增加、平滑肌收缩和腺体分泌增加等，从而产生皮肤、黏膜、呼吸道和消化道等一系列局部或全身性过敏反应症状。

2. 非变态反应 某些食物、药物、动物毒素以及物理、机械性刺激可直接刺激肥大细胞释放组胺，导致荨麻疹。

【临床表现】 根据病程分为急性荨麻疹和慢性荨麻疹，前者在短时期内能痊愈。

（一）急性荨麻疹

起病常较急。患者常突然自觉皮肤瘙痒，很快于瘙痒部位出现大小不等的红色风团，呈圆形、椭圆形或不规则形，开始孤立或散在，逐渐扩大并融合成片；微血管内血清渗出急剧时，压迫管壁，风团可呈苍白色，皮肤凹凸不平，呈橘皮样（图5-4）。数小时内水肿减轻，风团变为红斑并逐渐消失，持续时间一般不超过24 h，但新风团可此起彼伏，不断发生。病情严重者可伴有心慌、烦躁、恶心、呕吐甚至血压降低等过敏性休克样症状，胃肠道黏膜受累时可出现恶心、呕吐、腹痛和腹泻等症状，累及喉头、支气管时，出现呼吸困难甚至窒息。感染引起者可出现寒战、高热、脉速等全身中毒症状。

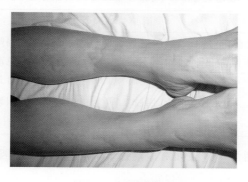

图 5-4 急性荨麻疹

（二）慢性荨麻疹

皮损反复发作超过6周以上者称为慢性荨麻疹。全身症状一般较急性者轻，风团时多时少，反复发生，常达数月或数年之久，偶可急性发作，表现类似急性荨麻疹；部分患者皮损发作时间有一定规律性。

（三）特殊类型荨麻疹

1. 皮肤划痕症 亦称人工荨麻疹。表现为用手搔抓或用钝器划过皮肤后，沿划痕出现条状隆起，伴瘙痒，不久后可自行消退。本型可单独发生或与荨麻疹伴发。

2. 寒冷性荨麻疹 可分为两种类型：一种为家族性，为常染色体显性遗传，较罕见，出生后不久或早年发病，皮损终身反复出现；另一种为获得性，较常见，表现为接触冷风、冷水或冷物后，暴露或接触部位产生风团或斑块状水肿，病情严重者可出现手麻、唇麻、胸闷、心悸、腹痛、腹泻、晕厥甚至休克等，有时进食冷饮可引起口腔和喉头水肿。寒冷性荨麻疹患者被动转移试验可呈阳性，冰块可在局部诱发风团。本病可为某些疾病的临床表现之一，如冷球蛋白血症、阵发性冷性血红蛋白尿症等。

3. 胆碱能性荨麻疹 多见于青年。主要由于运动、受热、情绪紧张、进食热饮或酒精饮料后，躯体深部温度上升，促使乙酰胆碱作用于肥大细胞而发病。表现为受刺激后数分钟出现风团，直径为 2～3 mm，周围有 1～2 cm 的红晕，常散发于躯干上部和上肢，互不融合，自觉剧痒，有时仅有剧痒而无皮损，可于 0.5～1 h 内消退。

4. 日光性荨麻疹 较少见，常由中波、长波紫外线或可见光引起，以波长 300 nm 左右的紫外线最敏感。风团发生于暴露部位的皮肤，自觉瘙痒和刺痛。

此外，还有迟发性压力性荨麻疹、热性荨麻疹、振动性荨麻疹、运动诱发的荨麻疹、自身免疫性荨麻疹、感染性荨麻疹、水源性荨麻疹、接触性荨麻疹等特殊类型荨麻疹。

【诊断】 根据发生及消退迅速的风团，消退后不留痕迹等临床特点，本病不难诊断。但多数患者的病因诊断较为困难，应详细询问病史、生活史及生活环境的变化等。

【鉴别诊断】 本病应与丘疹性荨麻疹、荨麻疹性血管炎及血管性水肿等进行鉴别（表 5-2）。

表 5-2　丘疹性荨麻疹、荨麻疹性血管炎及血管性水肿的特点

区别点	丘疹性荨麻疹	荨麻疹性血管炎	血管性水肿
皮损	红色风团样丘疹，呈纺锤形，多群集但较少融合	持续时间较长的风团，可伴有不规则发热，消退后遗留色素沉着或脱屑	局限性肿胀，边界不清，呈肤色或淡红色，表面光亮，触之有弹性感
好发部位	腰背、小腿	躯干、四肢	眼睑、口唇、外生殖器
好发人群	儿童及青少年	中年女性	儿童及青少年

【治疗】 治疗原则为抗过敏和对症治疗，但应争取做到对因治疗。

1. 内用药物治疗

（1）急性荨麻疹：可选用第一代或第二代抗组胺药；维生素 C 及钙剂可降低血管通透性，与抗组胺药有协同作用；伴腹痛可给予解痉药物（如普鲁本辛、654-2、阿托品等）；脓毒血症或败血症引起者应立即使用抗生素控制感染，并处理感染病灶。

过敏性休克的治疗：对于荨麻疹及血管性水肿，在皮疹出现的同时或前后，如出现

憋气及血压下降等症状时要及时抢救。具体措施如下：立即皮下或皮内注射 0.1% 的肾上腺素，病情严重者要静脉给药，待症状有所缓解后给予静脉滴注糖皮质激素；呼吸困难者要及时给氧，静脉注射氨茶碱，呼吸道梗阻者考虑行气管插管或气管切开。病情严重伴有休克、喉头水肿及呼吸困难者，应立即抢救。心跳、呼吸骤停时，应进行心肺复苏术。

（2）慢性荨麻疹：以抗组胺药为主，给药时间应根据风团发生的时间进行调整，如晨起较多则应临睡前给予稍大剂量药物，如临睡时多则晚饭后给予稍大剂量；风团控制后宜继续用药并逐渐减量；一种抗组胺药无效时，可 2～3 种联用或交替使用；顽固性荨麻疹单用 H_1 受体拮抗剂疗效不佳者，可联用 H_2 受体拮抗剂，还可酌情选用利血平、氨茶碱、氯喹、雷公藤等口服。

（3）特殊类型荨麻疹：在抗组胺药基础上，根据不同类型荨麻疹可联合使用不同药物。如：皮肤划痕症可用酮替芬；寒冷性荨麻疹可用酮替芬、赛庚啶、安替根、多虑平等；胆碱能性荨麻疹可用酮替芬、阿托品、普鲁本辛；日光性荨麻疹可用氯喹；迟发性压力性荨麻疹可用羟嗪。血管性水肿对抗组胺药和糖皮质激素治疗无效，可应用抗纤溶药物、雄激素类药物治疗。

2. 外用药物治疗　夏季可选止痒液、炉甘石洗剂、锌氧洗剂等，冬季则选有止痒作用的乳剂（如苯海拉明霜）。

【思考题】

1. 重型药疹应如何抢救？

2. 过敏性休克如何抢救？

（重庆三峡医药高等专科学校　祝守敏）

第六章

病毒性皮肤病

病毒性皮肤病是由病毒侵入人体后所致的以皮肤黏膜病变为主的一类疾病。可分为三型：①红斑发疹型：常为 RNA 病毒所引起，如麻疹、风疹等。②疱疹型：常由疱疹病毒所致，如单纯疱疹、水痘、带状疱疹、手足口病等。③新生物型：常由人类乳头瘤病毒引起，如寻常疣、扁平疣、跖疣、尖锐湿疣等。

第一节 疣

疣是人类乳头瘤病毒（HPV）侵入皮肤黏膜后所引起的良性赘生物，常见的有寻常疣、扁平疣、跖疣、尖锐湿疣等。

【病因】 HPV 属 DNA 病毒中乳多空病毒科 A 属，有 100 余种亚型，其中 80 余种亚型与人类疾病有关。人是 HPV 的唯一宿主。传染源是患者与病毒携带者，主要通过直接接触或间接接触传染。HPV 通过细微的皮肤黏膜的破损进入表皮或黏膜上皮细胞内复制、增殖，引起局部上皮良性增生形成赘生物。本病有自限性，一般 2 年左右可自行消退。人群普遍易感。

【临床表现】 通常潜伏期为 6 周～2 年。

1. 寻常疣 俗称"刺瘊""瘊子"或"千日疮"。好发于手指、手背、足背、足缘等处。典型皮损为针头大小的扁平丘疹，逐渐发展成黄豆或更大的丘疹，表面粗糙干燥，角化明显，质地坚硬，边界清楚，呈乳头瘤状或菜花状增生，颜色为灰白色、灰褐色、棕色或正常肤色，可呈单个或多个（图 6-1）。疣体若发生在甲床的称甲下疣，发生在甲周的称甲周疣（图 6-2）；发生于颈、额、眼睑的疣体呈细长突起伴顶端角化的称为丝状疣（图 6-3）；发生于头皮、趾间的疣体表面呈参差不齐的指状突起称为指状疣。

2. 跖疣 其实就是发生于足底的寻常疣。皮损开始为针头大小的发亮的角质性丘疹，逐渐增大到黄豆大小或更大，因受压而形成淡黄色或褐黄色扁平丘疹，表面粗糙不平，皮纹消失，中间微凹，边缘绕以稍高的角质环，境界清楚；若去除角质层后，其下方有灰白色疏松的角质软芯及毛细血管破裂出血而形成的小黑点（图 6-4）。患者可无自觉症状或有挤压痛。

3. 扁平疣 亦称青年扁平疣。好发于青少年面部、颈部、上胸部、手背及前臂。皮损为米粒至黄豆大小扁平光滑的坚实丘疹，呈圆形、椭圆形或不规则形，边界清楚，颜色多为淡褐色或正常肤色（图 6-5）；数目多少不一，搔抓后（自身接种反应或称 Koebner

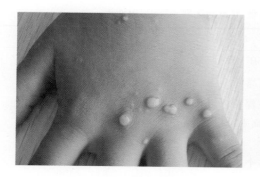

图 6-1　手背部寻常疣

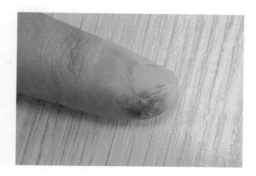

图 6-2　甲周疣

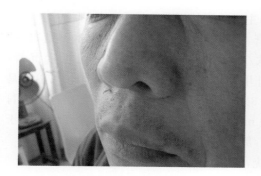

图 6-3　丝状疣

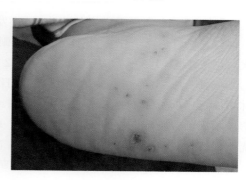

图 6-4　跖疣

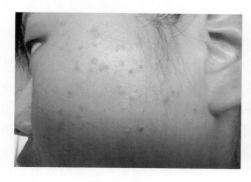

图 6-5　扁平疣

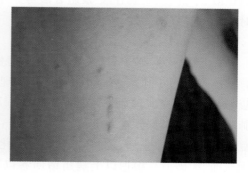

图 6-6　串珠状排列

现象)皮损可呈串珠状排列(图 6-6)。多无自觉症状,少数有轻度瘙痒。病程慢性,多可在 2～3 年自行消失,少数可复发。

【诊断】　根据病史与临床表现大多数可作出诊断,少数需要做组织病理学检查或做组织中 HPV-DNA 检测才可确诊。

【鉴别诊断】　寻常疣需与结节性痒疹相鉴别,后者有剧烈瘙痒,前者一般无自觉症状。跖疣需与鸡眼、胼胝相鉴别(表 6-1)。

表 6-1　跖疣、鸡眼、胼胝的区别

区别点	跖疣	鸡眼	胼胝
病因	HPV	机械性挤压	机械性摩擦、压迫
好发部位	跖部	跖、趾、足缘	跖前部、足根部
皮损特征	淡黄色或褐黄色角质性扁平丘疹，表面粗糙可见黑色出血点，皮纹消失	淡黄色或深黄色圆锥形角质栓，表面平滑，周围有透明黄色环	蜡黄色角质斑块，皮纹清晰，中央略厚，边界不清楚
数目	可较多	单个或多个	1～2 片
自觉症状	可有压痛	挤压痛明显	无或有轻微的压痛

【治疗】　本病尚无满意的疗法，易复发，主要采用外用药物治疗与物理治疗。

（1）外用药物治疗：①鸦胆子仁或鸡眼膏，3 天一次外敷；②30％冰醋酸溶液，1～2 次/日外用；③5％氟尿嘧啶软膏，1～2 次/日外用，面部慎用，易引起色素沉着；④0.05％～0.1％维 A 酸软膏，1～2 次/日外用，慎晒太阳，易引起光敏；⑤10％福尔马林溶液，1～2 次/日外用；⑥3％酞丁胺霜或 3％酞丁胺二甲基亚砜，1～2 次/日外用；⑦较顽固的寻常疣与跖疣，可用平阳霉素 10 mg 于 1％普鲁卡因 20 mL 稀释后注射于疣体根部，每个疣体注射 0.2～0.5 mL，1 次/周。

（2）物理治疗：对于皮损数目较少的跖疣，可用激光、电灼、冷冻、刮除等方法。

（3）内用药物治疗：抗病毒疗效不确切，可试用免疫调节剂，如左旋咪唑、卡介菌多糖核酸、干扰素、聚肌苷酸-聚胞苷酸等。中药以养阴平肝或清肝、活血软坚为原则，有时可取得较好的疗效。

【思考题】

1. 患者，男，22 岁，汉族。因"手背起赘生物 9 个月"就诊。患者 9 个月前发现右手背起一米粒大小丘疹，不痛不痒，未予处理；丘疹逐渐增大、增多，且左手背亦起同样皮疹，于是来我院就诊。体格检查：BP110/70 mmHg，HR76 次/分，T36.3 ℃，患者心、肺、腹部检查未见异常。皮肤科专科检查：右手背可见 4 个、左手背可见 2 个绿豆至豌豆大小的类圆形丘疹，表面粗糙干燥，角化明显，质地硬，呈棕褐色，周围无炎症。丘疹无压痛、无破溃。根据以上病历请回答以下问题：①考虑什么诊断？②诊断依据是什么？③治疗原则是什么？

2. 请简述跖疣的临床表现。

3. 请简述扁平疣的临床表现。

第二节　单纯疱疹

单纯疱疹是由单纯疱疹病毒（HSV）引起的、以成群水疱为特征的皮肤病，有自限性,易复发。

【病因】 病原体是HSV,人是HSV唯一自然宿主,主要通过飞沫、唾液、接吻等直接接触传染,亦可间接接触传染。根据抗原性不同可分为HSV-Ⅰ型和HSV-Ⅱ型。HSV-Ⅰ型主要引起生殖器以外的皮肤黏膜及脑部感染,HSV-Ⅱ型主要引起成人生殖器部位感染。病毒侵入人体后潜伏于神经节内,当机体免疫力下降时,体内潜伏的病毒被激活并经神经索移行到所分布的上皮,产生疱疹。人体对HSV无终生免疫,所以疱疹易复发。

【临床表现】 原发感染潜伏期为2~12天,平均6天。临床上一般分为原发型和复发型。

1. 原发型

(1)疱疹性龈口炎:常见,多发于1~5岁儿童。表现为口腔内或口唇部迅速出现群集性水疱或红斑,很快破溃成浅表溃疡(图6-7),有明显的疼痛。多伴有发热、咽痛、颈部淋巴结肿痛、食欲下降。起病急,病程为1~2周。

(2)新生儿单纯疱疹:少见,约70%为母亲患生殖器疱疹,多经产道感染。患儿出生后5~7天发病,表现为头部皮肤、口腔黏膜、眼结膜出现水疱、糜烂,严重的伴有发热、黄疸、肝脾肿大、呼吸困难、意识障碍等。可分为中枢神经系统型、播散型、皮肤-眼睛-口腔局限型,前两型预后极差,易死亡。幸存者常留下大脑功能障碍等后遗症。

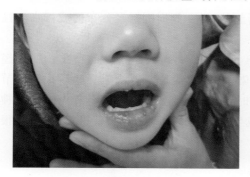
图6-7 疱疹性龈口炎

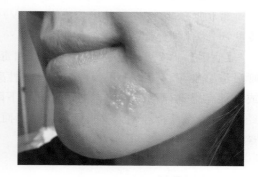
图6-8 口周单纯疱疹

2. 复发型 多见于成人的皮肤黏膜交界部位,如口周、鼻周、眼周等。原发感染消退后,在诱发因素刺激下,发作时开始自觉局部皮肤灼热、瘙痒、刺痛,随后出现红斑、成群的小丘疹和水疱(图6-8),数天后水疱破溃形成糜烂面、结痂,继而脱痂愈合。病程为1~2周,常在同一部位反复发作。

【诊断】 皮肤黏膜交界部位,反复发作的成群小水疱。

【鉴别诊断】 需与脓疱疮、带状疱疹、手足口病相鉴别。

【治疗】 治疗原则为抗病毒,缩短病程,防止继发感染,减少复发。

(1)内用药物治疗:阿昔洛韦0.2 g/次,5次/日,口服;或万乃洛韦0.3 g/次,2次/日,口服;或伐昔洛韦1 g/次,2次/日,口服;或泛昔洛韦0.25 g/次,3次/日,口服。

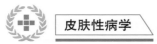

以上均为成人用药量,疗程为7～10天。

（2）外用药物治疗:外用3％阿昔洛韦软膏,或外用1％喷昔洛韦乳膏,或外用0.5％酞丁胺搽剂,或硫黄炉甘石洗剂等;若继发感染可外用0.1％依沙吖啶液或夫西地酸乳膏等;口腔出现疱疹用1:1000苯扎溴铵(新洁尔灭)或生理盐水含漱。

【思考题】 患者,女,20岁,汉族。因"反复左鼻翼起成群小水疱4年,复发1天"来我科就诊。患者4年来一紧张或劳累,左鼻翼就起成群的小水疱,未治疗,水疱1周内可自行消退。因最近几天连续加班,昨天左鼻翼又觉稍灼痒,接着出现成群的水疱。体格检查:BP110/75 mmHg,HR78次/分,T36.3 ℃,心、肺、腹部检查未见异常。皮肤科专科检查:左鼻翼可见簇集成群的小水疱。

根据以上病历请回答以下问题:①考虑什么诊断? ②诊断依据是什么? ③治疗原则是什么?

（邵阳医学高等专科学校　何湘）

第三节　带　状　疱　疹

带状疱疹由水痘-带状疱疹病毒(VZV)引起的、沿一侧周围神经分布的成群水疱性皮肤病,多伴神经痛。

【病因】 VZV现已命名为人疱疹病毒3型(HHV-3),人是唯一的宿主。初次经呼吸道感染VZV后,表现为水痘或呈隐性感染,以后病毒长期潜伏于脊髓后根神经节或脑神经感觉神经节内。当机体抵抗力下降时,VZV被激活,引起神经节炎并产生神经痛,沿着感觉神经轴索移行到皮肤黏膜而发生节段性成群水疱。可获得终生免疫,很难复发。

【临床表现】

1. 典型表现

好发于春秋季,多见于成年人。起病前多有全身症状,如低热、轻度乏力、纳差等,以及患处皮肤出现神经痛、灼热、瘙痒等异常感觉,持续1～5天后,患处皮肤开始出现潮红斑,接着出现簇集成群的粟粒到黄豆大小的丘疹,又迅速变成水疱,疱壁紧张发亮,内容物澄清,周围绕以红晕,各簇水疱群之间皮肤正常;各簇集成群的水疱沿单侧周围神经呈带状分布(图6-9),很少超过体表正中线。数日后水疱干涸、结痂,痂脱后留有暂时性红斑或色素沉着。在发病前或伴随皮损出现的神经痛是本病特征之一。病程一般为2～3周,老年人为3～4周,一般不复发。

2. 特殊表现

（1）眼带状疱疹:VZV侵犯三叉神经眼支,可累及单侧眼睑(图6-10)、结膜、角膜,可形成溃疡性角膜炎,疼痛剧烈。

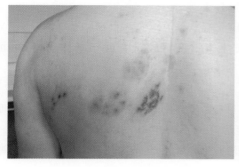

图 6-9　单纯疱疹　　　　　　　　图 6-10　眼带状疱疹

（2）耳带状疱疹：VZV 侵犯面神经与听神经，可致单侧耳道或鼓膜疱疹。膝状神经受累，影响面神经的运动和感觉神经纤维时，发生面瘫、耳痛和外耳道疱疹三联征（图6-11），称为 Ramsay-Hunt 综合征。

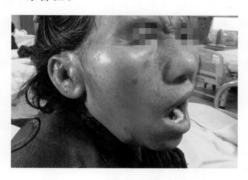

图 6-11　耳带状疱疹

（3）带状疱疹后遗神经痛：带状疱疹皮疹消退后 4 周，神经痛仍存在。

（4）其他：不出现皮损，仅有单侧神经痛的称为顿挫型；仅有红斑与丘疹，没有水疱出现的称为不全型；出现大疱的称为大疱型；出现血疱的称为出血型。

【诊断】　①单侧。②簇集成群的水疱，沿周围神经呈带状分布。③伴神经痛。

【鉴别诊断】　应与肋间神经痛、坐骨神经痛、阑尾炎、心绞痛、胆囊炎、偏头痛、单纯疱疹、脓疱疮等相鉴别。

【治疗】　治疗原则是抗病毒、止痛、预防并发症。

1. 内用药物治疗

（1）抗病毒药物：①阿昔洛韦 0.2 g/次，5 次/天，口服；②伐昔洛韦 1 g/次，3 次/天，口服；③泛昔洛韦 0.25 g/次，3 次/天，口服；④阿糖腺苷，成人为 5～10 mg/（kg·d）加入 5% 葡萄糖注射液 250 mL 内，缓慢静脉注射，1 次/天。以上疗程均为连用 7～10 天。

（2）糖皮质激素：早期使用泼尼松 30 mg，每天早饭后顿服，连用 5～7 天。适用于无禁忌证者，可明显减轻疼痛，缩短病程，能否减少后遗神经痛存在争议。

（3）止痛：可选用吲哚美辛、索米痛片、西咪替丁等。

（4）营养神经：可选用维生素 B_1、维生素 B_{12} 等。

（5）其他：如继发感染者，可选用合适的抗生素。病情较重者或年老体弱者，可加用丙种球蛋白、胸腺肽、干扰素等。

2．外用药物治疗

无糜烂渗出时可外用 3％阿昔洛韦软膏、1％喷昔洛韦软膏、炉甘石洗剂等。有糜烂渗出者可选用 3％硼酸溶液、0.1％依沙吖啶溶液、1：5000 呋喃西林溶液等冷湿敷。

3．物理治疗 可用红外线、紫外线、频谱治疗仪、氦氖激光等用于局部照射，能减轻疼痛、促进水疱干涸和结痂。

【思考题】 患者，女，63 岁，汉族。因"左侧背胸部疼痛 4 天，起水疱 2 天"来我院就诊。患者 4 天前自觉咽痛、乏力不适，接着出现左侧胸背部疼痛。2 天前左侧胸背部出现成群的水疱，疼痛逐渐加重。体格检查：BP130/90 mmHg，HR80 次/分，T36.7 ℃，患者呈痛苦面容，心、肺、腹部检查未见异常。皮肤科专科检查：左侧胸背部可见簇集成群的水疱，疱壁紧张，疱液清，周围绕以红晕，沿肋间神经呈带状分布，各簇水疱群间皮肤正常。辅助检查：WBC6.6×10⁹/L，中性粒细胞 0.70。

根据以上病历请回答以下问题：①考虑什么诊断？②诊断依据是什么？③治疗原则是什么？

（邵阳医学高等专科学校　何湘）

第四节 水 痘

水痘是由水痘-带状疱疹病毒（VZV）初次感染所引起的一种急性传染病，好发于儿童。

【病因】 患者是唯一的传染源，VZV 存在于患者呼吸道分泌物、疱液、血液中，经飞沫或直接接触疱液而传染，造成流行。

【临床表现】 多发于冬春季，好发于 10 岁以下的儿童。潜伏期为 9～23 天，常为 14～16 天。起病较急，可有发热（多为 39 ℃以下）、头痛、咽痛、恶心、呕吐、全身倦怠等前驱症状。1～2 天后出现皮疹，首先从躯干开始，蔓延至头皮、面部、四肢；以躯干为多，头面部与四肢较少，呈向心性分布，口腔黏膜、眼结膜、肛门与外阴部黏膜亦可累及。皮损初为针头大小的红色斑疹，很快变成小丘疹，数小时至 1 天后发展成绿豆大小的水疱，呈椭圆形（图 6-12(a)），周围绕以红晕；皮疹分批出现，故病程中可见水疱、丘疹、结痂等多种皮损共存（图 6-12(b)）。自觉瘙痒。少数患者可有大疱、出血与坏死；也有部分患者并发肺炎、脑炎、肝炎、局部感染等。成人患者病情更严重。病程为 1～2 周。

【诊断】 ①程度不等的发热、全身不适等前驱症状。②皮损为分批出现的丘疹、水

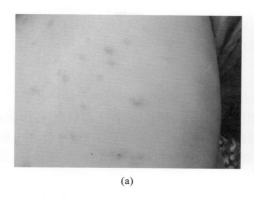

(a)

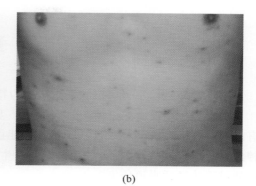

(b)

图 6-12 水痘

疱、结痂,呈向心性分布。③瘙痒。

【鉴别诊断】 应与下列疾病相鉴别。

(1) 丘疹性荨麻疹:皮疹为纺锤形风团样红色丘疹,中央有丘疱疹或水疱,剧痒。

(2) 脓疱疮:好发于暴露部位,初为水疱,很快成为脓疱,结痂较厚。

【治疗】 患儿应早期隔离,到全部皮疹结痂。有过接触水痘患者的儿童应隔离观察 3 周。

1. 内用药物治疗

(1) 抗病毒:2 岁以上儿童,阿昔洛韦每次 5 mg/kg,4 次/日,口服。严重者可静脉给药,阿昔洛韦每次 5 mg/kg,12 h 1 次。疗程为 7～10 天。

(2) 止痒:口服抗组胺药物,如扑尔敏、苯海拉明等。

(3) 继发感染:可选用适合的抗生素。

2. 外用药物治疗 可外用炉甘石洗剂、5%阿昔洛韦软膏、1%喷昔洛韦软膏等,3～4 次/日。

【思考题】 患者,男,6 岁,汉族。因"发热 2 天,身起水疱伴痒 1 天"来我院就诊。患儿 2 天前发热、呕吐、咽痛,在当地以"感冒"治疗,昨天身体突起水疱,伴瘙痒。既往体健,无药物过敏史。体格检查:BP100/68 mmHg,HR76 次/分,T38.6 ℃。心、肺、腹部检查未见异常。皮肤科专科检查:躯干、头部、四肢近端可见散在绿豆大小的红色丘疹、水疱、糜烂,周围绕以红晕;口腔内亦可见绿豆大小溃疡。辅助检查:血常规中淋巴细胞百分比 52%。

根据以上病历请回答以下问题:①考虑什么诊断?②诊断依据是什么?③治疗原则是什么?

（邵阳医学高等专科学校 何湘）

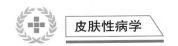

第五节　手足口病

手足口病是以手、足、口腔发生水疱为特征的病毒性传染病,多发于学龄前儿童。

【病因】　主要由感染柯萨奇病毒 A16 型(CoxA16)和肠道病毒 71 型(EV71)所致,有时柯萨奇 A5、A7、A9、A10、B3、B5 也能引起。少数患儿感染 EV71 后,可合并中枢神经系统损害或神经源性肺水肿,能危及生命。传播途径主要通过粪-口途径传染,也可通过飞沫经呼吸道传染。

【临床表现】　好发于春夏季,多发生在 5 岁以下儿童。潜伏期 2～10 天,平均 3～5 天。发疹前可有低热、头痛、咳嗽、纳差等类似上呼吸道感染症状。1～3 天后,口腔黏膜出现散在的米粒大小的水疱,水疱破溃后形成溃疡(图 6-13(a));手(图 6-13(b))、足(图 6-13(c))、臀部则出现斑丘疹和 2～4 mm 大小的水疱,水疱周围绕以炎性红晕。部分患儿仅表现为斑丘疹或疱疹性咽峡炎。自觉局部灼痛。病程 1 周左右,愈后少有复发。少数患者病情进展迅速,在发病 1～5 天出现脑膜炎、脑炎、脑脊髓炎、肺水肿、循环障碍等,病情危重,极少数可死亡或留下后遗症。

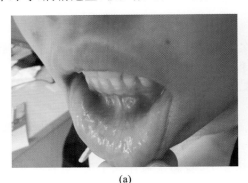
(a)

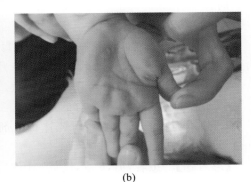
(b)

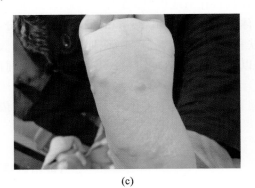
(c)

图 6-14　手足口病

【诊断】 ①在流行季节发病。②常见于5岁以内的儿童。③手、足、口、臀部起斑丘疹、水疱,伴有发热或不发热。

【鉴别诊断】 本病需与一些口腔有水疱的病毒性疾病相鉴别(表6-2)。

表6-2 疱疹性咽峡炎、疱疹性龈口炎、复发性单纯疱疹、手足口病的特点

疾 病	年 龄	皮疹特点	好发部位	手、足皮疹
疱疹性咽峡炎	儿童	散在性针尖大小水疱	咽腭、扁桃体	无
疱疹性龈口炎	多见于1～6岁儿童	散在2～5 mm大小水疱	唇、齿龈及口腔	无
复发性单纯疱疹	多见于成人	簇集成群水疱	皮肤黏膜交界处	无
手足口病	多见于5岁以内儿童	散在2～4 mm大小水疱	口、手、足、臀部	有

【治疗】 避免带小孩到拥挤的公共场所,平时养成良好卫生习惯,注意隔离,防止儿童间传播。内用抗病毒药物治疗,如利巴韦林、吗啉胍、板兰根等。口腔损害可用生理盐水或利多卡因液漱口,亦可用口腔溃疡涂膜剂。手、足、臀部损害可用炉甘石洗剂。

【思考题】 患者,男,4岁,汉族。因"口、手、足起水疱1天"来我院就诊。患儿2天前食欲下降,昨天发现口、手、足起水疱,无发热、咳嗽、腹泻,现为手足口病流行季节。体格检查:BP100/70 mmHg,HR89次/分,T36.5 ℃,一般情况尚可,心、肺、腹部检查未见异常。皮肤科专科检查:口腔、手、足可见散在约3 mm大小椭圆形水疱,周围绕以红晕。辅助检查:血常规无异常。

根据以上病历回答以下问题:①考虑什么诊断? ②诊断依据是什么? ③治疗原则是什么?

(邵阳医学高等专科学校 何湘)

第七章

细菌性皮肤病

据统计，一般正常皮肤每平方厘米有 6 万～8 万个细菌。正常皮肤上的细菌菌株分为皮肤常住菌和皮肤暂住菌。引起细菌性皮肤病的因素：①细菌数量。病原菌在皮肤上大量生长繁殖或接触到外来毒力较强的菌株。②皮肤的结构破坏。因瘙痒而反复搔抓，使表皮受到破坏，易导致病原菌入侵。③机体免疫的改变。代谢失调、营养不良、慢性传染病可导致免疫力的低下，有利于细菌的生长繁殖；小儿皮肤薄嫩，发育未健全，抵抗力差，容易受到细菌感染。

皮肤细菌感染分为原发性细菌感染或继发性细菌感染。原发性细菌感染常伴有特征性的形态和病程，是由单一病原菌引起的发生于正常皮肤上的病变，如脓疱疮。继发性细菌感染则是在皮肤已有病变基础上出现细菌感染，由于细菌的侵入及生长繁殖，往往使原有病变加重及病程延长。

常见的细菌主要为金黄色葡萄球菌、乙型溶血性链球菌。

第一节　脓　疱　疮

脓疱疮（impetigo）又称黄水疮，是一种最为常见的化脓性球菌所致的儿童性皮肤病，其特点：多见于儿童；主要为接触传染；发病季节为夏秋季；蔓延迅速，皮疹好发于暴露部位。

【病因】　病原菌主要为凝固酶阳性 71 型及其亚型的金黄色葡萄球菌，其次是乙型溶血性链球菌，或二者混合感染引起。在潮湿和高温季节，皮肤容易浸渍，表皮结构松软，细菌容易入侵；潮湿和高温季节易患丘疹性荨麻疹、痱子、疥疮等，使皮肤屏障作用被破坏，则易诱发本病。毒力较强的菌株易引起暴发流行。

【临床表现】　多见于儿童，以夏秋季为多见，好发于暴露部位，以面部、四肢常见，病程长短不一，蔓延迅速。临床分型：①寻常型脓疱疮（impetigo vulgaris）；②大疱型脓疱疮（impetigo bullosa）；③新生儿脓疱疮（impetigo neonatorum）；④深脓疱疮（ecthyma）；⑤金黄色葡萄球菌性烫伤样皮肤综合征（SSSS）。

一、寻常型脓疱疮

寻常型脓疱疮常由金黄色葡萄球菌或与乙型溶血性链球菌混合感染所致，传染性强，流行于学龄前及学龄期儿童。发病部位多为颜面、口周、鼻孔及四肢等暴露部位。

皮损表现:初期为点状红斑或丘疹,迅速发展成脓疱,脓液浑浊,疱壁薄易破,周围绕有明显红晕,脓疱破后露出糜烂面,脓液干涸形成灰黄色或黄褐色厚痂(图7-1)。传染方式:常因搔抓传染或自身接种使皮损蔓延。自觉瘙痒,病程约为1周,痂皮脱落而愈。如处理不及或不当,可迁延甚久。严重者可出现感染性中毒症状,伴有淋巴结炎,甚至引起败血症或急性肾小球肾炎。

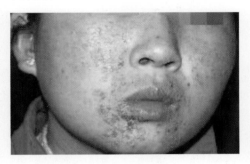

图7-1 寻常型脓疱疮

二、大疱型脓疱疮

大疱型脓疱疮系由金黄色葡萄球菌噬菌体阳性Ⅱ组71型所致。以儿童多发,青年人亦可受累,夏季多见。好发于面部、四肢及躯干等暴露部位,自觉瘙痒,一般无全身症状。皮损初起为米粒大的水疱或脓疱,1~2天后迅速扩展至大疱,疱液内容物为黄色,迅速变浑浊,疱壁薄,先紧张后松弛,不易破,周围红晕多数不明显,脓液沉积于疱底呈半月形(松弛性大疱),此是本病的特征,数天后脓疱破溃,流出稀薄脓液,干涸结痂,痂落即愈,可留有色素沉着(图7-2)。痂下脓液向周围蔓延,可形成环形脓疱疮。

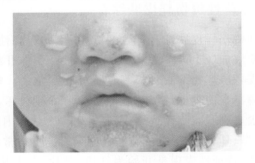

图7-2 大疱型脓疱疮

三、新生儿脓疱疮

新生儿脓疱疮是发生于新生儿的一种大疱型脓疱疮,是大疱型脓疱疮的一种异型,由凝固酶阳性的金黄色葡萄球菌引起。临床特点:①起病急骤,传染性强,易引起婴儿室、哺乳室的流行,出生后数日发病,病因与细菌毒力、多汗有关。②好发于面部、胸部、背部、腹部及四肢,很快蔓延至全身。③皮损开始为豌豆至蚕豆大的水疱或脓疱,疱壁紧张,后松弛易破裂,疱液初起清亮,后迅速变浑浊,形成红色糜烂面(图7-3)。④全身表现:患儿精神不振,可伴呕吐、腹泻、高热(体温可高达 39 ℃以上)等全身中毒症状。如处理不及时常出现毒血症、败血症、肾炎或肺炎等而危及生命。由于本病容易流行,所以一旦发现,应立即采取隔离措施。

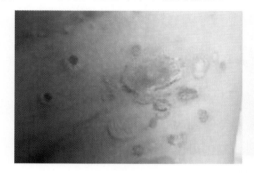

图 7-3　新生儿脓疱疮

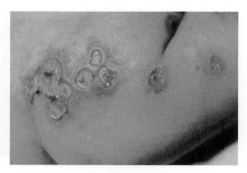

图 7-4　深脓疱疮

四、深脓疱疮

深脓疱疮又称臁疮,由于昆虫叮咬后,继发乙型溶血性链球菌或与金黄色葡萄球菌混合感染所致。皮损特点:病灶数目不定,好发于下肢和臀部。初起为水疱或脓疱,由于细菌放出溶解毒素,脓疱破溃后,炎症向深部扩展,直达真皮层形成深溃疡,溃疡深在,边缘陡峭红肿,基底有坏死组织及增生的肉芽组织,形如褐色蛎壳状,自觉疼痛,可引起附近淋巴结肿大,溃疡愈后留有瘢痕(图7-4)。

五、金黄色葡萄球菌性烫伤样皮肤综合征

金黄色葡萄球菌性烫伤样皮肤综合征,亦称为新生儿剥脱性皮炎或金黄色葡萄球菌型中毒性表皮坏死松解症(STEN),系由凝固酶阳性噬菌体Ⅱ组 71 型金黄色葡萄球菌引起的婴儿急性表皮棘层坏死的一种极为严重的皮肤感染。病理机制:该型金黄色葡萄球菌放出表皮松解毒素使表皮棘层细胞的桥粒单位被破坏,造成棘层细胞松解形成松弛性大疱和大片表皮剥脱。临床特点:①好发于 3 个月以内的婴儿。②有原发病,如上呼吸道感染或咽、鼻、耳、鼓膜等处的化脓性感染。③皮损常始发于口周及眼周,皮损迅速波及躯干及四肢,特征性表现是开始为红斑、斑片,在大片红斑基础上出现烫伤样水疱,渐发展为松弛性大疱或大片表皮剥脱,皮肤触痛,棘层细胞松解表现为皮肤轻轻一推即出现大片剥脱,形如大面积烫伤;尼氏征阳性(图7-5),手足部皮肤呈手套样及短袜样脱落。④感染性中毒症状:一般均有发热、厌食、呕吐、腹泻等全身症状。⑤病程:轻症 7～14 天皮损开始愈合,病情严重或处理不及时则因合并败血症、肺炎而危及生命,死亡率为 0～5%。偶见于成人,成人常从皮肤皱褶处开始,迅速遍及全身,在红斑基础上出现松弛性大疱,尼氏征阳性,大面积表皮呈烫伤样剥脱,10～14 天痊愈。

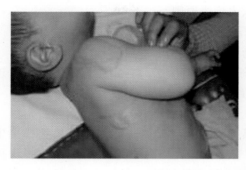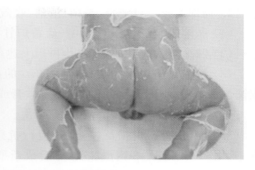

图 7-5 金黄色葡萄球菌性烫伤样皮肤综合征

实验室检查:外周血白细胞总数升高,可将脓液标本或静脉血做细菌培养后鉴定菌种及做药敏试验。

【诊断】

(1)寻常型脓疱疮通常根据发病年龄,流行季节,好发部位,典型的蜜黄色脓痂等进行诊断。

(2)大疱型脓疱疮具有典型的半月形积脓(松弛性大疱)。

(3)新生儿脓疱疮发病急骤,常为大面积剥离的脓疱,患儿大多体质衰弱。

(4)深脓疱疮的溃疡向深部发展,其边缘陡峭,脓痂附着牢固,多发于小腿、臀部。

(5)金黄色葡萄球菌性烫伤样皮肤综合征以尼氏征阳性、手足部皮肤呈手套样及短袜样脱落为主要表现。

【鉴别诊断】 具体内容见表 7-1。

表 7-1 脓疱疮与水痘、丘疹性荨麻疹的鉴别

区别点	寻常型脓疱疮	大疱型脓疱疮	新生儿脓疱疮	深脓疱疮	水痘	丘疹性荨麻疹
皮损	蜜黄色脓痂	典型的半月形积脓(松弛性大疱)	大面积剥离的脓疱	溃疡边缘陡峭	斑疹、丘疹、疱疹(单房性,有红晕,壁薄、透明,继而浑浊)	梭形风团上可有小水疱
好发部位	颜面、口周、鼻孔及四肢等暴露部位	面、四肢及躯干等暴露部位	面、胸、背、腹及四肢,很快蔓延至全身	下肢和臀部	躯干向心性分布	皮疹泛发全身
好发人群	学龄前及学龄期儿童	以儿童多发,青年人亦可受累	新生儿	体质衰弱的患儿	儿童	过敏体质的人

【治疗】

1. 卫生宣教 保持皮肤清洁干净,避免搔抓,防止感染,发现患儿要及时隔离并消毒用物。

2. 局部治疗 以消炎、杀菌、清洁、收敛、去痂为原则。

（1）脓疱未破者,可外搽 10％硫黄炉甘石洗剂。

（2）脓疱较大时抽取疱液后,再用上述药物湿敷或外涂。

（3）脓疱破溃用 1:8000～1:5000 的高锰酸钾溶液、0.1％雷弗奴尔、0.1％黄连素清洗和湿敷。干燥后外搽莫匹罗星软膏或红霉素软膏。

（4）深脓疱疮应每日清洁、换药 1 次。

3. 全身治疗 皮损泛发全身,应行抗感染治疗。应根据药敏试验结果选择抗生素,常用药物主要是 β-内酰胺类(半合成新型青霉素)、大环内酯类抗生素,或选择头孢菌素类等金黄色葡萄球菌敏感抗生素,必要时进行药敏试验。当出现感染性中毒表现时应行补液和输血等支持治疗。

4. SSSS 治疗原则 与Ⅱ度烫伤相似。及早应用抗生素。最好参照药敏试验,一般选用耐青霉素酶的半合成新型青霉素或广谱半合成青霉素,过敏者可用大环内酯类抗生素。局部采用暴露疗法,可选用 0.5％新霉素锌氧油敷患处,20％紫草油外涂。注意保持水、电解质平衡,加强支持疗法(如输血等)。床旁隔离,保持干燥。加强护理,注意保暖。

(广州医学院从化学院　谢炯辉)

第二节　毛囊炎、疖与疖病

毛囊炎(folliculitis)、疖(furuncle)、疖病(furunculosis)是一组累及毛囊、毛囊周围组织的细菌性感染性皮肤病。毛囊炎是葡萄球菌侵入毛囊的局限性炎症。疖系由葡萄球菌侵入毛囊深部及所属皮脂腺的急性化脓性感染,病灶比毛囊炎大。多发与反复发生的疖称为疖病。

【病因】 皮肤损伤、皮肤不洁、搔抓、多汗、糖尿病、长期服用糖皮质激素等可诱发本病。致病菌主要是金黄色葡萄球菌,其次是白色葡萄球菌。长期接触焦油类物质易发生非化脓性毛囊炎,疖病的发生主要是由于疖治疗不当引起,对疖的挤压性治疗可引起菌血症。

【临床表现】

1. 毛囊炎 毛囊炎是毛囊发生感染而出现的局限性炎症。多见于成年男性,好发于多毛部位,如头皮、项背部、四肢、会阴及臀部等,初起为与毛囊一致的米粒大小炎性丘疹,呈鲜红色或深红色,周围有红晕(图7-6),数日后顶端形成脓栓,疱壁薄,中心有毛发贯穿,微痛或瘙痒。脓汁与脱落的细胞结成黄褐色痂皮,数天脱痂而愈。如经久不愈或反复发作渐演变为慢性毛囊炎。细菌侵犯毛囊口周围称浅部毛囊炎,表现为毛囊性丘疹或小脓疱,愈后不留瘢痕;细菌侵犯毛囊深部,炎症浸润明显,毛发脱落,愈后形成瘢痕者,称秃发性毛囊炎;毛囊炎发生于颈项及枕部,形成乳头状增生或硬结者,称硬结性毛囊炎;毛囊炎发生于头皮,多数形成脓肿,脓腔互相贯通,融合成囊性,愈后形成萎缩性瘢痕者,称穿凿性脓肿性毛囊炎;毛囊炎发生在须部,数目较多,久不愈者称须疮。

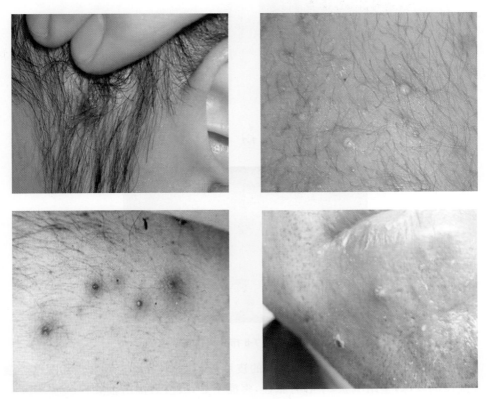

图 7-6　毛囊炎

2. 疖　疖是毛囊及其所属的皮脂腺发生感染而出现的炎症。好发于头、面、颈项、背部及臀部,常为单发,也可多发,初起为毛囊性炎症,渐扩大累及所属皮脂腺,呈圆锥形,为红色硬结,基底宽,局部皮温高,并有胀痛和压痛;数日后硬结中央变软,顶端出现白色坏死脓栓,破溃后脓栓和脓液排出,炎症渐消退,局部结痂而愈(图 7-7)。疖可引起附近淋巴结肿大,重者可伴有发热、全身不适等全身症状,甚至可引起脓毒血症与败血症。

3. 疖病　疖肿数目较多且反复发生称为疖病(图 7-8)。首先主要是对疖的挤压性治疗可引起菌血症,形成多发转移性疖。其次由患者免疫力低下而引起。

【诊断】

(1) 毛囊炎:毛囊性炎症,主要表现为小丘疹或小脓疱,范围局限,疼痛,细菌培养阳性,诊断不难。头皮的毛囊炎,中心有毛发贯穿。

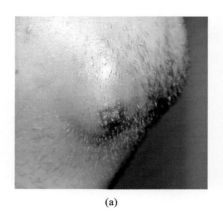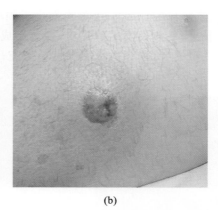

(a)   (b)

图 7-7　疖

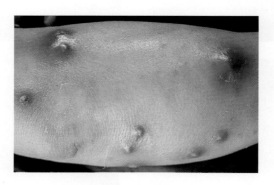

图 7-8　疖病

（2）疖系毛囊及毛囊周围包括所属的皮脂腺的急性化脓性感染。范围比毛囊炎大，炎症浸润较深，呈结节状，中心有脓栓，疼痛明显，破溃后排出脓液。

（3）疖病的疖肿数目较多且反复发生。

【鉴别诊断】　具体内容见表 7-2。

表 7-2　毛囊炎、痤疮、疖、痈的区别

区别点	毛囊炎	痤疮	疖	痈
病位和病性	毛囊细菌性炎症	皮脂腺积聚引起的炎症	毛囊及所属的皮脂腺的细菌性炎症	相邻的多个毛囊及所属的皮脂腺的细菌性炎症
皮损	炎性小丘疹或小脓疱	白头粉刺、黑头粉刺、炎性丘疹、脓疱、结节、囊肿	毛囊性炎性丘疹，渐扩大呈圆锥形，为红色硬结，基底部炎症显著，局部红、肿、热、痛；数日后硬结中央变软，顶端出现白色坏死脓栓	浸润较深的炎症，表面有多个脓头，形成蜂巢状，伴明显疼痛、发热等全身症状

续表

区别点	毛囊炎	痤疮	疖	痈
好发部位	头皮及枕部	面部	好发于头、面、颈项、背部及臀部，常为单发，也可多发	好发于颈项、背及臀，常单发
好发人群	成年男性	青春期男女	卫生条件差的儿童	成年男性，糖尿病患者

【治疗】

1. 加强防护 注意卫生，保持皮肤清洁干净；避免皮肤受损；对瘙痒性皮肤性病要及时治疗，减少搔抓；积极治疗全身性疾病，降低糖尿病患者血糖；对接触焦油及汽油者，应加强防护。

2. 局部疗法 以消炎、杀菌为原则。外涂杀菌消炎药物，如2.5%碘酊、碘伏、5%白降汞软膏、10%鱼石脂软膏、金霉素软膏等；已化脓者应切开排脓，脓腔较大的局部以凡士林油纱条引流，疖肿切忌挤压以免引起颅内感染或疖病。

3. 全身疗法 选用磺胺类药物、青霉素、头孢菌素类抗生素；疖病可用自家疫苗或多价疫苗，丙种球蛋白每周1支，肌内注射，连用4次，提高机体免疫功能。

4. 物理疗法 可用红外线照射，或用氦氖激光治疗。

5. 中医治疗 以清热解毒、固本培元为原则。

（广州医学院从化学院　谢炯辉）

第三节　丹　毒

丹毒（erysipelas）为β溶血性链球菌所致的皮肤及皮下组织内网状淋巴管及其周围组织的急性炎症。

【病因】 病原菌是β溶血性链球菌，多由皮肤或黏膜破损处侵入；亦可由血行感染，足癣及下肢外伤可诱发小腿丹毒；鼻腔、咽、耳等损伤可诱发面部丹毒。营养不良、酗酒、糖尿病、肾炎易促发本病发生。

【临床表现】 起病急，先有畏寒、发热、头痛、恶心、呕吐等感染性中毒症状，好发于小腿及头面部，继而局部出现水肿性红斑（由于淋巴液回流障碍而引起），境界清楚，表面紧张发亮伴灼热感，迅速向周围扩大，有时水肿性红斑表面出现水疱（图7-9、图7-10），疼痛及压痛明显，常伴有局部淋巴结炎，病势急，全身症状和皮损在4～5天达高峰，如不积极治疗，可继发肾炎、败血症及皮下脓肿，尤其是婴儿及年老体弱者。血常规：血液白细胞总数及中性粒细胞常增高；皮疹消退时，局部可留有不同程度的色素沉着和脱屑。皮损反复发生者称为复发性丹毒。皮损处有水疱或脓疱者称为水疱性或脓疱性丹毒，在小腿引起慢性淋巴水肿者称为象皮腿。

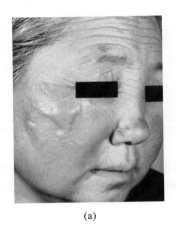

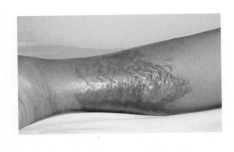

(a)　　　　　　　　　　　　　　　　(b)

图 7-9　丹毒 1

【诊断】　根据发病急，境界清楚的水肿性红斑，局部疼痛伴畏寒、发热等全身症状，同时血液白细胞总数及中性粒细胞增高，可作出诊断。

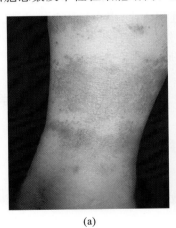

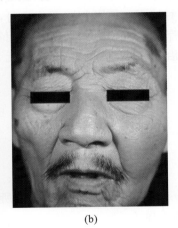

(a)　　　　　　　　　　　　　　　　(b)

图 7-10　丹毒 2

【鉴别诊断】　具体内容见表 7-3。

表 7-3　丹毒与接触性皮炎、蜂窝织炎的区别

区别点	丹　毒	接触性皮炎	蜂窝织炎
皮损	水肿性红斑，表面紧张发亮伴灼热感，迅速向周围扩大，有时损害处可出现水疱，疼痛及压痛明显，常伴有局部淋巴结肿大，病程常为急性经过	接触部位出现红斑、丘疹、水疱	深在性浸润性红斑，有明显凹陷性水肿，中央红肿最显著，可化脓破溃
好发部位	好发于小腿及头面部的网状淋巴管	接触部位	疏松的结缔组织

续表

区别点	丹　毒	接触性皮炎	蜂窝织炎
病原体	β溶血性链球菌	致敏原	β溶血性链球菌
境界	境界清楚	只局限于接触部位	境界不清

【治疗】

1. 治疗原发病　积极防治足癣及鼻炎等疾病,防止复发。

2. 全身疗法　主要是抗感染。以青霉素为首选,青霉素过敏者可选用红霉素或磺胺类药,用药需 2 周左右。

3. 局部疗法　局部外用 50％硫酸镁溶液热湿敷促进淋巴液回流,局部有水疱渗出者可抽出疱液后用 0.1％乳酸依沙吖啶或马齿苋煎液冷湿敷。

(广州医学院从化学院　谢炯辉)

第八章

真菌性皮肤病

真菌病是由真菌引起的感染性疾病。根据真菌感染组织的深浅不同,临床上分为浅部真菌病与深部真菌病。浅部真菌病是由于皮肤癣菌(毛癣菌属、小孢子菌属、表皮癣菌属)的特点是亲角质蛋白,故把侵犯人和动物的皮肤、毛发、甲板的真菌感染亦称之为皮肤癣菌病,简称癣。常见的有头癣、手癣、足癣、体癣、股癣、甲癣等。深部真菌病常为条件致病菌,多侵犯免疫功能低下者,常见的有念珠菌病、着色芽生菌病、孢子丝菌病等。

第一节 头 癣

头癣是指头皮与头发的皮肤癣菌感染。

【病因】 黄癣由许兰毛癣菌引起,白癣主要由犬小孢子菌、铁锈色小孢子菌等小孢子菌属引起,黑点癣由紫色毛癣菌与断发毛癣菌引起。传播途径主要通过与带菌的人或畜密切接触而传染,亦可接触被污染的理发工具、帽子、枕巾等间接传染。

【临床表现】 临床上可将头癣分为黄癣、白癣、黑点癣、脓癣四种。

(1)黄癣:俗称"瘌痢头""秃疮",罕见。皮损开始于毛囊口,可见红色斑点、丘疹或小脓疱,覆薄片状鳞屑,以后形成黄豆至蚕豆大小的淡黄色痂,边缘翘起,中央稍凹陷呈碟状且有一头发穿过,称之为黄癣痂。若除去黄癣痂后,其下炎症明显,呈潮红色糜烂面,有脓性分泌物,伴有特殊的鼠尿味或腐谷臭味。黄癣痂可融合成大片,或覆盖整个头皮。真菌在毛发内生长,造成毛发干枯无光泽,易断;同时还能破坏毛囊,形成永久性秃发,愈后遗留萎缩性瘢痕。无自觉症状或伴轻度瘙痒。

(2)白癣:常见,多发于儿童。皮损开始为群集的毛囊性红色丘疹,逐渐扩大成圆形或椭圆形灰白色鳞屑性斑,而后周围出现相同的皮损,称为母子斑。斑上的病发高出头皮2~4 mm处即折断,外周绕以灰白色的菌鞘。自觉程度不等的瘙痒,到青春期后可自愈。愈后不留瘢痕,亦不影响头发生长。

(3)黑点癣:少见,儿童和成人均可发病。皮损起初为小点状灰白色鳞屑性斑,逐渐扩大成片;斑上的病发刚出头皮即折断,呈黑色小点。自觉稍痒,病程慢性。愈后可留有点状萎缩性瘢痕和永久性秃发。

(4)脓癣:皮损初始为一群集性毛囊性红色炎性丘疹,继而融合成隆起的炎性肿块,边界清楚,质地柔软,毛发易拔出,表面毛囊口呈蜂窝状,挤压有少量脓液排出。自觉轻度疼痛与压痛,常伴附近淋巴结肿大。愈后常留有瘢痕与永久性秃发。

【实验室检查】

(1)真菌直接镜检:黄癣可见病发内沿长轴平行的菌丝与关节孢子,黄癣痂内可见厚壁孢子和鹿角状菌丝;白癣可见病发外有成堆的圆形小孢子;黑点癣可见病发内呈链状排列的圆形大孢子。

(2)滤过紫外线灯检查:黄癣病发呈暗绿色荧光;白癣病发呈亮绿色荧光;黑点癣病发无荧光。

【诊断】 根据患者的临床表现、真菌直接镜检、滤过紫外线灯检查可作出正确诊断。

【鉴别诊断】 应与脂溢性皮炎、头皮寻常型银屑病、头皮糠疹、头皮脓皮病等相鉴别,它们的真菌检查均为阴性。

【治疗】 应做到早诊断、早治疗、早隔离与消毒。治疗宜将以下五种方法联合使用。

(1)服药:灰黄霉素,儿童 10～20 mg/(kg·d),成人 600～800 mg/d,分 2～3 次,连续口服 2～4 周。伊曲康唑,儿童 3～5 mg/(kg·d),成人 200 mg/d,连续口服4～8周,饭后服。治疗中注意肝功能变化,如有肝损害应立即停药。

(2)搽药:头部外用特比萘芬软膏、硫黄软膏、克霉唑软膏等,连续 8 周,2 次/天。

(3)洗头:用温硫黄肥皂水或 2％酮康唑洗剂洗头,1～2 次/天,连续 8 周。

(4)剪发:每周理光头一次,连续 8 周,剪下头发应包好烧掉。

(5)消毒:患者用过的头上用具,如毛巾、帽子、梳子等,要煮沸消毒。

【思考题】

(1)简述黄癣的临床表现。

(2)简述白癣的临床表现。

(3)简述黑点癣的临床表现。

(4)治疗头癣的方案是什么?

(邵阳医学高等专科学校　何湘)

第二节　手癣、足癣、甲癣

手癣是皮肤癣菌感染指间、指屈侧、手掌、掌侧平滑皮肤所致,足癣是累及趾屈侧、趾间、跖部、足跟与足侧缘皮肤所致,甲癣是累及甲部所致。

【病因】 本病 50％～90％为红色毛癣菌致病,其他为须癣毛癣菌、石膏样小孢菌、絮状表皮癣菌等致病。传播途径主要为接触传染,如用手搔抓足癣、使用患者的鞋袜或洗脚盆等。

【临床表现】

1. 足癣 常见,多发于成年人,夏重冬轻。临床上分为三型。

(1)水疱鳞屑型:常于趾间、跖部与足侧缘等反复出现针尖大小的深在性水疱,散在或成群发生(图8-1),疱壁厚而疱液清,不易破裂,可融合成多房性大疱,伴有明显瘙痒。数天后水疱干涸,呈领圈状脱屑,瘙痒缓解。继发细菌感染可形成脓疱。

(2)浸渍糜烂型:常见于第3~4和第4~5趾间,皮肤浸渍发白,松软易剥脱,表面剥脱后露出潮红糜烂面或蜂窝状基底(图8-2)。有异臭,自觉程度不等的瘙痒。易继发细菌感染,并发淋巴管炎、淋巴结炎、丹毒或蜂窝织炎等。

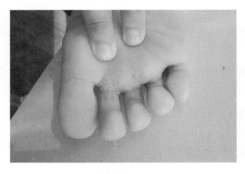

图 8-1　水疱鳞屑型足癣

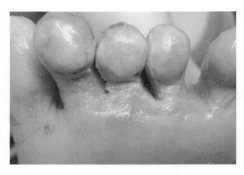

图 8-2　浸渍糜烂型足癣

(3)角化过度型:常见于足跟、跖部及足侧缘,皮肤呈片状或弥漫性角质增厚,表面干燥、粗糙、脱屑,易发生皲裂(图8-3)。久之皮损向周围蔓延,皲裂时有痛感,一般无瘙痒。

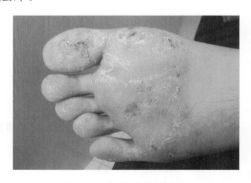

图 8-3　角化过度型足癣

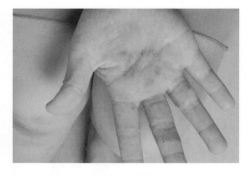

图 8-4　水疱鳞屑型手癣

2. 手癣 手癣与足癣分型大致相同,但分型不如足癣明显。手癣常见水疱鳞屑型(图8-4)与角化过度型(图8-5)。

3. 甲癣 病甲变色呈灰白色、污黄色或污褐色,逐渐增厚、变形、变脆,表面失去光泽。变形可使甲表面有点状凹陷或沟纹,变脆可使甲前缘呈虫蚀状或甲床分离。各种真菌引起的甲板或甲下组织感染称为甲真菌病,而甲癣主要指皮肤癣菌所致的甲感染,临床上可分为四型。

（1）白色浅表型：甲板表面有点状或不规则片状的无光泽的灰白色浑浊改变,表面亦可有轻度凹凸不平（图8-6）。

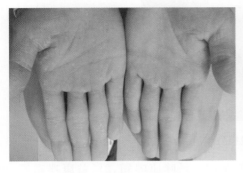

图8-5　角化过度型手癣

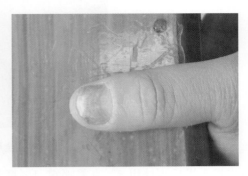

图8-6　白色浅表型甲癣

（2）远端侧位甲下型：甲的前端与侧缘增厚,变色呈灰白色、污黄色或污褐色,无光泽;病甲表面凹凸不平或呈虫蚀状（图8-7）。

（3）近端甲下型：甲半月与甲根部增厚变色、凹凸不平或破损,病甲表面无光泽（图8-8）。

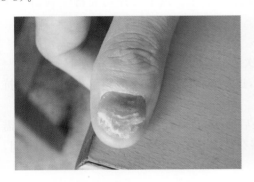

图8-7　远端侧位甲下型甲癣

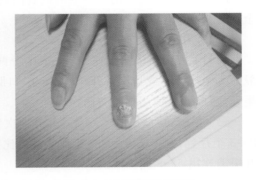

图8-8　近端甲下型甲癣

（4）全甲毁损型：整个甲板正常结构被破坏,甲板部分或全部脱落（图8-9）。

【实验室检查】　刮取皮损处鳞屑或疱壁、病甲碎屑。直接镜检可找到菌丝或孢子,真菌培养阳性。

【诊断】　①甲变色;②甲变厚、变形;③甲变脆,甲前缘呈虫蚀状或甲床分离;④甲失去光泽;⑤病甲真菌学检查阳性。

【鉴别诊断】　应与手部湿疹、掌跖脓疱疮、汗疱疹、银屑病、扁平苔藓等相鉴别,这几种病的真菌学检查为阴性。

【治疗】　保持足部干燥,穿透气性好的鞋袜,经常消毒鞋袜与洗脚巾,不与他人共用鞋袜与洗脚巾。手、足癣疗程为2个月,指甲癣疗程为6个月,趾甲癣疗程为9个月。

1. 外用药物治疗

（1）手、足癣：如有糜烂渗出可用3％硼酸溶液、1：8000高锰酸钾溶液等冷湿敷,

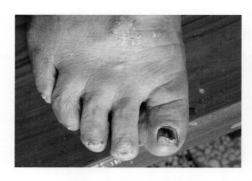

图 8-9　全甲毁损型甲癣

待皮损干燥后可外用 3％克霉唑霜、1％联苯苄唑霜、2％咪康唑霜、2％益康唑霜等；角化过度型可外用复方苯甲酸软膏、10％水杨酸软膏等剥脱作用强的药物，必要时可用塑料薄膜封包增加渗透性。

（2）甲癣：先尽可能地用小刀刮除病甲，外涂 3％～5％碘酊或 30％冰醋酸溶液，2次/天，注意保护甲周皮肤。亦可使用手术方法拔除病甲，或用 40％尿素软膏封包病甲，使病甲剥离后再外用无刺激的抗真菌制剂涂于甲床。以上治疗均要持续到新甲完全长出为止。

2. 内用药物治疗

（1）手、足癣：伊曲康唑 200 mg/d，分两次餐后即服，每月连用 1 周为 1 个疗程，一般为 2 个疗程。或特比萘芬 250 mg/d，口服，连用 2～4 周。继发细菌感染时应使用抗生素，瘙痒者应使用抗组胺药物。

（2）甲癣：伊曲康唑 400 mg/d，分两次餐后即服，每月连用 1 周为 1 个疗程，指甲需2～3 个疗程，趾甲需 3～4 个疗程。或特比萘芬 250 mg/d，口服，指甲需连用 4～6 周，趾甲需连用 6～9 周。

以上治疗均可与外用药物联合使用，提高疗效。

【思考题】

（1）患者，女，47 岁，汉族。因"双足趾间起水疱、痒 10 年，双手起水疱、痒 2 年"为主诉就诊。10 年前足趾间起水疱，伴剧痒，常用手搔抓，且不注意手卫生，每到夏季发作，冬季缓解；2 年前手部亦在夏季起水疱、瘙痒。体格检查：T36.3 ℃，R25 次/分，P75次/分，咽部不充血，扁桃体不肿大，浅表淋巴结未触及，心、肺、肝、肾、脾未见异常。皮肤科专科检查：双足趾间可见成群的米粒大小的深在性水疱与领圈状脱屑，双手指与指间可见成群的小水疱与领圈状脱屑。实验室检查：手、足皮损处鳞屑直接镜检可见真菌菌丝。

根据以上病历请回答以下问题：①考虑什么诊断？②诊断依据是什么？③治疗方案是什么？

（2）患者，男，50 岁，汉族。因"双足趾间脱皮、痒 11 年，趾甲变色、变厚、变脆 3 年"

来我科就诊。11年前每到夏季,双足趾间脱皮,伴剧痒;3年前双足趾甲颜色变成黄褐色、增厚,逐渐加重。体格检查:T36.5 ℃,R27 次/分,P78 次/分,咽部不充血,扁桃体不肿大,浅表淋巴结未触及,心、肺、肝、脾、肾未见异常。皮肤科专科检查:双足第3、4与4、5趾间浸渍发白,其周围有小丘疹、丘疱疹;双足多个趾甲呈黄褐色、肥厚、表面凹凸不平,甲下多层碎屑,甲前端呈虫蚀状。实验室检查:趾间鳞屑与甲下碎屑直接镜检可见真菌菌丝。

根据以上病历请回答以下问题:①考虑什么诊断? ②诊断依据是什么? ③治疗方案是什么?

(邵阳医学高等专科学校 何湘)

第三节 体癣、股癣

体癣是指皮肤癣菌感染除头皮、毛发、掌跖、甲以外部位的皮肤。股癣是指皮肤癣菌感染腹股沟、会阴部、肛周、臀部皮肤,是特殊部位的体癣。

【病因】 常见致病真菌为红色毛癣菌、须毛癣菌、疣状毛癣菌、犬小孢子菌等。传播途径为直接接触或间接接触,亦可通过手癣、足癣、甲癣自身传染。

【临床表现】

(1)体癣:皮损开始为针帽大小的红色丘疹、丘疱疹或小水疱,逐渐向周围扩大,呈环状或多环状鳞屑性红斑,边界清楚,边缘稍隆起,其上常分布丘疹、丘疱疹和水疱,中央炎症减轻,可能有色素沉着(图 8-10)。自觉程度不等的瘙痒。夏季发作,冬季缓解。

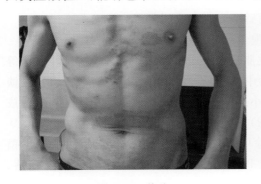
图 8-10 体癣

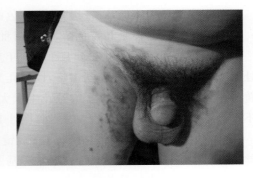
图 8-11 股癣

(2)股癣:基本皮损与体癣相同(图 8-11),由于患病部位温暖潮湿、易摩擦、透气性差,皮损炎症明显,瘙痒较重。

【实验室检查】 刮取皮损边缘鳞屑直接镜检或真菌培养阳性。

【诊断】 ①皮损呈环状或多环状,边界清楚,边缘稍隆起,其上有丘疹、丘疱疹、水

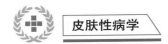

疱。②瘙痒。③夏重冬轻。④真菌学检查阳性。

【鉴别诊断】 应与慢性湿疹、神经性皮炎、玫瑰糠疹相鉴别,这三种病的真菌学检查均为阴性。

【治疗】 注意个人卫生,不接触患畜,避免与患者共用衣裤、毛巾、浴盆等。

(1)外用药物治疗:3%克霉唑霜、2%咪康唑霜、2%酮康唑霜、1%特比萘芬霜、联苯苄唑霜等,2次/天,连续外用1个月。

(2)内用药物治疗:伊曲康唑0.1 g/次,2次/天,餐后即刻口服,连用7天;特比萘芬250 mg/d,疗程为1~2周,口服。可与外用药物联合使用,增强疗效。

【思考题】 患者,男,24岁,汉族。因"双大腿内侧起红斑、痒3年"来我科就诊。3年前右侧大腿内侧起一米粒大小红色丘疹,伴瘙痒,逐渐扩大呈环状,且发展到左侧大腿,夏季发作,冬季缓解。体格检查:T36.2 ℃,R24次/分,P78次/分,BP110/75 mmHg,扁桃体不肿大,浅表淋巴结未触及,心、肺、肝、脾、肾未见异常。皮肤科专科检查:双大腿内侧可见约5 cm×8 cm大小的环状红斑,边界清楚,边缘稍隆起,其上有丘疹、丘疱疹、水疱、鳞屑。实验室检查:刮取皮损边缘鳞屑直接镜检可见菌丝。

根据以上病历请回答以下问题:①考虑什么诊断?②诊断依据是什么?③治疗方案是什么?

(邵阳医学高等专科学校　何湘)

第四节　花　斑　癣

花斑癣又称花斑糠疹、汗斑,是马拉色菌感染表皮角质层所致。

【病因】 病原体是马拉色菌,又称糠秕孢子菌,属嗜脂酵母菌,是条件致病菌。

【临床表现】 本病好发于男性青壮年皮脂腺丰富的部位,如颈部、胸背部、腋窝等处,夏重冬轻。皮损初为点状斑疹,以毛孔为中心,边界清楚,颜色可为淡褐色、褐色、淡黄色、淡红色、灰白色,逐渐扩大致花生米大小或更大,圆形或类圆形,亦可互相融合成不规则片状,表面有细小糠秕状鳞屑(图8-12)。多无自觉症状,偶有微痒感。

【实验室检查】 刮皮损处鳞屑直接镜检可见圆形或卵圆形孢子与短粗腊肠形菌丝。将皮损鳞屑接种在含植物油的培养基上37 ℃培养3天,能长出奶油色酵母菌落。滤过紫外线灯下皮损呈黄色荧光。

【诊断】 根据临床表现与实验室检查可诊断。

【鉴别诊断】 应与白癜风、玫瑰糠疹、脂溢性皮等相鉴别。

【治疗】 注意个人卫生,内衣与洗澡巾应煮沸消毒。

(1)外用药物治疗:克霉唑霜、咪康唑霜、酮康唑霜等,外用,2次/天,疗程为1个月。

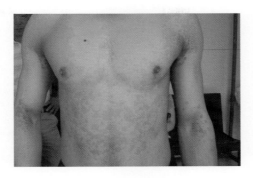

图 8-12　花斑癣

（2）内用药物治疗：伊曲康唑 100 mg/次，2 次/天，口服，疗程为 1 周。

【思考题】　简述花斑癣的临床表现。

（邵阳医学高等专科学校　何湘）

第五节　念珠菌病

念珠菌病是由念珠菌属中的一些致病菌种引起的感染。

【病因】　病原体主要为白色念珠菌，其次为光滑念珠菌、克柔念珠菌、热带念珠菌等，属条件致病菌，当机体免疫力下降，长期使用广谱抗生素，皮肤黏膜屏障保护功能受损，内分泌紊乱时可引起念珠菌感染。

【临床表现】

1. 皮肤念珠菌病

（1）念珠菌性间擦疹：常发生于高温潮湿季节，好发于肥胖多汗者、糖尿病患者的皱褶部位，及长期浸泡于水中作业者的指间（多见于第 3、4 指间）。皮损为潮红、浸渍、浅糜烂，边界清楚，边缘附着鳞屑，周围有散在分布的小丘疹、小丘疱疹、小脓疱（图 8-13）。自觉瘙痒或疼痛。

（2）慢性皮肤黏膜念珠菌病：好发于头皮、面部、四肢。皮损开始为红斑或丘疹，其上附着鳞屑，逐渐形成肉芽增生性斑块或疣状结节，表面覆有黄褐色或黑褐色蛎壳样厚痂，黏着不易除去，周边有暗红色炎性浸润，发生在掌跖的皮疹为弥漫性角质增厚。本病少见，常与免疫缺陷有关，多从幼年发病。

（3）念珠菌性甲沟炎：甲沟皮肤红肿（图 8-14），触之稍硬，有少量的白色混浊液溢出，重者可引起甲床炎，甲半月消失，后甲壁与甲部出现裂隙。病程慢性，易反复，自觉痛痒。

2. 黏膜念珠菌病

（1）口腔念珠菌病：又称鹅口疮，多见于老年人、新生儿、免疫力低下者。在颊部、

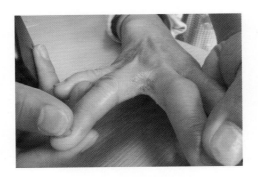

图 8-13　念珠菌性间擦疹

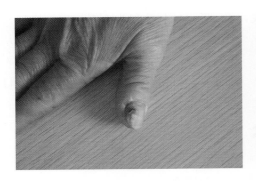

图 8-14　念珠菌性甲沟炎

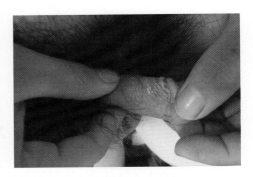

图 8-15　念珠菌性包皮龟头炎

齿龈、上腭、舌、咽等黏膜部位出现凝乳状白膜,紧附于黏膜,不易剥离,强行剥离后,露出潮红糜烂面。

（2）念珠菌性阴道炎:外阴及阴道黏膜红肿,表面覆有凝乳状白膜;白带增多,呈凝乳块状、豆渣样或水样,可嗅到腥臭味。自觉剧烈瘙痒或烧灼痛。

（3）念珠菌性包皮龟头炎:表现为包皮内侧与龟头潮红,附有凝乳状白膜,或散在分布针帽大小的红色丘疹,伴有脱屑（图 8-15）。无自觉症状或自觉瘙痒。

3. 内脏念珠菌病　免疫功能低下时可引起消化系统、呼吸系统、泌尿系统、心内膜、脑膜等念珠菌感染。

【实验室检查】　直接镜检可见大量的出芽孢子、假菌丝或菌丝,培养可鉴定念珠菌种类。

【诊断】　根据临床表现与真菌学检查即可诊断。

【鉴别诊断】　应与扁平苔藓、尿布皮炎、黏膜白斑相鉴别,这三种疾病真菌学检查为阴性。

【治疗】　去除促发因素,治疗基础疾病。外用抗真菌药物主要治疗皮肤念珠菌病,内用抗真菌药物主要治疗黏膜与内脏念珠菌病。

1. 外用药物治疗

（1）皮肤念珠菌病:克霉唑霜、益康唑霜、特比萘芬霜等外用,2 次/天,疗程为 1

个月。

（2）黏膜念珠菌病：①口腔念珠菌病：制霉菌素液、克霉唑液等含漱。②念珠菌性阴道炎：克霉唑栓、益康唑栓、咪康唑栓等放入阴道，1次/晚，疗程为2周。

2. 内用药物治疗

（1）严重的皮肤念珠菌病与黏膜念珠菌病：氟康唑，成人口服，0.15 g/次，1次/周，疗程为2周。伊曲康唑，成人口服，0.1 g/次，2次/天，疗程为1周。

（2）内脏念珠菌病：氟康唑，成人静脉滴注，200～400 mg/d，直至痊愈；也可使用两性霉素B与5-氟胞嘧啶。

【思考题】 患儿，男，8个月，汉族。因"口腔起白膜1天"来我科就诊。1周前因"肺炎"使用头孢类药物，昨天发现小儿口中有白膜。体格检查：T36.9 ℃，R26次/分，P93次/分，咽部轻度充血，浅表淋巴结未触及，心、肺、肝、脾、肾未见异常。皮肤科专科检查：口腔与舌黏膜可见凝乳状白膜，不易剥离，用力剥离后见潮红色糜烂面。实验室检查：白膜直接镜检可见大量的假菌丝。

根据以上病历请回答以下问题：①考虑什么诊断？②诊断依据是什么？③治疗原则是什么？

（邵阳医学高等专科学校 何湘）

第九章

动物性皮肤病

第一节 疥 疮

　　疥疮俗称"疳疮""闹疮",是由疥螨在人体皮肤表层内引起的接触传染性皮肤病。

　　【病因病机】　疥螨是一种表皮内寄生虫,分为人型疥螨和动物疥螨两大类,疥疮主要由人型疥螨引起。人型疥螨(图9-1)呈扁平椭圆形,腹部前后各有两对足。雌螨长0.3～0.5 mm,受精后钻入皮肤角质层,掘成隧道并在其内产卵,每日产卵2～3个,持续产卵4～6周后死亡,如离开人体皮肤,能存活2～3天。雄螨在交配后死亡。卵在3～4天后孵化成幼虫,幼虫经若虫变为成虫。疥疮经密切接触(如护理疥疮患者、与患者同铺睡觉或性接触等)传染,也可通过共用污染的毛巾、床单或衣物染病。各种动物疥螨(如狗、猫、鸟、骆驼或马疥螨)也可感染人类,表现与人型疥螨感染相似,但病情较轻,也不能在人体长久生存。

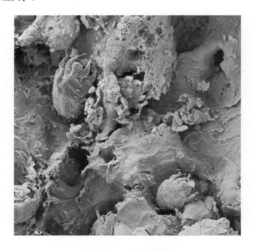

图 9-1　人型疥螨

　　【临床表现】　疥疮的基本皮损为瘙痒性丘疹、丘疱疹及隧道,主要分布于指缝、手腕、肘窝、腋窝、乳房下、脐周、下腹、生殖器及臀部等皮肤薄嫩部位,成人很少累及头面部和掌跖部,但婴儿可累及所有皮肤,免疫抑制者也可累及头面部皮肤。丘疹约为针头大小,散在分布,呈淡红色或正常肤色,可有炎性红晕。隧道在皮内轻度隆起,呈浅灰色、直线或弯曲，肉眼能辨认，在婴儿或儿童，隧道（图 9-2）的末端可出现水疱或脓疱。高度敏感者皮损非常广泛，有时有大疱。病程较长者可表现为湿疹样变和苔藓样变，甚至在原发皮损的基础上发生脓疱疮和疖病。疥疮活跃时或受累时间较长可出现直径 3～5 mm 的暗红色结节，称疥疮结节（图 9-3），自觉瘙痒或不痒，分布于阴囊、包皮、龟头等处，可在疥疮治愈后数周至数月持续存在；爱清洁和经常洗澡者皮损可很少，诊断难度较大。本病的瘙痒夜间加重尤为明显，往往影响患者睡眠。

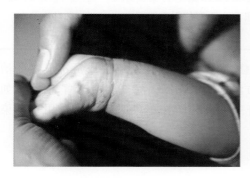

图 9-2　隧道

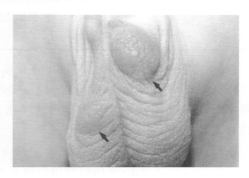

图 9-3　疥疮结节

在特殊人群（如唐氏综合征患者、营养不良者、免疫抑制者、器官移植者、成人 T 淋巴细胞白血病患者、麻风患者、艾滋病患者或在不卫生环境生活者）可发生结痂性疥疮（又称挪威疥疮或角化型疥疮），表现为明显的结痂和脱屑，脱痂中有大量疥螨，可累及面部特别是头皮。严重患者表现为银屑病样脱屑，以甲下或甲周为著；指端肿胀结痂，指甲扭曲，有甲下和手掌角化过度，在生殖器和臀部出现裂隙和脱痂；面部和头皮可出现化脓性皮损。晚期艾滋病患者的结痂性疥疮皮损为直径 3～5 mm 的丘疹，分布广泛，角化明显。普通疥疮通常可在患者身上找到平均约 12 个疥螨，但在结痂性疥疮患者身上可发现数千个疥螨，其大量繁殖与宿主免疫功能下降有关。

【诊断】

（1）根据特定人群聚集性（如家庭、寝室等）、接触史、夜间瘙痒加重和典型皮损（丘疹、丘疱疹及隧道、疥疮结节）等，本病易于诊断。

（2）皮疹好发于指缝、手腕、肘窝、腋窝、乳房下、脐周、下腹、生殖器及臀部等皮肤薄嫩部位。

（3）在皮肤表面发现隧道并用显微镜发现隧道中的疥螨可明确诊断，其方法为在强光下用放大镜寻找皮肤表面伴有黑色边缘的闪烁斑点，用刀片或无菌针轻轻切开隧道并挑起隧道末端的疥螨，置于显微镜下观察，也可滴一滴矿物油在皮损表面，然后轻轻地刮掉表皮后取材。

（4）对怀疑通过性接触感染的疥疮患者应同时检查其他性传播疾病，包括 HIV 感染。

【鉴别诊断】　本病应与虱病、急性湿疹进行鉴别（表 9-1）。

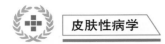

表 9-1　疥疮、虱病、急性湿疹的区别

区别点	疥　疮	虱　病	急性湿疹
病因	疥虫	虱	常不明
皮损特点	瘙痒性丘疹、丘疱疹及隧道、疥疮结节	红斑、丘疹、风团等	呈多形性，有明显渗出
部位	皮肤薄嫩皱褶处	头虱主要累及头部，体虱主要累及躯干处，阴虱主要累及会阴部的阴毛根部	全身随处可发生，常对称分布
传染性	有	有	无

【治疗】　与患者有密切接触史且有皮肤瘙痒者、所有性伴及家庭成员都应接受治疗；衣物和床单应更换并采用煮沸或暴晒的方法彻底消毒以去除其上的疥螨；治疗后如发现新发皮损，1 周后应再重复治疗 1 次；疥疮并发化脓性感染时应同时采用抗感染药物。

1．外用药物治疗

本病以外治为主，常用的外用药物如下。

（1）5％二氯苯醚菊酯：本药为合成除虫菊酯，可杀死疥螨，但对人毒性极低，是最安全和有效的疥疮治疗药物。使用时应将药物从颈部到足涂遍全身，不要遗漏皮肤皱褶处、肛门周围和指甲的边缘及甲周，保留 8～10 h 后洗去，一般使用一次即可。

（2）10％～20％硫黄软膏（婴幼儿用 5％的浓度）：疗效及安全性均较满意，洗澡后除头面部外涂遍全身，每天 1～2 次，连续外用 3～4 天为 1 个疗程，治疗过程中不洗澡、不更衣。

（3）1％γ-666 软膏：有较强杀螨的作用，成人用量不超过 30 g，12～24 h 后用温水洗去。该药容易被吸收，对婴儿和儿童有神经毒性，对孕妇或哺乳妇女不安全。

（4）疥疮结节的治疗：非常困难，可局部外用糖皮质激素制剂，也可皮损内注射糖皮质激素混悬液或采用液氮冷冻治疗。

2．内服药物治疗

瘙痒严重者可睡前口服镇静止痒药。伊维菌素是一种口服的半合成的大环内酯类药物，治疗疥疮（特别是结痂性疥疮）安全、有效，其剂量为 200 mg/（kg·d），可每隔 1～2 周重复 2～3 次，也可用于治疗常规外用药物无效或重复感染者。

【思考题】

（1）疥疮的特征性皮损有哪些？

（2）疥疮的首选外用药物及使用方法是什么？

（雅安职业技术学院　廖人燕）

第二节 隐翅虫皮炎

隐翅虫皮炎是由于皮肤接触毒隐翅虫体液而引起的皮肤炎症。

【病因病机】 隐翅虫属昆虫纲鞘翅目,种类较多,其中毒隐翅虫(图9-4)有致病作用。夏秋季节隐翅虫最为活跃,白天栖居于草木间或石下,夜间常围绕灯光飞行,若停于皮肤上被拍打或压碎后,虫体内的强酸性(pH＝1～2)毒液就会外溢于皮肤,可在数小时内引起皮肤损害。

【临床表现】 7—8月份是发病的高峰期。皮疹常发生在面、颈、四肢及躯干等暴露部位,皮损呈条状、片状或点簇状水肿性红斑(图9-5),其上有密集丘疹、水疱及脓疱,部分皮损中心脓疱融合成片,表面可继发糜烂、结痂,少数皮损中央可呈稍下陷的灰褐色表皮坏死,若发生于眼睑或外阴则明显肿胀。自觉瘙痒、灼痛和灼热。反应剧烈或范围较大者可伴发热、头晕、局部淋巴结肿大。病程约为1周,愈后局部可留下暂时性色素沉着。

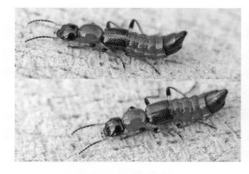

图 9-4 毒隐翅虫

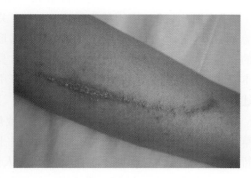

图 9-5 隐翅虫皮炎

【诊断】 根据典型皮损、自觉痛痒、好发于暴露部位、夏秋季发生等特点应考虑本病,但约70％患者不能明确隐翅虫接触史。

【鉴别诊断】 本病应与接触性皮炎、急性湿疹进行鉴别(表9-2)。

表 9-2 隐翅虫皮炎与接触性皮炎、急性湿疹的区别

区别点	隐翅虫皮炎	接触性皮炎	急性湿疹
病因	接触毒隐翅虫体液	接触致敏物质	常不明
皮损特点	条状、片状或点簇状水肿性红斑,其上有密集丘疹、水疱及脓疱	与接触物形态一致的红斑、丘疹等	呈多形性,有明显渗出
部位	暴露部位	接触部位	全身可出现,常对称分布
自觉症状	痒痛	瘙痒、灼热	瘙痒

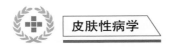

【治疗】

注意环境卫生,消除住宅周围的杂草、垃圾,消灭隐翅虫的孳生地。安装纱门、纱窗或挂蚊帐。如发现有虫体落于皮肤上,避免在皮肤上直接拍打。

接触部位要立即用肥皂水清洗,去除残存的酸性毒液。局部可选用 1∶8000～1∶5000高锰酸钾溶液、0.1%利凡诺溶液、生理盐水、5%碳酸氢钠溶液湿敷;红斑损害可外用炉甘石洗剂、40%氧化锌油或糖皮质激素制剂;也可将新鲜马齿苋捣烂敷于患处,每日 2～3 次;继发细菌感染者应进行抗炎治疗,可外用莫匹罗星软膏。可内服抗组胺药物,严重者可短期系统应用糖皮质激素。

(雅安职业技术学院　廖人燕)

第三节　螨虫皮炎

螨虫皮炎是由螨叮咬或因接触其分泌物或蜕皮所引起的一种急性皮炎。

【病因病机】　螨的种类繁多,与人有关系的主要是粉螨、蒲螨、疥螨、蠕形螨、草螨、恙螨、尘螨等。有的寄生在人表皮内如蠕形螨和疥螨,分别引起蠕形螨皮炎和疥疮,有的寄生在农作物,有的寄生在鼠类或家禽身上,其中一些螨可叮咬皮肤致病,另一些螨本身不叮咬皮肤,但其代谢产物或蜕皮可引起皮肤过敏。现将常见的几种螨虫皮炎分述如下。

1. **蒲螨皮炎**　又称谷痒症,常见的致病微生物为球形蒲螨,常栖居在谷物、稻草或草席上,以食取昆虫的幼虫为生。蒲螨呈土黄色,头部有针头刺器,不附着于皮肤仅是暂时性叮咬而引起皮炎。农民及包装工人易患病,也有因卧草席或稻草床垫而发病者。

2. **沙螨皮炎**　沙螨又称恙螨,以植物为食物,常于夏秋季节出没于谷类作物和灌木林中。恙螨幼虫不能钻入皮肤,但能在皮肤或毛囊开口处分泌含消化酶的唾液以消化浅表皮肤作为养料;幼虫还可叮咬皮肤引起炎性反应。恙螨可通过唾液传播立克次体,使人感染恙虫病、流行性出血热、回归热、鼠型斑疹伤寒、弓形虫病等疾病。

3. **革螨皮炎**　致病螨有禽螨(如鸡、鸽螨)、鼠螨等,常在春秋繁殖高峰期间从宿主体内或窝中出来叮咬人类,可从人类血液中获得营养。患者多见于饲养员、兽医或在鸽群聚集处玩耍者。革螨可传播斑疹伤寒、脑炎、鼠疫等。

4. **粉螨皮炎**　粉螨俗称食物螨,寄生于面粉、谷、腊肉、火腿、乳酪和干果等处,引起皮炎的粉螨有粗脚粉螨、卡氏螨、腐酪食螨和家甘螨 4 种,这些螨不吸食血液,而以腐败的有机物为食,所引起的皮炎一般认为是机体对螨的分泌物或蜕皮发生过敏反应。常见于杂货店员、食品保管员、仓库工人及家庭主妇。

【临床表现】　好发于颈(图 9-6)、手腕、前臂、腰腹部、小腿和其他暴露部位。皮损主要为水肿性红斑、丘疹、丘疱疹及淤斑,可成批发生,散在分布,偶有张力性大疱,有时中央为出血性红斑,自觉奇痒难忍。严重者可出现头痛、关节痛、发热、乏力、恶心等全身表现,局部淋巴结可肿大,个别患者可发生哮喘、蛋白尿、血中嗜酸性粒细胞增加。本病有自限性,1周左右可自行消退。

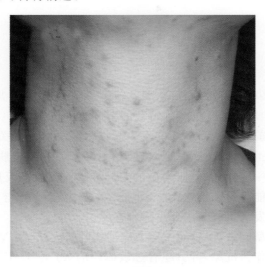

图 9-6 螨虫皮炎

【诊断】   在温暖潮湿的季节接触谷物、杂草之后,在暴露部位发生瘙痒性水肿性红斑、丘疹、丘疱疹,停止接触污染物后,病情可较快得到控制,根据其特点不难诊断,若在接触物和宿主体上发现虫体则可证实本病的诊断。

【鉴别诊断】   本病需与丘疹性荨麻疹、疥疮进行鉴别(表 9-3)。

表 9-3 螨虫皮炎、丘疹性荨麻疹、疥疮的区别

区别点		螨虫皮炎	丘疹性荨麻疹	疥疮
病因	螨		与某些昆虫叮咬有关	疥虫
皮损特点	水肿性红斑、丘疹、丘疱疹		以纺锤形或椭圆形风团样丘疹和(或)丘疱疹为主	瘙痒性丘疹、丘疱疹及隧道、结节
部位	颈、手腕、前臂、腰腹部、小腿和其他暴露部位		躯干及四肢伸侧	皮肤薄嫩皱褶处
自觉症状	奇痒难忍		瘙痒	瘙痒,夜间遇热加剧

【治疗】   加强个人防护;搞好鸡舍、鸽棚卫生,避免鸡与人同室,消灭老鼠;发现被螨叮咬时应立即清洗皮肤以洗掉螨虫;室内的地毯、家具等也应经常清洁消毒。将蒲螨污染的谷物或其他农作物在日光下充分暴晒,污染的衣物、草席等用热水烫洗,或用杀虫剂如 0.5% γ-666 水悬液喷洒;对恙螨效果最好的杀虫剂是邻苯二甲酸二甲酯溶液。

一般皮损给予对症处理,可用含 1%～2% 薄荷炉甘石洗剂或 5% 樟脑醋;皮损广泛者或瘙痒严重者给予抗组胺药;继发感染者用抗生素;有丘疹或丘疱疹者可给予糖皮

质激素制剂外用,严重者可短期内服糖皮质激素。

(雅安职业技术学院　廖人燕)

第四节　丘疹性荨麻疹

　　丘疹性荨麻疹,又称荨麻疹性苔藓、婴儿苔藓,是一种以婴幼儿及儿童多见,以瘙痒性、风团样丘疹和(或)风团样丘疱疹为特征的季节性皮肤病。

　　【病因病机】　目前大多认为本病的发生与某些昆虫叮咬有关,如被所接触的动物身上或环境中存在的蚤、虱、虫、螨、蚊等节肢动物叮咬而导致皮肤发生过敏反应,昆虫的种类在各地区间有一定差异,个体素质的差异导致对叮咬的反应程度也有不同。其他因素如各种消化功能障碍和某些食物(如蛋、虾、蟹、奶等)可能与某些患儿的发病有关。有些成人患者的发病可能与内分泌障碍有关。

　　本病是一种迟发型超敏反应,昆虫等节肢动物叮咬皮肤时注入唾液,唾液中的某些物质(主要是有机物)作为抗原,可引起有过敏体质的人产生皮损及瘙痒。患者在初次接触致敏原时,一般需经1~2周的致敏期,此后再受叮咬则引起激发反应而产生皮损。在机体反复被叮咬后可产生脱敏,故儿童发病经过几年皮疹反复后,一般在5~7岁自然缓解;也有部分患者发病一次或几次即不再发生,这与个体的免疫功能状态有关。

　　【临床表现】　本病多发于春、夏、秋季节,冬季偶有散发。一般幼儿及儿童患者较多,成人较少,如呈流行性群体发病,常多见于幼儿园、学校或集体宿舍等。皮损为躯干及四肢伸侧分布的群集性或散在性、绿豆至花生米大小的、略呈纺锤形或椭圆形的红色风团样丘疹和(或)丘疱疹(图9-7(a)),有的发生后不久便成为半球形隆起的紧张性大疱(图9-7(b)),疱液澄清,周围无红晕,疱壁呈皮肤色、淡红色或淡褐色,新旧皮损常同时间隔存在;一般幼儿患者红肿明显并有大疱,常因剧痒而影响睡眠,搔抓可引起继发感染;一般无全身表现,局部淋巴结不肿大。皮损经1~2周消退,留下暂时性色素沉

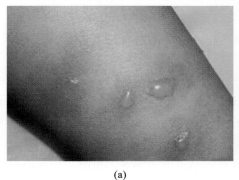
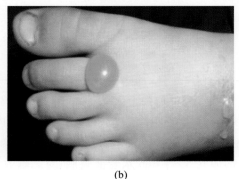

(a)　　　　　　　　　　　　　　　　(b)

图9-7　丘疹性荨麻疹

着,如有新皮损陆续发生可使病程迁延而容易复发。

【诊断】

(1)根据瘙痒明显、好发于四肢躯干、以纺锤形或椭圆形风团样丘疹和(或)丘疱疹为主、儿童易发、春夏秋季多见等特点,一般不难诊断。

(2)实验室检查:常规检查一般正常;皮肤抗原特别是螨虫抗原皮内试验常呈阳性反应。

【鉴别诊断】 本病需与水痘、荨麻疹进行鉴别(表9-4)。

表9-4 丘疹性荨麻疹与水痘、荨麻疹的区别

区别点	丘疹性荨麻疹	水痘	荨麻疹
病因	与某些昆虫叮咬有关	水痘-带状疱疹病毒感染	常不明
全身症状	多无	伴有发热、全身倦怠等	严重者可伴呼吸困难、腹痛、腹泻等
皮损特点	以纺锤形或椭圆形风团样丘疹和(或)丘疱疹为主	向心性分布且伴有显著红晕的丘疹及丘疱疹	以红斑及风团为主要表现,皮损于数小时内消退,此起彼伏
部位	躯干及四肢伸侧	躯干部为多	全身随处可发
传染性	无	有	无
复发性	常复发,一般在5～7岁自然缓解	不复发	可复发

【治疗】

预防:应搞好个人及环境卫生;消灭臭虫、蚤、虱及其他昆虫并积极消除可能与本病有关的其他因素。

治疗:口服抗组胺药一般都有较好的疗效,维生素C、钙剂及抗组胺药有协同作用;外用炉甘石洗剂、糖皮质激素霜剂等有利于皮损的消退;糜烂渗出时可用生理盐水、3%～4%硼酸溶液等进行湿敷;继发感染时予抗感染药物内服及外用。

(雅安职业技术学院　廖人燕)

第十章

性传播疾病

性传播疾病是指主要通过直接性接触、间接性接触、类似性行为所传播的一类传染性疾病,简称性病。该病主要侵犯泌尿生殖器官,亦可侵犯泌尿生殖器官所属的淋巴结,还可通过血液播散到全身各重要组织和器官造成损害。近年来有50余种致病微生物感染所致疾病被列入性传播疾病,其中我国规定监测病种包括梅毒、淋病、生殖道沙眼衣原体感染、尖锐湿疣、生殖器疱疹、艾滋病等。性传播疾病的传播途径包括:性行为、间接接触、血液和血液制品、母婴垂直传播、医源性传播、器官移植、人工授精等。

第一节 梅　　毒

梅毒是由梅毒螺旋体(TP)感染所引起的一种慢性传染病,主要通过性接触和血液传播。

【病因】　病原体为 TP,系厌氧微生物,离开人体不易生存,煮沸、干燥、肥皂水、日光以及一般消毒液均可迅速将其杀灭;在 41 ℃可活 2 h,4 ℃可活 3 天,在 -78 ℃可活数年。

【传播途径】　梅毒患者是唯一传染源,梅毒患者的皮损、血液、精液、唾液、乳汁中均有 TP。常见传播途径如下。

(1) 性接触传播:患者约 95% 是经性接触传染的,早期梅毒传染性最强,2 年后的梅毒传染性逐年下降,4 年后的梅毒基本无传染。

(2) 母婴垂直传播:患梅毒的母亲在妊娠 4 个月后可通过胎盘与脐静脉传染给胎儿。

(3) 其他途径:接吻、握手、接触污染物、哺乳、输入冷藏 3 天内的患者血液等而感染。

【分类与分期】

1. 获得性梅毒(后天梅毒)

(1) 早期梅毒:感染在 2 年内,分为一期、二期与早期潜伏梅毒。

(2) 晚期梅毒:感染在 2 年以上,分为三期与晚期潜伏梅毒。

2. 先天性梅毒(胎传梅毒)

(1) 早期先天性梅毒:2 岁以内发病。

(2) 晚期先天性梅毒:2 岁以后发病。

【临床表现】

一、获得性梅毒

1. 一期梅毒　主要有硬下疳与硬化性淋巴结炎。

（1）硬下疳：好发于生殖器部位，如阴茎冠状沟、龟头、包皮、大小阴唇、阴唇系带、会阴、宫颈。TP 在侵入人体后，经过 2～4 周的潜伏期，在侵入部位出现一无痛性炎性红斑，很快发展成无痛性炎性丘疹，数天内形成硬结，表面迅速破溃。典型的硬下疳表现为圆形或椭圆形无痛性溃疡，直径为 1～2 cm 或更大，溃疡边缘水肿并稍隆起，基底平坦呈肉红色，表面有浆液性分泌物，境界清楚（图 10-1），触之有软骨样硬度；常为单个，少见多个，分泌物中含有大量的 TP，传染性极强。常无自觉症状。未经治疗 3～4 周自行消退，留有暗红色浅表性瘢痕或色素沉着。

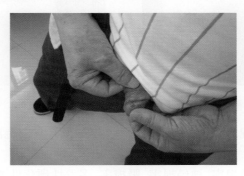

图 10-1　硬下疳

（2）硬化性淋巴结炎：又称梅毒性横痃。在硬下疳出现 1～2 周后，同侧腹股沟或患处附近淋巴结肿大，散在不融合，质地较硬，不痛，表面无红、肿、热、痛与破溃，穿刺液中有大量的 TP。消退需要数月。

2. 二期梅毒　一期梅毒未经治疗或治疗不彻底，在感染 7～10 周或硬下疳消退后 3～4 周，TP 由淋巴系统进入血液循环引起皮肤黏膜与系统损害，称二期梅毒。早期有前驱症状，如发热、头痛及头晕、骨痛与关节痛、纳差、恶心、呕吐等。

1）皮肤黏膜损害　二期梅毒疹除扁平湿疣外的共同特征如下：①皮疹泛发、对称；②他觉症状重、自觉症状无；③皮疹和分泌物可查到大量的 TP，传染性强；④皮疹多无破坏；⑤不经治疗数周后可自行消退。

（1）斑疹性梅毒疹：二期梅毒最早发生的皮损，分布于躯干与四肢屈侧。皮损为圆形或椭圆形斑，颜色呈玫瑰色或褐红色，直径为 1～2 cm，不融合，2～3 周可自行消退，如不治疗易复发。

（2）丘疹性梅毒疹：多发生在二期梅毒晚期，分布于面、躯干、四肢、掌跖。皮损为丘疹，大小不一，表面光滑或有鳞屑，呈肉红色或铜红色。

（3）掌跖梅毒疹：发生于掌跖部的圆形斑疹或斑丘疹，呈铜红色或暗红色，有领圈样脱屑,互不融合,大小不一。

（4）扁平湿疣:常发生于皱褶多汗部位,如肛周、外生殖器、会阴、腹股沟等。皮损开始为表面湿润的扁平丘疹,逐渐扩大或融合成扁平状斑块,基底宽而无蒂,直径为1～3 cm,边缘整齐或呈分叶状(图 10-2),周围有暗红色浸润,表面糜烂渗液,内含大量 TP。多无自觉症状,少数患者有灼热、痛痒感。

（5）梅毒性秃发:好发于后枕部、侧头部。表现为约 0.5 cm 大小的秃发区,呈虫蛀状(图 10-3)。

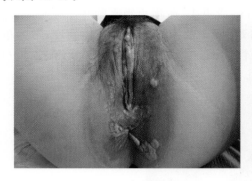
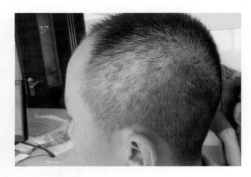

图 10-2　扁平湿疣　　　　　　　　　　图 10-3　梅毒性秃发

（6）黏膜损害:表现为红斑、水肿、糜烂,表面可覆有灰白色膜状物,含有大量 TP,境界清楚。

2）其他　有骨关节损害、神经损害、眼损害、多发性硬化性淋巴结炎、内脏损害等。

3. 三期梅毒　早期梅毒未治疗或治疗不彻底,在感染后最早 2 年,或最晚 20 年,有约 40％患者发生三期梅毒。对组织破坏性大,尤其是心血管与中枢神经系统,传染性降低。

1）皮肤黏膜损害

（1）结节性梅毒疹:皮损为豌豆至扁豆大小铜红色浸润性结节,呈簇集或环状排列,表面光滑,互不融合,周围浸润,破溃后形成溃疡,愈合后留有瘢痕,向周围扩展,新旧皮损可此起彼伏,迁延数年。常无自觉症状。

（2）梅毒性树胶样肿:又称梅毒瘤,是三期梅毒的标志,好发于小腿。皮损为单发无痛性皮下深在性结节,逐渐增大与皮肤粘连,中央软化直到破溃,形成肾形或马蹄形穿凿性溃疡,境界清楚,有黏稠树胶状分泌物渗出。梅毒性树胶样肿发生在上腭、鼻中隔可形成鞍鼻(图 10-4)。

2）其他　如骨损害、眼损害、心血管损害、神经系统损害。

二、先天性梅毒（胎传梅毒）

（1）早期先天性梅毒:常在出生后 3 周至 3 个月发病,患儿发育不良、消瘦、皮肤干燥萎缩、呈老人貌。早期有淋巴结肿大和梅毒性鼻炎,皮肤黏膜损害有水疱、大疱,口角

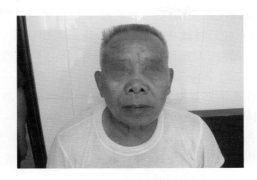

图 10-4 鞍鼻

与肛周放射性皲裂或瘢痕是其特征,皮疹与获得性二期梅毒疹相似。

（2）晚期先天性梅毒:皮疹与获得性三期梅毒的皮疹相似,主要为树胶肿。标志性损害:①哈钦森齿:门牙基底窄,游离缘呈半月状缺损,牙排列不齐且稀疏。②桑葚齿:第一白齿较小,牙尖向中扁斜,形如桑葚。③胸锁关节增厚:因胸骨与锁骨连接处发生骨疣所致。④间质性角膜炎。⑤神经性耳聋。哈钦森齿、神经性耳聋与间质性角膜炎称哈钦森三联征,有诊断意义。

三、潜伏梅毒

患者有梅毒感染史,无症状,脑脊液正常,但有梅毒血清试验阳性。

【实验室检查】

1. 梅毒螺旋体检查 作为早期梅毒的诊断。

2. 梅毒血清试验

（1）非梅毒螺旋体抗原血清试验:性病研究实验室试验（VDRL）、血清不加热的反应素试验（USR）、快速血浆反应素环状卡片试验（RPR）。适用于筛查试验,可做定量试验,用于治疗后观察疗效、复发、再感染。

（2）梅毒螺旋体抗原血清试验:荧光螺旋体抗体吸收试验（FTA-ABS）、梅毒螺旋体血凝试验（TPHA）、梅毒螺旋体被动颗粒凝集试验（TPPL）等。只适用于梅毒的确诊试验,即使梅毒已治愈,此类试验仍能长期持续阳性,所以不能用于观察疗效、复发和再感染。

（3）脑脊液检查:VDRL是诊断神经梅毒的可靠依据,白细胞计数是判断疗效的敏感指标。

【诊断】 根据有不洁性接触史、各期临床表现、梅毒螺旋体检查或梅毒血清试验阳性,可作出诊断。

【鉴别诊断】

（1）一期梅毒应与软下疳、固定型药疹、生殖器疱疹、白塞病等相鉴别。

（2）二期梅毒应与玫瑰糠疹、病毒疹、寻常型银屑病、股癣等相鉴别。

（3）三期梅毒应与麻风、皮肤结核、皮肤肿瘤等相鉴别。

以上这些疾病的梅毒螺旋体或梅毒血清试验均为阴性。

【治疗】　早诊断、早治疗、剂量足、疗程足、治疗后追踪、对性接触者同时进行检查与治疗。

（1）早期梅毒：①首选苄星青霉素，240 万 U/次，分两侧臀部肌内注射，1 次/周，连续 2～3 次；②普鲁卡因青霉素，80 万 U/天，肌内注射，连续 10～15 天。青霉素过敏者可选用以下药物：①头孢曲松钠，1 g/d，静脉滴注，连续 10～14 天；②四环素/红霉素，0.5 g/次，口服，4 次/天，连用 15 天；③多西环素 0.1 g/次，口服，2 次/天，连用 15 天；④米诺环素，200 mg/d，口服，连用 15 天。

（2）晚期梅毒：治疗与早期梅毒相同，只是疗程增加到 1 个月。

（3）心血管梅毒：为防吉-海反应，不用苄星青霉素，治疗前 1 天开始口服泼尼松，10 mg/次，2 次/天，连用 3 天。水剂青霉素 G 肌内注射，第一天 10 万 U，第二天 20 万 U（分两次），第三天 40 万 U（分两次），第四天起肌内注射普鲁卡因青霉素，80 万 U/天，15 天为 1 个疗程，共 2 个疗程，疗程之间间歇 2 周。青霉素过敏者处理同晚期梅毒。应住院治疗。

（4）神经梅毒：为防吉-海反应，口服泼尼松同心血管梅毒。首先选用水剂青霉素 G 1200 万～2400 万 U/天，分 4～6 次，静脉滴注，连用 10～14 天，继以苄星青霉素，240 万 U/次，分两侧臀部注射，1 次/周，连用 3 次；或普鲁卡因青霉素，240 万 U/天，肌内注射，同时口服丙磺 0.5 g/次，4 次/天，连续 10～14 天，继以苄星青霉素 240 万 U/次，肌内注射，1 次/周，连用 3 次。青霉素过敏者处理同晚期梅毒。

（5）妊娠梅毒：治疗与同期其他梅毒相同，但妊娠前 3 个月及妊娠后 3 个月各进行 1 个疗程的治疗。青霉素过敏者选用红霉素类药物。

（6）先天性梅毒

① 早期先天性梅毒：脑脊液异常者选用水剂青霉素 G，每天总量 10 万～15 万 U/kg，分 2～3 次静脉滴注，连用 10～14 天。或普鲁卡因青霉素 5 万 U/kg，肌内注射，1 次/天，连用 10～14 天。脑脊液正常者，苄星青霉素 5 万 U/kg，分两侧臀部肌内注射 1 次。如无条件检查脑脊液时可按脑脊液异常进行治疗。

② 晚期先天性梅毒：水剂青霉素 G 每天总量 20 万～30 万 U/kg，静脉滴注，分 4～6 次。或普鲁卡因青霉素 5 万 U/kg，肌内注射，1 次/天，连用 10～14 天，为 1 个疗程，可用 1～2 个疗程。对较大儿童的用量，不应超过成人同期患者。对青霉素过敏者，可选用红霉素，每天总量 10～15 mg/kg，分 4 次口服，连用 30 天。8 岁以下儿童禁用四环素。

（7）随访：治愈后应随访 3 年非梅毒螺旋体抗原血清试验，第 1 年每 3 个月检查 1 次，第 2 年每半年检查 1 次，第 3 年在年末检查 1 次，如复发应加倍量复治。但晚期梅毒非梅毒螺旋体抗原血清试验固定阳性，如已经过足量治疗，可持续观察，不必无限治疗。

【思考题】

（1）简述一期梅毒的临床表现。

（2）简述获得性二期梅毒疹的共同特征。

（邵阳医学高等专科学校 何湘）

第二节 淋 病

淋病是由淋病奈瑟菌（淋球菌）感染泌尿生殖系统所引起的化脓性炎性疾病，也包括眼、咽、直肠感染与播散性淋球菌感染。

【病因】 病原体为淋球菌，是革兰氏阴性双球菌，呈卵圆形或肾形，成对排列，直径 $0.6\sim0.8~\mu m$，一般存在于多形白细胞内。不耐热，一般消毒液与肥皂液均可快速杀灭。

【传播途径】 淋球菌的唯一天然宿主是人，多侵犯黏膜。淋病患者是传染源，主要通过性接触传染，偶可通过接触被淋球菌污染的物品间接传染。新生儿淋球菌性结膜炎，多由患淋病母亲的产道分泌物感染。

【临床表现】 多发生于青壮年。潜伏期一般为 2～10 天，平均 3～5 天，此期仍有传染性。

一、单纯性淋病

1. 男性淋病 初期尿道口稍红肿，有少量稀薄黏液流出，自觉痒或轻微刺痛；24 h 后病情加重，尿道口红肿，有大量的深黄色或黄绿色黏稠性脓性分泌物（图 10-5），同时出现尿道刺激症状，即尿痛、尿急、尿频，可伴有包皮龟头炎、嵌顿包茎、腹股沟淋巴结炎等。若不治疗或治疗不彻底，2 周后，约 60% 的患者后尿道受累，可出现终末血尿、血精及会阴部轻度坠胀等，入夜常有阴茎痛性勃起；2 个月后，淋球菌可隐伏于尿道体、尿道隐窝、尿道旁腺等，转为慢性，称为慢性淋球菌性尿道炎。若不治疗，随时间推移症状逐渐减轻或消失。一般全身症状较轻。

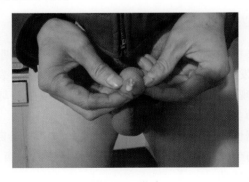

图 10-5 淋病

2. 女性淋病 70％女性患者无症状或症状轻微,好发于宫颈内膜和尿道。淋菌性宫颈炎患者阴道分泌物异常或增多,初为黏液性,后变成脓性,外阴和阴道内有烧灼感或刺痒,少数会有下腹部坠痛、隐痛、腰痛;检查宫颈口可见红肿、触痛、大量黏稠性黄绿色脓性分泌物。淋菌性尿道炎、尿道旁腺炎表现为尿道口红肿、有黄绿色的脓性分泌物和压痛。淋菌性前庭大腺炎表现为单侧腺体红肿、疼痛,严重时形成脓肿,可有发热与全身症状等。幼女淋病表现为弥漫性阴道炎,继发外阴炎,部分可累及肛门、直肠,多数为接触患淋病父母的污染物而间接传染。

3. 淋菌性肛门直肠炎 主要见于男性同性恋者。表现为肛门瘙痒、灼热感,有黏液、脓性分泌物或少量血液排出;重者可有里急后重,排出大量脓性和血性分泌物。

4. 淋菌性咽炎 常见于口交者,大部分患者无临床症状,少数有轻度咽炎、扁桃体炎、咽干、咽痛、吞咽痛等表现,偶伴有发热和颈淋巴结肿大。

5. 淋菌性结膜炎 常见于新生儿,经患有淋病的母亲产道传染,一般为双侧;成人常为自我接种或接触被淋球菌污染的物品所致,多为单侧。表现为眼结膜充血水肿,有大量的黄白色黏稠脓液,检查眼部时可发现角膜呈云雾状,严重者角膜发生溃疡或穿孔,导致失明。

二、淋病并发症

1. 淋菌性前列腺炎 急性者表现为发热、寒战、尿频、排尿困难、会阴坠胀与疼痛不适,直肠指检能发现前列腺肿大、压痛,前列腺液能查到脓细胞和淋球菌,可形成脓肿。慢性者多无自觉症状,少数会有会阴不适和晨起尿道有"糊口"现象。

2. 淋菌性精囊炎 急性者有尿频、尿痛、发热、终末血尿,直肠指检可发现精囊肿大并有剧烈触痛;慢性者一般无自觉症状,直肠指检可发现精囊变硬。

3. 淋菌性附睾炎 常为单侧,有阴囊红肿、疼痛、发热,尿液多浑浊,同侧下腹部和腹股沟有反射性抽痛。

4. 女性淋病并发症 主要为淋菌性盆腔炎,反复发作可引起输卵管狭窄或阻塞,继发异位妊娠、不孕或慢性下腹痛。

三、播散性淋球菌感染

播散性淋球菌感染极少见,一般发生于月经期或妊娠中后期妇女,淋球菌通过血管和淋巴管播散全身,可发生菌血症、败血症,严重时可以致命。表现有发热、寒战、全身不适,四肢关节附近出现散在红斑,随后变成脓疱、血疱或中心坏死,同时引起关节炎、腱鞘膜炎、心内膜炎、肺炎、肝炎等。

【诊断】 主要根据性接触史、临床表现、实验室检查作出诊断。

【鉴别诊断】 应与生殖道衣原体感染、念珠菌性阴道炎、滴虫性阴道炎等相鉴别,这些疾病均不能找到淋球菌。

【治疗】

1. 淋菌性尿道炎、宫颈炎、直肠炎 ①头孢曲松 1 g，一次性肌内注射；②大观霉素 2 g（女性 4 g），一次性肌内注射；③环丙沙星 500 mg，一次性口服；④氧氟沙星 400 mg，一次性口服。

2. 淋菌性咽炎 ①头孢曲松 1 g，一次性肌内注射；②环丙沙星 500 mg，一次性口服；③氧氟沙星 400 mg，一次性口服。

3. 淋菌性结膜炎

（1）新生儿：①头孢曲松每天 25～50 mg/kg（单剂量不超过 125 mg），肌内注射或静脉滴注，连用 7 天；②大观霉素每天 40 mg/kg，肌内注射，连用 7 天。

（2）成人：①头孢曲松 1 g/次，1 次/天，肌内注射，连用 7 天；②大观霉素 2 g/次，1 次/天，肌内注射，连用 7 天。同时用生理盐水冲洗眼睛，1 次/h，冲洗后用 1% 硝酸银或红霉素眼药水滴眼。

4. 妊娠期淋病 ①头孢曲松 1 g，一次性肌内注射；②大观霉素 4 g，一次性肌内注射。禁用喹诺酮类和四环素类。

5. 儿童淋病 ①头孢曲松 125 mg，一次性肌内注射；②大观霉素 40 mg/kg，一次性肌内注射。体重大于 45 kg 的患者按成人方案治疗。

6. 淋菌性附睾炎、淋菌性盆腔炎、播散性淋病 ①头孢曲松 1 g/次，1 次/天，肌内注射，连用 10 天；②大观霉素 2 g/次，1 次/天，肌内注射，连用 10 天。淋菌性脑膜炎疗程为 2 周，心内膜炎疗程要 4 周以上。

7. 其他 若有非淋时，应加用多西环素或阿奇霉素。

【治愈标准】 治疗结束 2 周内，无新的性接触情况下符合如下标准为治愈：①症状和体征全部消失；②治疗结束后 4～7 天做淋球菌涂片和培养均为阴性。

【思考题】 患者，男，30 岁，汉族。因"尿道口红肿、流脓，伴尿痛 1 天"来我科就诊。患者 5 天前与按摩女有过性接触史，2 天前自觉尿道灼热、有轻度刺痛感，有少许清亮的液体流出。昨天开始有尿频、尿急、尿痛，尿道口红肿，有黄绿色脓液流出。既往体健，无药物过敏史。体格检查：T 36.2 ℃，R 25 次/分，P 86 次/分，皮肤、巩膜无黄染，全身浅表淋巴结未触及，五官无异常，心、肺、肝、脾、肾无异常，脊柱、四肢无异常。皮肤科专科检查：尿道口红肿外翻，伴有大量的黄绿色脓性分泌物。辅助检查：血常规无明显异常；尿常规示白细胞 20 个/HP；尿道分泌物革兰氏染色示多核白细胞内革兰氏阴性双球菌；尿道分泌物培养与药敏示有淋球菌生长，对头孢曲松敏感。

根据以上病历请回答以下问题：①考虑什么诊断？②诊断依据是什么？③治疗方案是什么？

（邵阳医学高等专科学校 何湘）

第三节　生殖道沙眼衣原体感染

生殖道沙眼衣原体感染是一种以沙眼衣原体为致病菌，主要通过性行为感染的疾病。

【病因】　病原体为沙眼衣原体（CT）血清型 D～K。沙眼衣原体对热敏感，在 56～60 ℃仅能活 5～10 min；对寒冷不敏感，在 -70 ℃可存活数年之久。常用消毒剂均可将其杀灭。

【临床表现】　患者多为青壮年，主要通过性行为传播。潜伏期为数天至数月，平均为 1～3 周。

（1）男性尿道炎：与淋菌性尿道炎相似，但程度较轻。表现为尿道口稍红肿，有少量浆液性分泌物，内裤可被污染，早晨起床时能发现分泌物结痂封住尿道口（又称晨起糊口现象）（图 10-6）；自觉尿道有轻度的刺痒、刺痛或灼热感，亦有少数患者会有轻度的尿频、尿急、尿痛。未经治疗或治疗不彻底可引起并发症，常见的有附睾炎、前列腺炎，还可能有 Reiter 综合征，即尿道炎、结膜炎、关节炎三联征。

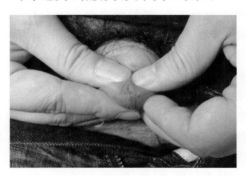

图 10-6　男性尿道炎

（2）女性黏液性宫颈炎：多无症状或症状轻微。表现为白带增多，呈黄色，有异味，妇检时发现宫颈水肿、糜烂。少数患者出现尿道炎，表现为尿道口轻度红肿，有少许分泌物，尿频，排尿困难或轻度尿痛等。如不治疗或治疗不彻底可并发输卵管炎、子宫内膜炎、盆腔炎、宫外孕、不育症、前庭大腺炎等。

（3）新生儿感染：经患病母亲产道分娩时可引起结膜炎或肺炎等。

【实验室检查】　能通过抗原检测、细胞培养、核酸检测等查出沙眼衣原体。

【诊断】　通过性接触史、临床表现、实验室检查即可作出诊断。

【鉴别诊断】　主要与淋病、尿道炎、阴道炎等相鉴别，可通过病原体检测作出鉴别。

【治疗】　①阿奇霉素 1 g 饭前 1 h 或饭后 2 h 一次顿服；②多西环素 100 mg/次，2 次/天，连服 7 天；③米诺环素 100 mg/次，2 次/天，连服 10 天；④红霉素/四环素 500

mg/次,4 次/天,连服 14 天;⑤罗红霉素 150 mg/次,2 次/天,连服 10 天;⑥克拉霉素 500 mg/次,2 次/天,连服 10 天;⑦氧氟沙星 300 mg/次,2 次/天,连服 7 天;⑧左氧氟沙星 500 mg/次,1 次/天,连服 7 天;⑨司帕沙星 200 mg/次,1 次/天,连服 10 天。

【治愈标准】 临床症状消失即可。

【思考题】 患者,男,29 岁,汉族。因"尿道刺痒,有少许分泌物 1 周"来我科就诊。既往体健,无药物过敏史。3 个月前与网友有过一夜情,1 周前自觉尿道刺痒,尿道口有少许分泌物,有晨起糊口现象。体格检查:T 36.4 ℃,R 24 次/分,P 75 次/分,皮肤黏膜无黄染,全身浅表淋巴结未触及,五官无异常,心、肺、肝、脾、肾无异常,脊柱、四肢无异常。皮肤科专科检查:尿道口轻度红肿,有浆液性分泌物。辅助检查:CT-DNA 阳性。

根据以上病历请回答以下问题:①考虑什么诊断? ②诊断依据是什么? ③治疗方案是什么?

(邵阳医学高等专科学校 何湘)

第四节 尖 锐 湿 疣

尖锐湿疣(CA)是由人类乳头瘤病毒(HPV)感染所致的性传播疾病,主要通过性行为传播。

【病因】 病原体是人类乳头瘤病毒(HPV),HPV 有 100 余种亚型,其中与尖锐湿疣有关的有 30 余种,主要是 HPV6、11、16、18 等型;最常见的致宫颈癌的亚型为 HPV16、18、45、56 型。

【临床表现】 潜伏期一般为 2 周~8 个月,平均为 3 个月,有的可达 1 年,青壮年多发。CA 好发于外生殖器与肛门部位皮肤黏膜交界处,开始为单个或多个散在的小而柔软的淡红色丘疹,逐渐增多、增大,互相融合形成表面凹凸不平、湿润的乳头状、菜花状、鸡冠状、蕈状赘生物,境界清楚,颜色为灰白色、粉红色、污灰色(图 10-7),表面易发生糜烂,有渗液、浸渍、破溃、出血、感染及异味。患者多无明显自觉症状,少数可有刺痒、灼痛、异物感、性交不适等。宫颈 CA 通常较小,表面光滑或呈颗粒状,境界清楚,可能有性交痛;肛门、直肠 CA(图 10-8)可能有里急后重与疼痛。HPV 潜伏感染时外观正常、醋酸白试验阴性,但 HPV-DNA 能检测到;HPV 亚临床感染时肉眼不易观察到,但醋酸白试验阳性。以上这两种状态与 CA 复发有关。

【实验室检查】

1. 醋酸白试验 皮损用 3%~5%醋酸溶液涂抹或湿敷 5 min 后,变成境界清楚的白色者为阳性。

2. 细胞学检查 取疣体组织涂片做巴氏染色,可见空泡细胞和角化不良细胞。

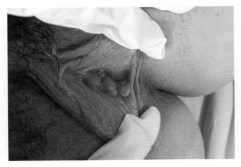

图 10-7　外阴 CA

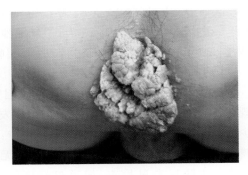

图 10-8　肛门 CA

【诊断】　根据性接触史、临床表现、实验室检查可作出诊断。

【鉴别诊断】

1.阴茎珍珠状丘疹　皮疹沿男性龟头冠状沟排列成一圈,为细小圆锥状白色或淡红色小丘疹,互不融合,无自觉症状。醋酸白试验阴性。

2.女阴假性湿疣　皮疹在女性小阴唇内侧,为对称分布的白色或淡红色绒毛状小丘疹,表面光滑,触之柔软,无自觉症状。醋酸白试验阴性。

3.皮脂腺异位　在口唇、龟头、阴唇可见位于皮下的淡黄色小丘疹,不增大,醋酸白试验阴性。

4.扁平湿疣　二期梅毒特征性皮损,发生在生殖器与肛门部位,为暗红色浸润性分叶状扁平丘疹,表面易糜烂渗出,有大量梅毒螺旋体。梅毒血清学反应强阳性。

【治疗】

1.外用药物治疗　①0.5%足叶草毒素酊(鬼臼毒素酊),2 次/天,连续外用 3 天,停药 4 天为 1 个疗程;根据病情可用 1~3 个疗程。有致畸作用,孕妇禁用。②10%~25%足叶草酯酊,1~2 次/周,涂药 1~4 h 后洗去,注意保护周围皮肤;有致畸作用,孕妇禁用。③5%氟尿嘧啶,1 次/周,有致畸作用,孕妇禁用。④50%三氯醋酸或二氯醋酸液,1 次/周,不超过 6 周,保护周围皮肤。⑤5%咪喹莫特,2~3 次/周,睡前外用,6~10 h 后洗掉,疗程为 16 周。

2.内用药物治疗　辅助使用干扰素,100 万~300 万 U/次,3 次/周,肌内注射,疗程在 4 周以上。

3.物理治疗　可采用激光、冷冻、微波、电灼等,巨大型 CA 可手术切除。

【思考题】　患者,男,30 岁,汉族。因"包皮龟头起赘生物 1 个月"来我科就诊。患者自述 10 个月前曾与一娱乐场所小姐有过性交史,1 个月前发现包皮龟头上有米粒大小红色赘生物,不痛不痒,无明显自觉症状,未予重视,但赘生物逐渐增大、增多。否认有发热、乏力、纳差、关节疼痛,大小便正常,体重稳定。既往体健,无药物过敏史。体格检查:T 36.3 ℃,R 23 次/分,P 73 次/分,皮肤、巩膜无黄染,全身浅表淋巴结未触及,五官无异常,心、肺、肝、脾、肾无异常,脊柱、四肢无异常。皮肤科专科检查:阴茎屈侧包皮与冠状沟处可见 3 个黄豆大小的菜花状丘疹,淡红色,质地柔软,境界清楚,表面无破溃,触之不痛。辅助检查:梅毒血清试验阴性,抗 HIV 抗体阴性,醋酸白试验阳性,HPV6-DNA、HPV11-DNA 阳性。

根据以上病历请回答以下问题:①考虑什么诊断? ②诊断依据是什么? ③治疗方案是什么?

(邵阳医学高等专科学校 何湘)

第五节 生殖器疱疹

生殖器疱疹(GH)是由单纯疱疹病毒(HSV)感染生殖器与肛周皮肤黏膜所致的一种慢性、复发性、难治的性传播疾病,多为性接触传播。

【病因】 主要病原体是 HSV-Ⅱ型,约占 GH 的 90%,另有约 10% 的 GH 是 HSV-Ⅰ型感染所致。人初次感染 HSV 后引起原发性感染,然后长期潜伏于骶神经结,当人体抵抗力下降时或在某些诱发因素作用下可使潜伏病毒激活而复发。HSV-Ⅱ型存在于皮损渗液、精液、宫颈及阴道的分泌物中,主要传播途径为性接触传染。

【临床表现】 好发于青壮年,多见于生殖器与肛周皮肤黏膜交界处,临床上分为原发性、复发性和亚临床型三种类型。

1. 原发性生殖器疱疹 潜伏期为 2～14 天,平均 3～5 天。好发于生殖器与肛周皮肤黏膜交界处,皮疹为簇集成群的小丘疹、丘疱疹、水疱(图 10-9),2～4 天后破溃形成糜烂面或溃疡,然后结痂愈合。病程为 2～3 周,自觉疼痛。常伴有发热、头痛、乏力、腹股沟淋巴结肿痛等。

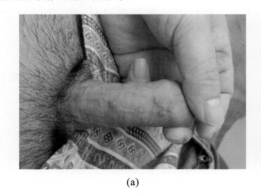
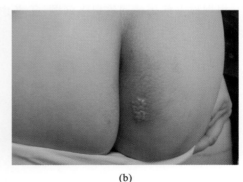

(a) (b)

图 10-9 生殖器疱疹

2. 复发性生殖器疱疹 常在原发性生殖器疱疹消退后 1～4 个月内复发,在原发部位先有灼热感、刺痛或刺痒感,随后出现簇集成群的小水疱、丘疱疹或丘疹,病情较原

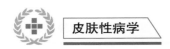

发性生殖器疱疹要轻,病程常为 7～10 天。可间隔 2～3 周或更长时间复发。

3. 亚临床型生殖器疱疹　70%～80%的 HSV-Ⅱ型与 50%HSV-Ⅰ型感染者无典型的临床表现,仅在生殖器固定部位反复出现微小裂隙、溃疡等不典型表现,易被忽略,是生殖器疱疹的主要传染源。

妊娠期生殖器疱疹可造成流产、早产、胎儿发育迟缓,甚至死胎,产道分娩可引起胎儿感染。

【诊断】　根据接触史,临床表现一般可诊断,必要时可进行实验室检查以便确诊。

【鉴别诊断】　应与白塞病、接触性皮炎、带状疱疹等相鉴别,这些疾病的 HSV-Ⅰ-DNA、HSV-Ⅱ-DNA 检测均为阴性。

【治疗】　注意休息,生活有规律,发作期禁止性生活,患病母亲分娩时最好选择剖宫产。

1. 内用药物治疗　阿昔洛韦 200 mg/次,5 次/天,连续口服 7～10 天;伐昔洛韦 300 mg/次,2 次/天,连续口服 7～10 天;泛昔洛韦 250 mg/次,3 次/天,连续口服 5～10 天。如频繁复发者,可使用免疫调节类药物。

2. 外用药物治疗　外用 3%阿昔洛韦霜、1%喷昔洛韦霜、酞丁胺霜等。

【思考题】　患者,男,30 岁,汉族。因"阴茎反复起成群水疱 3 年,复发 1 天"来我科就诊。患者 3 年前曾有不洁性交史,后在阴茎固定部位反复出现成群水疱,起病前 1 天都有刺痛感;皮疹常在劳累后发作,约 4 个月发作 1 次;3 天前在阴茎固定发作部位自觉刺痛,昨天出现成群小水疱。既往体健,无药物过敏史。体格检查:T 36.3 ℃,R 25 次/分,P 74 次/分,皮肤、巩膜无黄染,全身浅表淋巴结未触及,五官无异常,心、肺、脾、肝、肾无异常,脊柱、四肢无异常。皮肤科专科检查:包皮上可见成群的米粒大小水疱,疱液清亮。辅助检查:抗 HIV 抗体阴性,梅毒血清学试验阴性,HSV-Ⅱ-DNA 阳性。

根据以上病历请回答以下问题:①考虑什么诊断? ②诊断依据是什么? ③治疗方案是什么?

(邵阳医学高等专科学校　何湘)

第十一章

职业性皮肤病

职业性皮肤病是指个体在职业活动中因接触化学性、物理性及生物性物质引起的皮肤及附属器的疾病。

【病因】 职业性皮肤病的发病原因比较复杂,常常是多种因素综合作用的结果,但就某一病例而言,通常有一种原因起主要作用,即主要的致病因素。在生产条件下,最常见的主要的致病因素可归纳为化学性因素、物理性因素及生物性因素三大类。

1. 化学性因素 化学性因素是引起职业性皮肤病最常见的原因,占 90% 以上。

(1) 原发性刺激物:①无机性原发性刺激物:酸类,如硫酸、硝酸、盐酸、氢氟酸、氯磺酸、铬酸等;碱类,如氢氧化钾、氢氧化钠、氢氧化胺、碳酸钠等;某些元素及其盐类,如锑盐、砷和砷盐、氯化锌、氯化镓、氟化铍等。②有机性原发性刺激物:有机酸类,如醋酸、甲酸、三氯醋酸、水杨酸、苯酚等;有机碱类,如乙二胺、丙胺、丁胺等;有机溶剂类,如松节油、二硫化碳、石油等。③沥青、焦油及某些卤素化合物:如多氯联苯、氯萘等具有特殊的刺激作用,可造成特有的皮肤损害——痤疮样皮疹,因此这类物质又称为致痤疮物。

(2) 致敏物质:①染(颜)料及其中间体:如对苯二胺、间苯胺黄、酱紫、二硝基氯苯、立索尔大红、对氨基酚、氨基偶氮苯、萘胺黄、荧光染料等。②显影剂类:如密妥尔(硫酸对甲氨基苯酚)、三聚甲酸、二乙基对苯二胺硫酸盐、橡胶制品的促进剂和防老剂。③天然树脂和合成树脂:如大漆、松香、酚醛树脂、环氧树脂、尿醛树脂等。④其他:如三硝基酚、松节油、六六六、滴滴涕、普鲁卡因、氯丙嗪、磺胺类等。

2. 物理性因素 机械摩擦及损伤,温度的变化及潮湿,接触 X 线、放射性物质、紫外线等。

3. 生物性因素 动物皮毛、植物的花粉、微生物因素(如渔业工人发生类丹毒等)等。

【诊断】

1. 病史 询问工作性质、工龄、皮肤素质、发病与接触物的关系、过去同工种工人有无同样的病史。

2. 体检 着重检查皮损的发生部位及其是否与接触物的范围一致,皮损形态是否有特征性。

3. 现场调查 深入现场,了解生产过程所应用的原料、半成品、成品以及此物质在生产过程中所呈现的状态,劳动条件与防护情况,环境卫生和个人卫生状况等。

4. 动态观察 如怀疑与生产环境有关,即可暂时脱离该环境,观察皮损是否好转或消失,已消失者,再接触又复发,可帮助诊断。

5.皮肤斑贴试验 将少量的可疑致敏物贴在皮肤上,人为地造成小范围的变应性接触性皮炎,是寻找致敏原的一种常用检查方法,有助于诊断。

6.其他 如怀疑为砷、汞、铅所致者,可测其血、尿中该物质的含量。

【预防与治疗】

(1)加强宣传教育工作,使广大职工了解预防职业性皮肤病的重要性及其防护知识。

(2)做好卫生保健工作,对新工人进行就业前健康检查及定期进行体检,发现患者应及时治疗。

(3)医务人员应深入现场调查研究,掌握职业性皮肤病发病的规律,积极制订防护措施,并建议改善劳动条件,改进生产技术操作规程,尽可能做到生产机械化、自动化、密闭化。

(4)重视集体和个人防护,设置卫生设施,穿戴防护衣、帽、鞋、口罩、手套、眼镜等,或涂抹防护剂。

(5)对已经确诊的患者,必要时调换工种。

(6)根据临床症状,采用相应的对症处理。

第一节 农业职业性皮肤病

农业职业性皮肤病是指农业生产劳动过程中,由于接触各种有害因素而引起的皮肤病。农业职业性皮肤病种类较多,本章仅介绍浸渍擦烂型皮炎。

浸渍擦烂型皮炎又称稻农皮炎,俗称"烂手烂脚",春末夏季为高发季节,主要见于我国南方大面积种植水稻的地区,以参加水田劳动的农民为主要易患人群。

【病因病机】

(1)长期浸水是发病的主要原因。皮肤长期浸水后角质层松软,屏障作用降低,导致水分进入表皮引起局部表皮肿胀、浸渍。

(2)浸渍的表皮不能耐受劳动过程中的机械性摩擦,引起角质层或表皮的部分剥脱,局部发生糜烂。

(3)田水温度高会使皮肤浅层毛细血管扩张,加重皮损处水肿和渗出。

(4)空气湿度大,皮肤不容易干燥,也可促发或加重本病。

【临床表现】 一般在田间连续浸水作业数天后发病。初起时指(趾)间隙皮肤肿胀、发白、起皱并出现浸渍现象,随后持续的机械性摩擦导致浸渍的皮肤擦破、糜烂,轻者仅限于1~2个指(趾)间皮肤,重者可累及各个指(趾)间及邻近部位皮肤。部分患者可发生指(趾)甲损伤或甲沟炎,严重者可发生淋巴管炎或淋巴结炎。少数患者皮损发生于角质层较厚的部位(如掌跖),出现蜂窝状点状剥脱现象。本病有自限性,脱离农田作业后,病情轻者 2～3 天、病情重者 1 周左右渐愈,有继发细菌感染者病程可延长。

【治疗】

1. 预防 完善农业机械化是解决本病的根本措施。应尽量缩短连续浸水时间及加强个人防护,下田前在浸水部位涂一层保护剂(如凡士林),收工后可用 12.5% 明矾加适量食盐水浸泡 15～20 min,也可将皮肤洗净、拭干后,外用干燥性粉剂(枯矾 10%、氧化锌 20%、滑石粉 70% 混合研细)。

2. 治疗 以清洁、干燥、收敛、防止继发感染为原则。浸渍阶段可外用干燥性粉剂;有糜烂者可用 3% 硼酸溶液湿敷或外用 3% 龙胆紫;继发感染者可用 1∶5000 高锰酸钾溶液浸泡后,再外用抗生素药膏,必要时可进行全身抗感染治疗。

【思考题】 说出农业职业性皮肤病的预防与治疗。

(盘锦职业技术学院　姚文山)

第二节　工业职业性皮肤病

工业职业性皮肤病是指工业生产劳动过程中由于接触与生产有关的有害因素而引起的皮肤病。

【病因病机】 病因比较复杂。

1. 化学性因素 包括原发性刺激物和致敏物两大类。

(1)原发性刺激物:分为无机性和有机性刺激物,前者包括酸类(如硫酸、盐酸、硝酸、磷酸和铬酸等)、碱类(如氨、氢氧化钾、氢氧化钠、碳酸钠、氧化钙和硫代硫酸钠等)、某些金属元素及其盐类(如锑及锑盐、砷及砷盐、铬及铬盐等),后者包括有机酸类(如醋酸、甲酸、乳酸、苯酚及鞣酸等)、有机碱类(如乙醇胺、甲基胺类和乙二胺等)、各种有机溶剂(如二甲基亚砜、松节油、石油、煤焦油及其衍生物等)。

(2)致敏物:常见的致敏物有天然树脂和合成树脂(如生漆、松香和环氧树脂等)、石油及其衍生物、染料及其中间体(如对苯二胺、酱紫、二硝基氯苯、对氨基酚、氨基偶氮苯和荧光染料等)、橡胶制品的促进剂和防老剂、显影剂类(如密妥尔、焦性没食子酸、对苯二胺和对氨基苯酚等)及其他(如三硝基酚、普鲁卡因、磺胺类药物等)。

2. 物理性因素 主要包括机械性损伤、高温、寒冷、电、日光、X 线、激光及放射性核素等。

3. 生物性因素 包括真菌、细菌、寄生虫、病毒以及某些植物的浆汁、花粉、毛刺及尘屑,某些水生动物也可引起皮肤病。

在以上各种致病因素中,化学性因素最为常见,物理性因素在多数情况下与化学性因素具有协同作用而致病,生物性因素所致的皮肤病在某些工种中比较多见(如潮湿工作环境中的足癣等)。

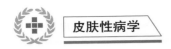

此外个体的性别、年龄、皮肤类型以及生产季节、卫生及防护条件等因素与本组疾病的发生、发展也存在密切关系。

病机因病因不同而存在显著差异,主要有原发性刺激、变态反应、光敏性反应等。

此外,石油、焦油类油性物质可填塞毛囊口,导致毛囊口上皮细胞增生,形成角化性毛囊性皮损;石油、焦油类、某些染料和橡胶制品可影响黑素代谢,引起色素沉着;苯基酚和烷酚类化学物质可抑制黑素代谢造成皮肤色素脱失;沥青、煤焦油、石油等物质因存在 3,4-苯并芘等化合物可引起局部皮肤增生角化,形成疣状新生物,部分还可引起癌变。

【临床表现】 工业职业性皮肤病的临床特征与接触物性质和浓度、接触时间、接触方式、接触部位及机体反应性差异等诸多因素有关。同一工种可见到不同类型的皮损,同一类型的皮损又可见于不同工种。根据病因及皮损特征,可分为以下类型。

1. 职业性皮炎 最常见,占全部工业职业性皮肤病的 90% 左右,多由职业活动过程中接触原发性化学刺激物或致敏物引起。表现为接触性皮炎(详见接触性皮炎)或湿疹。

2. 职业性光敏性皮炎 在劳动中接触光敏物质所引起,包括光毒性皮炎和光变态反应性皮炎。

(1)光毒性皮炎:好发于日光暴露部位。表现为日光照射后很快发生局部潮红、肿胀伴烧灼、刺痛或不同程度瘙痒,严重者可在红斑、水肿基础上出现浆液性水疱或大疱,破溃后可糜烂、结痂。愈后可留有不同程度的弥漫性色素沉着。

(2)光变态反应性皮炎:患者多有光敏物质接触史,首次发病潜伏期为 1～2 周,再次发病潜伏期小于 24 h。皮损初发于曝光部位,边界不清楚,以后可向周围皮肤扩散并累及其他部位。初发皮损为红肿基础上散在或密集分布的米粒大小丘疹、水疱,严重者可有大疱或渗出,脱离接触后皮损一般会逐渐减轻,再次接触光敏物后经日光照射,皮损会反复发作并加重。部分患者病程较长,迁延数月。光斑贴试验多为阳性。

3. 职业性皮肤色素异常 可分为色素沉着和色素减退两类。

(1)色素沉着:多累及长期接触煤焦油、石油及其分馏产物或橡胶、颜料及其中间体者。好发于面、颈及前臂等暴露部位,往往对称分布。初发皮损为瘙痒性红斑,逐渐出现色素沉着,呈斑点、斑片或网状分布,境界不清,有时可有毛囊角化性丘疹、毛细血管扩张及皮肤轻度萎缩等。皮损消退缓慢,脱离接触性致敏物后数月才可逐渐消退,再次接触可复发。

(2)色素减退:多累及长期接触苯二酚、烷基酚、环氧树脂或煤焦油、石油及其分馏产物者。好发于手背、前臂等接触暴露部位,少数可发生于身体其他部位。部分患者初发即为白斑,也可继发于皮炎或皮肤损伤后,皮损类似白癜风,多为点状或片状局限性色素脱失斑,大小不一,境界清楚。病程呈慢性经过,脱离接触性致敏物后皮损可缓慢消退。

4. 职业性痤疮 多见于长期接触矿物油类或某些卤代烃类物质者,临床表现类似痤疮。根据接触物的不同可分为油痤疮和氯痤疮两类。

（1）油痤疮：与长期接触石油、煤焦油及其分馏产物有关。好发于接触暴露部位。皮损为黑头粉刺或毛囊炎，毛囊口扩大，毳毛在毛囊口折断，可呈角化性痤疮样皮损，也可出现脓疱、囊肿等改变。

（2）氯痤疮：与长期接触卤代烃类物质有关。好发于面部及耳廓前后，也可累及躯干、四肢及阴囊等部位。皮损以黑头粉刺为主，炎性丘疹较少见，部分患者耳廓周围及阴囊等处可有草黄色囊肿。轻度器官损害被认为是氯痤疮的特征之一。

5. 职业性皮肤溃疡 多累及长期接触铬、铍、砷等化合物者，多为局部皮肤接触刺激物后发生的腐蚀性损害。好发于四肢远端，尤其在指、腕、踝关节等处多见。典型皮损为绿豆至黄豆大小溃疡，呈圆形或椭圆形，表面常有少量分泌物或干燥的灰黑色痂，边缘清楚，溃疡周围组织稍增生隆起（"鸟眼状"溃疡）。常自觉不同程度的疼痛，继发感染时明显。溃疡不易愈合，病程可长达数月，愈合后留下萎缩性瘢痕。

6. 职业性角化过度、皲裂 多累及从事手工业的工人。长期接触有机溶剂、碱性物质、中等浓度的酸液及机械性摩擦可使皮肤失水、脱脂、干燥、弹性降低，继而发生与皮纹一致的皲裂，深浅及长短不一，累及真皮者可疼痛，牵拉后可有出血。病情常冬重夏轻。

7. 职业性痒疹 在职业环境中各种因素均可引起。螨类叮咬引起者多累及从事农作物加工者的皮肤暴露部位，躯干及身体其他部位也可累及（详见螨虫皮炎）。

8. 职业性赘生物 由长期接触沥青、煤焦油、石油及矿物油等物质引起。皮损类似扁平疣或寻常疣，好发于手背和前臂等部位。部分患者在脱离接触物后皮损可自行消退，少数患者可继发鳞状细胞癌。

其他职业性皮肤病还包括各种与职业有关的感染性皮肤病、放射性皮肤病、毛发及甲改变等。

【诊断】 本病的诊断主要根据职业性接触史及发生于暴露部位的非特异性皮损，在排除其他表现类似的皮肤病后方可诊断，必要时可进行有关实验室检查（如豚鼠最大限量试验、特异性淋巴细胞转化试验及巨噬细胞移动抑制试验等），斑贴试验可用于寻找过敏性接触性皮炎及湿疹的致敏原（详见第二章）。

【治疗】 本病的控制属于重要的公共卫生问题，应遵循"防治结合，重在预防"的原则。

1. 预防

（1）改进生产流程，不断提高生产过程的机械化、自动化和封闭化。

（2）加强集体和个人防护，不断改善工作环境中的卫生条件。工作人员应穿戴防护衣、工作帽、口罩、手套等，暴露于日光者应外用适当的防晒剂；衣物、皮肤、毛发上的残留物应及时清除。

（3）确诊患者应根据病情安排休息，必要时脱离原来的生产环境以免病情加重。

2. 治疗 多数患者可参照一般皮肤病的治疗原则。急性皮肤化学性灼伤首先应立即用大量清水冲洗皮损,不少于 15 min;强碱灼伤可外用 2％醋酸或 3％硼酸溶液,然后外用 5％～10％硼酸软膏;强酸灼伤可外用 2％～5％碳酸氢钠溶液,再外用氧化锌油或糊剂。职业性痤疮患者应清除致病物后,再按照痤疮的一般原则处理。

【思考题】 简述工业职业性皮肤病的预防与治疗。

(盘锦职业技术学院 姚文山)

第十二章

物理性皮肤病

物理性皮肤病是人体遭受外界各种物理因素如日光、潮湿、温热、干燥、放射线、机械性压迫与摩擦等引起的一组疾病。

第一节　痱　　子

痱子亦称粟粒疹、汗疹，是高温潮湿环境中排汗不畅引起的小水疱或丘疱疹，是汗孔闭塞导致皮肤内汗液潴留的一组疾病。

【病因病机】　夏季气温高，湿度大，人体排汗量增加，若不能及时蒸发，可使表皮浸软肿胀，堵塞汗孔，汗液淤积致汗管扩张或破裂，渗入周围组织引起局部水肿或炎症，出现小水疱、小丘疹等皮疹。在高温闷热环境下汗液的浸渍、角质层过度脱脂及表皮细菌过度繁殖均能导致汗孔闭塞、汗液排泄受阻、汗管破裂、汗液外渗于周围组织而发病。

【临床表现】　依据汗管损伤和汗液溢出部位的不同可分以下四种类型。

1. 晶形粟粒疹　又称白痱，为汗液淤积在角质层所致。常见于炎热多汗及长期卧床者。皮疹主要发生在前额、颈部、胸背等处，为针帽大透明水疱，疱壁薄，易破，无炎症，无自觉症状。数日后水疱干涸，伴少量脱屑。皮疹可反复成批出现。

2. 红色粟粒疹　又称红痱，最常见。为汗管堵塞在表皮下部，汗液渗出于棘层所致。常见于炎热季节肥胖儿头面部、胸背部、四肢屈侧或妇女乳房下。皮疹为成批出现的针帽大红色丘疹或丘疱疹，周围有轻度红晕，对称分布，伴瘙痒或灼热感。易继发感染形成毛囊炎、汗管炎或湿疹样变。

3. 脓疱性粟粒疹　又称脓痱。多发于颈部、四肢屈侧、会阴部等皮肤皱褶处，也见于小儿头部。皮疹为红痱顶端有针帽大小脓疱，细菌培养为非致病性球菌。

4. 深部粟粒疹　又称深痱。汗管堵塞较深，汗液渗出在真皮。常见于热带地区的人群、肥胖成年人的躯干及四肢屈侧。皮疹为密集的与汗孔一致的皮色、非炎症性丘疹和水疱，出汗时明显。

【诊断】　根据夏季高温潮湿，头面、躯干出现成批小水疱、小丘疹不难诊断。

【鉴别诊断】　本病需与夏季皮炎、急性湿疹等相鉴别。

【治疗】

（1）调节室内温度与湿度，保持空气流通。夏季勤洗澡，穿宽松衣服，小儿、多汗或

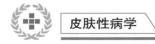

肥胖者的皮肤皱褶处撒痱子粉。

（2）外用药物治疗：以清凉、收敛、止痒为原则，洗澡后外用痱子粉或含有薄荷、樟脑成分的粉剂、洗剂，脓痱可外用2%鱼石脂炉甘石洗剂、黄连扑粉。

（3）内用药物治疗：瘙痒明显者可口服抗组胺药，脓痱外用治疗效果不佳可口服抗生素，也可服用清热、解毒、利湿的中药（如金银花）。

【思考题】 简述痱子的治疗方法。

（盘锦职业技术学院　姚文山）

第二节　日光性皮炎

光感性皮肤病主要由日光引起。日光对人体皮肤的损伤是光的物理特性和生物学效应所致，前者使皮肤产生红斑等急性反应，后者则引起皮肤的一些生物学改变，如光毒性反应、光变态反应、光老化、光线致癌等。临床上最常见的光感性皮肤病是日光性皮炎。

日光性皮炎也称日晒伤或晒斑，是皮肤受到强烈日光照射后出现的急性光毒性皮炎。

【病因】 本病主要由波长为290～320 nm的中波紫外线（UVB）引起。人体皮肤接受超剂量UVB照射后，局部发生光毒性反应，导致毛细血管扩张、组织水肿，并促进黑素细胞合成黑素颗粒。

【临床表现】 多见于夏季时的暴露部位，任何人均可发病。人体皮肤尤其是日常遮盖部位突然受到强烈阳光暴晒，约24 h后光照部位瘙痒，出现红斑；12 h左右皮疹呈边缘清楚的水肿性红斑，重者出现水疱、大疱，疱壁松弛，破溃后呈浅糜烂面，伴少量浆液渗出（图12-1）。自觉瘙痒或灼痛。光毒反应强烈或光照面积大者可出现发热、头晕、心悸、恶心及中暑症状。

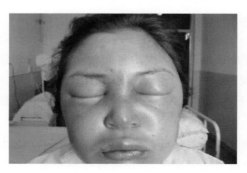

图 12-1　日晒伤

日晒伤的炎症程度与光线强度、照射时间、肤色深浅有关。皮疹轻者3～5天红斑消退,伴少许菲薄糠秕状脱屑。有水疱或糜烂者5～7天皮疹亦可消退,遗留淡褐色色素沉着斑,此后即对日光有耐受性,继续经常晒阳光一般不再出疹。

【诊断】 根据强烈日光暴晒史及典型临床表现,本病容易诊断。

【鉴别诊断】 本病应与接触性皮炎进行鉴别,后者有接触刺激物史,与日晒无关,可发生于任何季节,皮损发生于刺激物接触处。

【预防和治疗】 应避免暴晒,烈日下外出前可在暴露部位外用物理性遮光剂如5％二氧化钛霜,也可选用含对甲酸或二苯甲酮等成分的化学遮光剂,可根据个人皮肤色型选择遮光剂的日光保护指数(SPF)。

外用药物治疗原则为消炎、安抚、止痛。可外用炉甘石洗剂或糖皮质激素,严重者可用冰牛奶湿敷。有全身症状者可口服抗组胺药、非甾体类抗炎药,严重者可用糖皮质激素。

【思考题】 简述日晒伤的临床表现。

(盘锦职业技术学院 姚文山)

第三节 夏季皮炎

夏季皮炎是夏季常见的皮肤病,在夏季门诊患者中占很高比例。

【病因病机】 由夏季的持续高温、闷热引起,和湿度关系密切,特别是在温度高于30 ℃的环境下易发病。

【临床表现】 常对称累及四肢伸侧和躯干部,尤以双侧胫前多见。皮损初起为红斑,继之出现密集成片的针头至粟粒大小的丘疹和丘疱疹,搔抓后可出现抓痕、血痂、皮肤肥厚及色素沉着,无糜烂、渗出。自觉瘙痒和轻度灼热感。病情与气温和湿度密切相关,气温高、湿度大且持续时间长则病情加重,而气温下降时则明显好转并可逐渐自愈。

【诊断】 根据典型临床表现容易诊断。

【鉴别诊断】 本病应与痱子、夏季瘙痒症等进行鉴别。

【预防和治疗】 应注意室内通风、散热,保持皮肤清洁干燥。外用药物治疗以清凉、止痒为主,也可外用糖皮质激素。瘙痒显著者可口服抗组胺药。

【思考题】 简述夏季皮炎的治疗与预防。

(盘锦职业技术学院 姚文山)

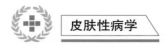

第四节 冻 疮

冻疮是机体受到寒冷侵袭后,发生在末梢部位的局限性红斑炎症性疾病。在气温 10 ℃以下的湿冷环境中易发生。冬季多见,病程慢性。气候转暖后自愈,易复发。

【病因】 局部皮肤受到寒冷刺激或寒暖急变时,皮下小动脉血管强烈收缩,引起皮肤缺血、缺氧,细胞损伤,细胞内外微环境改变,代谢失常,久之血管麻痹性扩张,血浆渗出,引起局部水肿、水疱形成及组织坏死。潮湿环境中,体表散热加速,故冻疮发生率高。此外,慢性感染或消耗性疾病、自主神经功能紊乱、缺乏运动、营养不良、手足多汗、局部血液循环障碍,均可诱发或加重冻疮。

【临床表现】 常见于儿童、女性或久坐不动、末梢循环不良者。好发于肢端及暴露部位,如手、足、面颊、耳廓、鼻尖,常对称发生。皮损为局限性红色或紫红色水肿性红斑,界限不清,边缘呈鲜红色,表面紧张有光泽,压之褪色,触之冰凉,有痒感,受热后局部肿胀及瘙痒更显著,易出现水疱,疱液为淡黄色血性浆液,疱破后形成糜烂及溃疡,伴有疼痛。愈后可遗留色素沉着及萎缩性瘢痕,每年冬季同一部位反复发作。

【诊断】 好发于冬季,儿童及妇女或久坐不动、末梢循环不良者易发病。皮损好发于四肢末梢部位及暴露部位,临床表现为紫红色水肿性红斑,皮温低,易形成水疱、溃疡等。

【鉴别诊断】 多形红斑样冻疮常需与多形红斑鉴别。后者好发于春秋季,常见于患者手足背面,分布对称,皮损为绿豆至黄豆大小紫红色斑块,典型损害为虹膜样红斑。有时尚见于踝、膝、髋、臀、腰和口腔等处。

【预防和治疗】 注意保暖、防寒、防潮湿。口服血管扩张药如烟酸、硝苯地平、烟酸肌醇、盐酸酚苄明。亦可口服赛庚啶、维生素 E,中药可用当归四逆汤等,未破溃者可用维生素 E 软膏、10%樟脑软膏、10%樟脑醑和辣椒酊。有溃疡、渗液时,先用 3%硼酸溶液湿敷,渗液停止后,再外用 10%鱼石脂软膏、红霉素软膏、当归冻疮膏、猪油蜂蜜软膏,同时配合音频电疗、二氧化碳激光照射或氦氖激光局部照射。坚持锻炼,促进血液循环,提高机体对寒冷的适应性。

【思考题】 简述冻疮的治疗与预防。

(盘锦职业技术学院 姚文山)

第五节 手 足 皲 裂

手足皲裂是指由各种原因引起的手足部皮肤干裂,既可是一种独立的疾病,也可以是某些皮肤病的伴随症状。

【病因病机】 由于掌跖部位皮肤较厚且无皮脂腺,在日常生活工作中受到摩擦可变得更厚而失去弹性,在干燥季节或干燥环境下由于局部动作对皮肤的牵拉,可产生皲裂。局部皮肤经常摩擦,接触酸、碱或有机溶剂的人群易发本病;某些皮肤病(如慢性湿疹、手足癣、掌跖角化病、鱼鳞病)也易出现皲裂表现。

【临床表现】 好发于冬季。多累及成年手工劳动者的掌跖或经常受摩擦、牵拉的部位。皮损多沿皮纹方向分布。根据裂隙深浅程度可分为三度:一度仅达表皮,无出血、疼痛等症状;二度达真皮浅层而自觉轻度疼痛,但不引起出血;三度由表皮深入真皮、皮下组织,常引起出血和疼痛。

【诊断】 根据典型临床表现易于诊断。

【预防和治疗】 在干燥寒冷季节常用温热水浸泡手足,然后外涂有滋润作用的油脂;应尽量减少局部摩擦,同时应避免手足部位接触酸、碱或有机溶剂;积极治疗湿疹、手足癣等基础疾病。可外用10%～20%尿素霜、水杨酸或维A酸软膏;严重者先用热水浸泡患处,再用刀片将增厚的角质层削薄,然后用药。

【思考题】 简述手足皲裂的临床表现。

(盘锦职业技术学院 姚文山)

第六节 鸡眼与胼胝

鸡眼与胼胝是皮肤局部长期受压或摩擦而引起的角质增生性损害。

【病因】 发病与机械性摩擦有关,也与个体素质、足形及某些职业有关。

【临床表现】 鸡眼为倒圆锥状嵌入真皮的淡黄色角质栓,豆大或更大,境界清楚,好发于足跖前中部、小趾外侧或姆趾内侧缘,因其顶端嵌入真皮乳头,刺激神经末梢,故行走时可发生顶撞样痛,此种鸡眼称为硬鸡眼。趾间的鸡眼因受汗液浸渍呈灰白色,又称软鸡眼。胼胝为局限性黄色较厚、扁平、坚硬的角质增生斑块,境界不清,中央厚,边缘较薄,表面光滑,皮纹清晰,多见于成人,好发于掌跖、易受压迫或摩擦部位,常对称发生,局部感觉迟钝,严重时可有压痛。

【诊断】 易发生在成人受压的掌跖部,皮损为角质增生性损害。

【鉴别诊断】 应与跖疣鉴别,后者常多发,不限于受压或摩擦部位,黄豆大小,除去表面角质层可见白色软刺状疣体,表面常有点状黑色斑点或出血,有不同程度的疼痛。

【治疗】 鸡眼可外用各种腐蚀剂,但需注意保护周围皮肤,如鸡眼膏、10%水杨酸冰醋酸糊剂、30%水杨酸火棉胶、水晶膏、40%氢氧化钾淀粉糊、高锰酸钾结晶外敷、鲜半夏或鸦胆子仁捣烂敷贴等,隔4～6天换药1次。疼痛显著者可考虑手术切除。胼胝是一种保护性反应,若能除去病因,多能自愈。有症状者可用热水浸泡,用刀削除或外

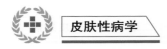

用角质剥脱剂,如 30％～40％水杨酸软膏、40％尿素软膏、0.3％维 A 酸软膏、25％水杨酸火棉胶等。液氮冷冻、二氧化碳激光、电凝也有一定疗效。

【思考题】 简述鸡眼与胼胝的治疗。

(盘锦职业技术学院　姚文山)

第十三章 红斑鳞屑性皮肤病

第一节 银 屑 病

银屑病是一种常见的慢性复发性炎症性皮肤病,典型皮损为鳞屑性红斑,特点是角质形成细胞增殖和分化加速,血管生成与血管扩张,原位自身反应性 T 淋巴细胞增加。与欧美等国家相比,中国银屑病的患病率较低,为 0.123%(1982 年)。由于中国人口基数较大,故银屑病患者绝对数较多,且正在逐年增加。银屑病具有春冬季节加重、夏秋季节缓解的特点。

【病因病机】 银屑病的确切病因尚未清楚。目前认为,银屑病是遗传因素与环境因素等多种因素相互作用的多基因遗传病,免疫介导是其主要发生机制。

1. 遗传因素 国内报道有家族史者为 11%~20%。

2. 感染 相当一部分病例发生前有咽喉感染史或其他呼吸系统的感染性疾病,病毒或细菌感染可能是导致银屑病的一个直接或间接的原因。经抗炎治疗或扁桃体摘除后,其皮肤症状也能明显得到缓解。

3. 外伤 3%的患者在外伤后发病,皮损初发于外伤处,主要为擦伤、跌伤,也有发生于手术伤口或瘢痕边缘的。

4. 免疫因素 本病患者免疫功能偏低,淋巴细胞转化率低下,寻常型银屑病皮损处淋巴细胞、单核细胞浸润明显,尤其是 T 淋巴细胞真皮浸润为银屑病的重要病理特征,表明免疫系统参与该病的发生和发展。体液免疫的变化则未定论。

另外,代谢障碍、内分泌因素、环境因素、精神紧张、应激事件、手术、妊娠、吸烟和某些药物作用均与银屑病的发病有关。

【临床表现】 根据银屑病的临床特征,可分为寻常型银屑病、关节病型银屑病、红皮病型银屑病及脓疱型银屑病,其中寻常型银屑病占 99%以上,其他类型多由寻常型银屑病外用刺激性药物、系统使用糖皮质激素和免疫抑制剂过程中突然停药以及感染、精神压力等诱发。

(一)寻常型银屑病

初起皮损为红色丘疹或斑丘疹,逐渐扩展成为境界清楚的红色斑块,上覆厚层鳞屑,空气进入角化不全的角质层,由于反光作用而使鳞屑呈银白色(图 13-1),刮除成层鳞屑,犹如轻刮蜡滴(蜡滴现象),刮去银白色鳞屑可见淡红色发光的半透明薄膜(薄膜现象），剥去薄膜可见点状出血，后者由真皮乳头顶部迂曲扩张的毛细血管被刮破所致。蜡滴现象、薄膜现象与点状出血对银屑病有诊断价值。

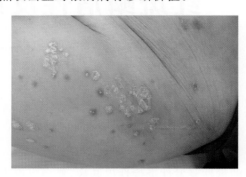

图 13-1　寻常型银屑病

皮损可发生于全身各处，但以四肢伸侧，特别是肘部、膝部和骶尾部最为常见，常呈对称性。面部皮损为点滴状浸润性红斑、丘疹或脂溢性皮炎样改变；头皮皮损为暗红色斑块或丘疹，上覆较厚的银白色鳞屑，境界清楚，常超出发际，头发呈束状（束状发）；腋下、乳房和腹股沟等皱褶部位皮损常由于多汗和摩擦，导致鳞屑减少并可出现糜烂、渗出及裂隙；少数损害可发生在唇、颊黏膜和龟头等处，颊黏膜损害为灰白色环状斑，龟头损害为境界清楚的暗红色斑块；甲受累多表现为"顶针状"凹陷。

寻常型银屑病根据病情发展可分为三期：①进行期：旧皮损无消退，新皮损不断出现，皮损浸润明显，周围可有红晕，鳞屑较厚，针刺、搔抓、手术等损伤可导致受损部位出现典型的银屑病皮损，称为同形反应或现象。②静止期：皮损稳定，无新皮损出现，炎症较轻。③退行期：皮损缩小或变平，炎症基本消退，遗留色素减退或色素沉着斑。

急性点滴型银屑病又称发疹性银屑病，常见于青年人，发病前常有咽喉部的链球菌感染病史。起病急骤，数天可泛发全身，皮损为 0.3～0.5 cm 大小的丘疹、斑丘疹，色泽潮红，覆以少许鳞屑，痒感程度不等。经适当治疗可在数周内消退，少数患者可转化为慢性病程。

寻常型银屑病皮损较大、形如盘状或钱币状时称为盘状或钱币状银屑病；皮损不断扩大、融合，呈不规则地图状时，称为地图状银屑病；皮损鳞屑增厚、变硬，呈蛎壳状时称为蛎壳状银屑病。

（二）关节病型银屑病

除皮损外可出现关节病变，后者常与皮损同时出现或先后出现，一般先有皮损，后出现关节症状。任何关节均可受累，包括肘、膝等大关节，指、趾等小关节，脊椎及骶髂关节。可表现为关节肿胀和疼痛，活动受限，严重时出现关节畸形，类似类风湿性关节炎，但类风湿因子常为阴性（图 13-2）。X 线检查示软骨消失、骨质疏松、关节腔狭窄伴不同程度的关节侵蚀和软组织肿胀。病程慢性。

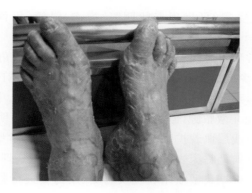

图 13-2 关节病型银屑病

（三）红皮病型银屑病

表现为全身皮肤弥漫性潮红、浸润、肿胀并伴有大量糠状鳞屑，其间可有片状正常皮肤（皮岛），可伴有全身症状如发热、浅表淋巴结肿大等。病程较长，消退后可出现寻常型银屑病皮损，易复发。

（四）脓疱型银屑病

脓疱型银屑病分为泛发性和局限性两类。

1. 泛发性脓疱型银屑病 常急性发病，在寻常型银屑病皮损或无皮损的正常皮肤上迅速出现针尖至粟粒大小、淡黄色或黄白色的浅在性无菌性小脓疱，常密集分布，可融合形成片状脓湖，皮损可迅速发展至全身，伴有肿胀和疼痛感（图 13-3）。常伴全身症状，出现寒战和高热，呈弛张热型。患者可有沟状舌，指（趾）甲可肥厚、浑浊。一般 1～2 周后脓疱干燥结痂，病情自然缓解，但可反复呈周期性发作。患者也可因继发感染、全身衰竭而死亡。

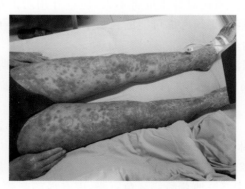

图 13-3 泛发性脓疱型银屑病

2. 局限性脓疱型银屑病 皮损局限于手掌及足跖，对称分布，手掌部好发于大、小鱼际，可扩展到掌心、手背和手指，足跖部好发于足跖中部及内侧。皮损为成批发生在红斑基础上的小脓疱，1～2 周后脓疱破裂、结痂、脱屑，新脓疱又可在鳞屑下出现，时轻时重,经久不愈。甲常受累,可出现点状凹陷、横沟、纵嵴、甲浑浊、甲剥离及甲下积脓等。

【组织病理】 寻常型银屑病表现为角化过度伴角化不全,角化不全区可见 Munro 微脓肿,颗粒层明显减少或消失,棘层增厚,表皮突向下延伸呈钉突状;真皮乳头顶部呈杵状,其上方棘层变薄,毛细血管扩张充血,周围可见淋巴细胞、中性粒细胞等浸润。脓疱型银屑病表现为 Kogoj 微脓肿,但角化不全及表皮突延伸不明显。红皮病型银屑病的病理变化主要为真皮浅层血管扩张,充血更明显,其余与寻常型银屑病相似。

【诊断】 主要根据典型临床表现进行诊断和分型,组织病理具有一定的诊断价值。

【鉴别诊断】 主要根据典型临床表现及病史、用药史进行鉴别。本病应与玫瑰糠疹、脂溢性皮炎、二期梅毒疹、扁平苔藓进行鉴别(表 13-1)。

表 13-1 玫瑰糠疹、脂溢性皮炎、二期梅毒疹、扁平苔藓的特点

区别点	玫瑰糠疹	脂溢性皮炎	二期梅毒疹	扁平苔藓
皮损	椭圆形小斑片,皮损浸润轻且走向与皮纹长轴一致,鳞屑细小而薄	黄红色斑,上覆细小的黄色油腻鳞屑,毛发可稀疏、变细、脱落	玫瑰色椭圆形斑丘疹,无鳞屑或仅有少许鳞屑,压之褪色。梅毒血清学反应阳性	紫红色多角形扁平丘疹,鳞屑薄而紧贴,不易刮除,颊黏膜可见网状纹理
好发部位	躯干及四肢近端	面部	躯干	外露部位及屈侧
好发人群	儿童	成年	成年	成年

【治疗】 银屑病的治疗目的在于控制病情,延缓向全身发展的进程,减轻红斑、鳞屑、局部斑片增厚等症状,稳定病情,避免复发,尽量避免药物的副作用,提高患者生活质量。应向患者解释病情,解除精神负担,避免各种诱发因素。强调正规、安全、个体化等治疗原则。其中轻度银屑病对身体危害不大,应以外用药治疗为主,可考虑光疗,必要时可内服药物治疗,但是必须考虑可能的药物不良反应,切不可追求近期疗效而采用可导致严重不良反应的药物。

银屑病急性期宜用温和的保护剂和润肤剂,稳定期和消退期可用作用较强的药物,但应从低浓度开始。局限性银屑病以外用药物治疗为主,皮损广泛严重时给予综合治疗。

1. 外用药物治疗 应依据皮损情况选择用药,常用的药物如下。

(1)润肤剂:凡士林、甘油、矿物油、尿素等。

(2)角质促成剂:2%~5%煤焦油或糠馏油、5%~10%黑豆馏油、3%水杨酸、3%~5%硫黄、0.1%~0.5%地蒽酚、5%鱼石脂,因有局部刺激,故不宜用于皱褶部位。

(3)角质松解剂:5%~10%水杨酸、10%雷琐辛、10%硫黄、20%尿素、5%~10%乳酸、0.1%维 A 酸、10%~30%鱼石脂。

(4)糖皮质激素:①低效:0.5%~2.5%醋酸氢化可的松、0.25%~1%甲泼尼龙。②中效:0.1%丁酸氢化可的松、0.1%地塞米松、0.1%曲安奈德、0.03%特戊酸氟美松、

0.1%糠酸莫米松。③强效:0.1%戊酸倍他米松、0.1%哈西奈德。④超强效:0.05%丙酸氯倍他索、0.05%卤米松、0.05%二氟拉松。主要用于顽固性皮损,常选用中效、强效或超强效制剂,有明显疗效。应注意局部不良反应,大面积长期应用强效或超强效制剂可引起全身不良反应,停药后甚至可诱发脓疱型或红皮病型银屑病。

(5)维生素 D₃ 衍生物:卡泊三醇可显著调节角质形成细胞的增殖,对轻、中度银屑病有效,但注意不宜用于面部及皮肤皱褶处。类似药物还包括钙泊三醇、他卡西醇、骨化三醇。

(6)维 A 酸类软膏:0.025%～0.1%全反式维 A 酸,0.05%异维 A 酸,0.1%阿达帕林凝胶,0.01%、0.05%及 0.1%他扎罗汀等。

(7)细胞毒性药物:0.05%盐酸氮芥水溶液或酒精溶液。

(8)其他:0.01%～0.025%辣素软膏,10%～15%喜树碱等。

他扎罗汀、中效与强效的糖皮质激素、卡泊三醇可作为局部治疗的一线药物。

2. 全身药物治疗

(1)抗感染药物:细菌、病毒或真菌感染是银屑病发病的重要诱因,通过药物控制感染,可以达到治疗银屑病的目的。主要应用于伴有上呼吸道感染的点滴状银屑病、寻常型银屑病和一些红皮病型银屑病、脓疱型银屑病,可选用相应的对溶血性链球菌有效的抗生素或抗菌药物,如青霉素、红霉素、头孢菌素等。

(2)免疫抑制剂:甲氨蝶呤是有效的银屑病治疗药物,根据疾病的严重性、人体的耐受性、治疗的迫切性和患者对医嘱的依从性,主要用于红皮病型银屑病、关节病型银屑病、急性泛发性脓疱型银屑病及严重影响功能的银屑病,如手掌和足跖、广泛性斑块状银屑病。还可用环孢素,严格遵照皮肤科的应用剂量是相对安全的,应当用于严重的和各种疗法治疗失败的银屑病患者,肾毒性是其主要的不良反应。还可用他克莫司或雷公藤多苷。

(3)维 A 酸类:阿维 A 治疗斑块状、脓疱型、掌跖型、点滴型、红皮病型银屑病是有效的。长期使用是安全的,无时间限制,因此持续治疗是有效的。对于部分出现韧带和肌腱钙化的患者,应限制其长期使用。

(4)维生素制剂:可作为辅助治疗,维生素 A、维生素 B₁₂可用于儿童点滴型银屑病;维生素 D₂适用于脓疱型银屑病。

(5)糖皮质激素:应用糖皮质激素可能导致红皮病型或泛发性脓疱型银屑病,因此只有皮肤科医生认为绝对需要时才可应用。可用于难以控制的红皮病型银屑病、其他药物无效或禁忌的泛发性脓疱型银屑病。用于急性多发性关节病型银屑病,可造成严重的关节损害。与免疫抑制剂、维 A 酸类联用可减少剂量。

(6)生物制剂(依那西普):依那西普是注射用重组人 Ⅱ 型 TNF-α 受体抗体融合蛋白。该药是中国唯一经国家食品药品监督管理总局批准用于治疗银屑病的生物制剂,选用本药治疗必须为中、重度银屑病。

(7)其他可能应用的药物:柳氮磺胺吡啶、他克莫司、氨苯砜、甲砜霉素、左旋咪唑、

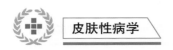

转移因子、秋水仙碱、维生素。

3．物理治疗

（1）长波紫外线（UVA）：波长为 320～400 nm，单独应用 UVA 照射治疗可有轻至中度的改善，不推荐同时进行其他形式的光疗，UVA 治疗最常用作 PUVA 治疗的组成部分。

（2）光化学疗法（PUVA）：结合口服或外用补骨脂素（8-MOP、5-MOP）与 UVA，主要用于治疗中、重度银屑病。口服补骨脂素可引起胃肠道症状，如恶心等；UVA 照射量大可致皮肤红斑、灼热、水疱等。长期应用 PUVA 可致皮肤老化、色素沉着和皮肤癌；有增加白内障的危险性。

（3）窄谱 UVB：波长 311 nm 的中波紫外线，治疗银屑病的疗效佳，而红斑、色素沉着、DNA 损伤及致癌等副作用小。这是目前应用较多的一种光疗，可用于各种类型的寻常型银屑病。红皮病型和脓疱型银屑病患者慎用。

（4）浴疗：可酌情使用水浴、矿泉浴、焦油浴、糖浴、药浴等。

4．中医中药　采用循证医学的方法，将银屑病的临床表现和中医的辨证辨病相结合，归纳主要的几个中医证型，如血热风盛型、血瘀肌肤型、血虚风燥型、湿热蕴结型、火毒炽盛型、风湿阻络型、热毒伤阴型等，采取不同的治疗原则和中药。

5．心理治疗　心理治疗是用医学心理的原理和方法，通过医务人员的言语、表情、姿势、态度和行为，或是通过相应的仪器及环境来改变患者的感觉、认识、情绪、性格、态度及行为，使患者增强信心，消除紧张，促进患者的代偿、功能的恢复，从而达到治疗疾病的目的。

（重庆三峡医药高等专科学校　向光）

第二节　玫瑰糠疹

玫瑰糠疹是一种好发于躯干和四肢近端，以分布广泛的、覆有糠状鳞屑的玫瑰色斑丘疹为特征的急性炎症性皮肤病，多见于健康的儿童和青年人，病程呈自限性。

【病因病机】　本病病因尚未明确，有感染、变态反应等多种假说。有人认为本病的发生是由于体内潜伏病毒的再激活而非原发感染。许多药物也可以引起，这些药源性玫瑰糠疹的皮损较广泛，病程也较长。还有学者提出该病的精神性病因，已证实处于高度应激状态者更易患该病。而真菌、细菌感染或螺旋体等其他微生物的病因学说未被证实。也有人认为是某种感染的一种过敏或胃肠中毒的皮肤表现。

【临床表现】　约 5％的患者可有前驱症状，包括发热、头痛、胃肠道不适、关节痛和浅表淋巴结肿大等。母斑（mother patch）即原发斑，或称先驱斑，发生率约为 80％，常见于躯干部和颈部，初起为一淡红色丘疹或斑疹，逐渐扩大，在数天内变成直径为 2～

10 cm 橙红色或粉红色的椭圆形斑片,典型者中央色泽鲜艳,周围绕以淡红色微隆起的边缘,上覆细小鳞屑,母斑中央有痊愈倾向,而边缘有活动性。继发斑(子斑)在母斑出现后 2~21 天(多数在 1~2 周)成群发生,多见于躯干、四肢近端和颈部等衣服遮盖的部位,皮损具有多发性、双侧性和对称性的特点(图 13-4)。继发斑一般可持续 2~10 周。玫瑰糠疹常在起病后 2 周左右病情达到顶峰,随后的 2~4 周皮损缓慢消退,但有时病程可持续 5 个月以上,该类型在药物引起者中较为常见。本病口腔黏膜受累较少见。

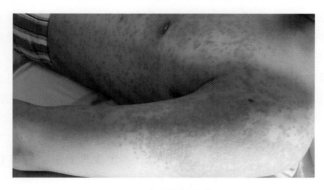

图 13-4　玫瑰糠疹

【组织病理】　玫瑰糠疹组织病理表现为非特异性慢性炎症的改变,表皮可见灶性角化不全,轻度棘层增厚,海绵形成,细胞内水肿,甚至可有表皮内水疱形成,表皮内有淋巴细胞游走,形成小脓肿,有时表皮内可有嗜酸性、角化不良的角朊细胞。真皮浅层中度血管扩张,血管周围有稀疏淋巴细胞及组织细胞浸润,真皮乳头水肿,有数量不等的血管外红细胞。

【诊断】　根据典型皮损、好发部位、病程呈自限性和不易复发等特征,该病不难诊断。应掌握 3 个主要特征:①分散的椭圆形环状斑疹;②大多数皮损表面有鳞屑;③皮损外周有袖口状鳞屑。

【鉴别诊断】　本病需与银屑病、脂溢性皮炎、二期梅毒疹、花斑癣等进行鉴别(表 13-2)。

表 13-2　银屑病、脂溢性皮炎、二期梅毒疹、花斑癣的特点

区别点	银屑病	脂溢性皮炎	二期梅毒疹	花斑癣
皮损	四肢伸侧的丘疹、红斑,有银白色鳞屑覆盖,刮除鳞屑可见点状出血	黄红色斑,上覆细小的黄色油腻鳞屑,毛发可稀疏、变细、脱落	玫瑰色椭圆形斑丘疹,无鳞屑或仅有少许鳞屑,压之褪色。梅毒血清学反应阳性	点状斑疹,甲盖大小,可融合成不规则大片状斑片,表面有糠状鳞屑,真菌镜检阳性
好发部位	四肢伸侧	面部	躯干及四肢近端	皮脂腺丰富的部位
好发人群	成年人	成年人	成年人	青年人

【治疗】 本病病因不明,但病程呈自限性,故以对症治疗为主。最重要的是让患者了解皮损一般可在4～8周内自然消退,且很少会复发(复发率仅为3%),以消除患者的顾虑。治疗目的主要是减轻症状和缩短病程。

1. 一般治疗 在急性期禁忌热水洗烫和肥皂的搓洗。禁用有强烈刺激作用的外用药物,临床上见到很多病例由于一般治疗不够注意,因而延长病程,或转变成自身敏感性皮炎。

2. 抗组胺药物 瘙痒明显者可口服抗组胺药物,如扑尔敏、赛庚啶、特非那丁及克敏能等,也可用维生素C,病情严重或病程较长者可酌情口服小剂量糖皮质激素。

3. 外用药治疗 少数患者伴剧痒,因搔抓而致皮损湿疹化,可外用糖皮质激素以缓解症状,对皮肤干燥者可外用润肤剂。

4. 紫外线照射 UVB可减轻病情,应从亚红斑量(80%的最小红斑量)开始,渐次递增剂量,直至出现红斑。光疗前的病程长短并不影响其疗效。目前认为UVB主要用于皮损广泛或顽固的患者,其可加速皮损的消退,但对瘙痒无效。

(重庆三峡医药高等专科学校 向光)

第三节 多形红斑

多形红斑是一种以靶形或虹膜状红斑为典型皮损的急性炎症性皮肤病,常伴发黏膜损害,易复发。

【病因病机】 目前病因还不十分清楚,既往认为多形红斑是一种或多种因素引起的Ⅲ型变态反应,近年研究则认为细胞介导的免疫反应在多形红斑的发病中起重要作用。药物、慢性感染病灶、食物及物理因素(如寒冷、日光、放射线等)均可引起本病,某些疾病(如风湿热、结缔组织病、恶性肿瘤等)也可出现多形红斑样皮损。

【临床表现】 该病多累及儿童、青年女性。春秋季节易发病,有自限性,但常复发。常起病较急,前驱症状可有畏寒、发热、头痛、四肢乏力、关节及肌肉酸痛。目前认为是一个病谱性疾病,皮损呈多形性,可有红斑、斑丘疹、丘疹、水疱、大疱、紫癜和风团等。根据皮损形态不同可将本病分为红斑-丘疹型、水疱-大疱型及重症型。

1. 红斑-丘疹型 此型常见,发病较轻,全身症状不重,但易复发。好发于面颈部和四肢远端伸侧皮肤,口腔、眼等处黏膜也可被累及。皮损主要为红斑,初为0.5～1.0 cm大小圆形或椭圆形水肿性红斑,颜色鲜红,境界清楚,向周围渐扩大;典型皮损为暗红色斑或风团样皮损,中央为青紫色或为紫癜,严重时可出现水疱,形如同心圆状靶形皮损或虹膜样皮损,融合后可呈回状或地图状(图13-5);有瘙痒或轻度疼痛和灼热感。皮损2～4周消退,可留有暂时性色素沉着。

2. 水疱-大疱型 常由红斑-丘疹型发展而来,常伴全身症状。除四肢远端外,可向

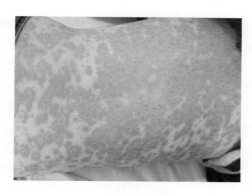

图 13-5 多形红斑

心性扩散至全身,口、鼻、眼及外生殖器黏膜也可出现糜烂。因渗出较严重,皮损常发展为浆液性水疱、大疱或血疱,周围有暗红色晕。可在 2～3 周内干涸、脱屑,手足可出现手套和袜套状脱落而逐渐恢复。

3. 重症型 又称 Stevens-Johnson 综合征,发病急骤,全身症状严重。皮损为水肿性鲜红色或暗红色虹膜样红斑或淤斑,常迅速扩大,相互融合,其上出现水疱、大疱或血疱,尼氏征阳性。皮损可突然泛发全身,并累及多部位黏膜。口、鼻黏膜可发生糜烂,表面出现灰白色假膜,疼痛明显;眼结膜充血、渗出,甚至可发生角膜炎、角膜溃疡、全眼球炎及失明;外阴、肛门黏膜可红肿、糜烂;呼吸道、消化道黏膜受累可导致支气管肺炎、消化道出血等。可并发坏死性胰腺炎、肝肾功能损害,也可因继发感染引起败血症而导致死亡,死亡率为 5％～15％。本型病程较长,可持续 3～6 周,甚至更长。

【组织病理】 组织病理表现因临床类型不同而有所差异。基本改变为角质形成细胞坏死,基底细胞液化变性,表皮下水疱形成;真皮上部血管扩张,红细胞外渗,血管周围有淋巴细胞及少数嗜酸性粒细胞浸润。

【诊断】 根据本病的好发年龄及有红斑、丘疹、水疱等多形性皮损,典型的靶形损害,皮损分布对称,黏膜可累及,可对本病进行诊断和分型。

【鉴别诊断】 本病应与冻疮、大疱性类天疱疮、二期梅毒疹、体癣等进行鉴别(表 13-3)。

表 13-3 冻疮、大疱性类天疱疮、二期梅毒疹、体癣的特点

区别点	冻疮	大疱性类天疱疮	二期梅毒疹	体癣
皮损	单个或多发的肿胀性鲜红色或暗红色斑疹、丘疹或结节,严重者可见水疱和溃疡	红斑基础上的大疱、血疱,疱壁紧张,不易破裂,尼氏征阴性	玫瑰色椭圆形斑丘疹,无鳞屑或仅有少许鳞屑,压之褪色。梅毒血清学反应阳性	环形皮疹,形态不规则,边缘部有丘疹、小水疱和鳞屑,真菌镜检阳性
好发部位	面部、四肢末端	躯干、四肢	躯干及四肢近端	皮脂腺丰富部位
好发人群	青年人	老年人	成年人	青年人

【治疗】 应积极寻找病因，疑为药物引起者应停用一切可疑致敏药物。轻症患者多在数周内自愈，仅需对症处理；重症患者往往可危及生命，需积极治疗。

1. 外用药物治疗 有渗出糜烂时可用3％硼酸溶液或生理盐水湿敷，无糜烂处可单纯扑粉、外用硫黄炉甘石洗剂或糖皮质激素软膏，局部破溃者可外用莫匹罗星等防止感染；口腔黏膜损害者漱口后点涂制霉菌素甘油制剂，防止真菌感染；眼部黏膜损害者应积极进行眼科护理，防止眼睑粘连和失明。

2. 内用药物治疗 轻症患者口服抗组胺药有效。重症患者应尽早给予足量糖皮质激素，如泼尼松 $1.5\sim2.5$ mg/(kg·d)口服，或氢化可的松琥珀酸钠 $200\sim300$ mg/d 静脉滴注，或甲基泼尼松龙 $40\sim80$ mg/d 静脉滴注，病情控制后逐渐减量，同时给予支持疗法；合并感染时给予抗感染治疗。

（重庆三峡医药高等专科学校　向光）

第四节　扁平苔藓

扁平苔藓是一种复发性炎症性皮肤病，以紫红色多角形扁平丘疹，且表面有蜡样光泽为主要临床特征，黏膜常受累，病程慢性。

【病因病机】 扁平苔藓的病因和病机尚未完全明了，有关病因包括感染（细菌或病毒）、代谢和遗传、精神因素、某些药物（如阿的平、奎尼丁、链霉素、青霉胺、别嘌呤醇和酮康唑等）、自身免疫性疾病（如白癜风、桥本氏甲状腺炎、溃疡性结肠炎、结缔组织病、移植物抗宿主反应及恶性肿瘤）等可能与本病的发生及加重有关。病机主要为细胞介导的免疫反应，是一种自限性疾病。

【临床表现】 好发于青年人及成年人，主要累及皮肤黏膜，其次为毛发、指（趾）甲。典型的皮肤扁平苔藓为多角形、平顶的紫色丘疹，粟粒至绿豆大小或更大，可彼此融合成斑块，上覆网状白色鳞屑，称为 Wickham 纹。皮肤扁平苔藓最常累及四肢（图13-6），尤其是腕部和踝屈侧，皮损往往剧痒，但很少见到继发性剥脱。急性期可出现同形反应（Koebner 现象），常伴瘙痒。可累及黏膜，口腔、颊黏膜损害呈白色网状条纹，可融合、增大及出现糜烂；头皮损害可造成永久性脱发；甲受累可引起甲板增厚或变薄，出现纵嵴、纵沟或甲翼状胬肉，还可因进行性萎缩引起脱甲。病程慢性，可持续数周或数月，亦可数年内反复发作。

根据皮损的形态临床上又可分为多种亚型，如急性泛发性扁平苔藓、慢性局限性扁平苔藓、色素型扁平苔藓、肥厚型扁平苔藓、糜烂和溃疡型扁平苔藓、光化型扁平苔藓、穿通型扁平苔藓及大疱型扁平苔藓等。

【组织病理】 组织病理具有特征性。表现为角化过度，颗粒层呈局灶性楔形增厚，棘层细胞不规则增厚，表皮突呈锯齿状，基底细胞液化变性，真皮上部淋巴细胞呈带状

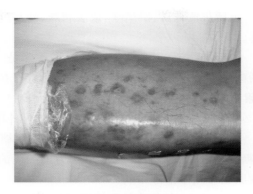

图 13-6 扁平苔藓

浸润,真皮乳头层可见胶样小体及嗜黑素细胞。

【诊断】 本病临床表现特异,皮损组织病理检查可确诊。典型的扁平苔藓其皮疹形态、发病部位及皮疹排列均有特异性,多有瘙痒感,结合组织病理检查不难诊断。根据本病的好发年龄及典型临床表现,可对本病进行诊断和分型。

【鉴别诊断】 本病需与银屑病、神经性皮炎、慢性湿疹、扁平苔藓型药疹等进行鉴别,口腔和外阴部皮损应与黏膜白斑病、硬化萎缩性苔藓、念珠菌病、癌肿、阿弗他溃疡、天疱疮等进行鉴别(表 13-4)。

表 13-4 银屑病、神经性皮炎、黏膜白斑病、硬化萎缩性苔藓的区别

区别点	银屑病	神经性皮炎	黏膜白斑病	硬化萎缩性苔藓
皮损	四肢伸侧的丘疹、红斑,有银白色鳞屑覆盖,刮除鳞屑可见 Auspitz 征	多角形扁平丘疹,密集成片,呈苔藓样变,边缘丘疹扁平发亮	微隆起的白色小斑块,触之较硬	淡白色扁平丘疹,周围微有红晕,丘疹表面有黑头粉刺样角质栓。晚期皮疹表面呈羊皮纸样皱纹
好发部位	四肢伸侧	颈部、肘部	口腔	外阴及肛门
好发人群	成年人	成年人	成年人	青年人

【治疗】 目前尚无有效的治疗方法,多采用综合治疗。皮损广泛或顽固难治的病例采用全身治疗与局部治疗相结合,而对于皮损较局限者则以局部治疗为主。

1. 外用药物治疗 局部治疗包括外用他克莫司、糖皮质激素软膏及维 A 酸软膏或皮损内注射以及激光治疗等,糜烂性口腔损害可用利多卡因漱口以缓解症状。

2. 内用药物治疗 皮损泛发者可口服糖皮质激素(泼尼松 40～60 mg/d)或维 A 酸类药物(主要为芳香维 A 酸),皮损减轻后逐渐减量;糖皮质激素不敏感或顽固患者,可用氨苯砜、氯喹或羟氯喹,也可酌情选用免疫抑制剂或免疫调节剂;抗组胺药可用于对症处理。

3. 物理治疗 可采用 PUVA 治疗。

4. 其他治疗药物　包括灰黄霉素、甲硝唑、依法利珠、沙利度胺、柳氮磺胺吡啶、吗替麦考酚酯和硫唑嘌呤。

5. 口腔扁平苔藓　0.1％他克莫司软膏对口腔扁平苔藓是一种有效的治疗药物。硫唑嘌呤和吗替麦考酚酯可考虑用于严重的且对第一线治疗抵抗的口腔扁平苔藓。

6. 生殖器黏膜受累　第一线治疗为糖皮质激素,当可能时应减少应用次数和降低糖皮质激素强度。0.1％他克莫司软膏和1％吡美莫司霜也可外用。

7. 毛发扁平苔藓　第一线治疗药物为超强效的局部外用糖皮质激素或皮损内注射糖皮质激素,而口服糖皮质激素和口服维A酸可作为第二线的治疗,其他如环孢素、吗替麦考酚酯和沙利度胺也可用于治疗本病。

8. 甲扁平苔藓　治疗较困难,许多学者提倡用皮损内糖皮质激素注射治疗,但口服或外用糖皮质激素也常应用。

【思考题】

（1）寻常型银屑病的临床特点是什么？

（2）重症型多形红斑有何临床表现？

（重庆三峡医药高等专科学校　向光）

第十四章　瘙痒性皮肤病

瘙痒性皮肤病是一组以瘙痒为突出表现的皮肤病，多数病因复杂，发病机制不明，但一般多认为直接或间接与神经精神因素密切相关，造成瘙痒-搔抓-瘙痒的恶性循环，因此其防治除药物治疗外，尚需积极查找病因，避免瘙痒诱因，并有针对性地进行心理治疗，打断其恶性循环，方能收到事半功倍之效。

第一节　神经性皮炎

神经性皮炎又名慢性单纯性苔藓，中医称为"摄领疮"或"顽癣"。

【病因病机】　病因尚不完全明了，一般认为本病的病机可能与大脑皮质兴奋和抑制功能失调有关。此外，尚与个体素质、精神紧张、情绪易于激动有关，失眠、过度疲劳、衣领摩擦、日晒、多汗、热水烫洗、辛辣刺激性食物及搔抓等诱因可促发或使病情加重。

【临床表现】　本病依其皮肤受累部位和范围大小，临床上分为局限性神经性皮炎和播散性神经性皮炎两种。

1. 局限性神经性皮炎　最常见的一种，多见于青年或中年人，好发于易受摩擦部位，如颈项部（图14-1）、骶尾部，其次为背部、股内侧、肘部、上眼睑、头皮、会阴、阴囊等部位。皮损初发症状为局部瘙痒或阵发性剧痒，由于反复搔抓或摩擦等机械性刺激，局部出现与皮纹一致的约针头大或稍大的三角形或多角形扁平丘疹，呈正常肤色或淡红色，表面光滑，干燥或稍有细小鳞屑，多数丘疹逐渐融合成片，呈类圆形或不规则形苔藓样斑块，局部粗糙肥厚，沟崤明显，表面可有抓痕、血痂及色素沉着，由于搔抓常并发毛囊炎和区域性淋巴结炎，本病常多年不愈，愈后易复发。

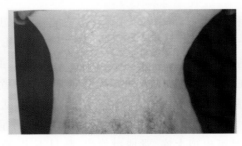

图 14-1　神经性皮炎

2. 播散性神经性皮炎　此型多见于中老年人，皮损特征与局限性神经性皮炎患者相同但皮损分布广泛,可侵犯多处部位,有时边界不清,病程迁延,长期难愈,影响睡眠与工作。

【诊断】 根据皮损好发部位、典型的苔藓样皮损、沟嵴明显、阵发性剧烈瘙痒、病程慢性等特点不难诊断。

【鉴别诊断】 需与慢性湿疹、原发性皮肤淀粉样变、特应性皮炎、瘙痒症等进行鉴别。

【预防和治疗】

1. 全身治疗 可酌情选用抗组胺药物、镇静药及调节神经功能药。对泛发和经久不愈者,可使用雷公藤多苷片或短期口服小剂量糖皮质激素,皮损好转后逐渐减量至停药。

2. 局部治疗 这是治疗本病的首选方法之一。目的是止痒,阻断一切不良刺激,防止皮损进一步恶化,最后逐渐消退。一般先用糖皮质激素制剂,如氟轻松、曲安西龙(去炎松)尿素软膏、恩肤霜、艾洛松等。对于皮损局限、苔藓样变较重者,可用皮炎宁酊,亦可用肤疾宁、丁苯羟酸硬膏贴敷,效果较好,或用复方松馏油、10%黑豆油软膏,但易弄脏衣服,患者不易接受。

【思考题】 制订神经性皮炎的治疗方案。

(盘锦职业技术学院　姚文山)

第二节　痒　疹

痒疹是一组以急性小风团样和慢性坚实性丘疹损害为主的皮肤病。

【病因病机】 病因尚无定论,但多数学者认为与异位性体质有关,有的患者伴有荨麻疹、花粉病及哮喘等过敏性疾病,皮肤划痕试验阳性。亦有认为系昆虫叮咬、药物、饮食过敏所致,营养不良、贫血、肠道寄生虫病、胃肠道疾病、神经精神因素及卫生条件不良均可促发本病。

【临床表现】 痒疹种类较多,目前分类尚未统一,临床上常见的如下。

1. 急性痒疹(图 14-2) 又称丘疹性荨麻疹,好发于婴幼儿及儿童,是一种常见的鲜红色风团样丘疹性皮肤病,发病有明显的季节性。它是由跳蚤、臭虫、虱、螨虫、蚊或其他昆虫叮咬皮肤后,在叮咬处发生的一种超敏反应。少数患者是由于食物(鱼、虾、蟹等)过敏,或胃肠功能紊乱等因素引起。本病以春、秋、夏季多见。好发于四肢,尤以下肢、腹部、臀部为多。自觉瘙痒,皮损为黄豆至花生米大小,略呈纺锤形红色风团样丘疹,顶端常有小水疱,有时可出现大疱,常成批发生,数目不定,群集或呈条状分布,较少融合。风团常在短期内消退,留有坚实丘疹,经 1 周左右消退,留有浅褐色色素沉着,但新的皮疹常不断发生,患者身上常见新、旧皮损同时存在。因搔抓常可继发感染,有局部淋巴结肿大及发热。本病多随年龄增长而病情减轻。

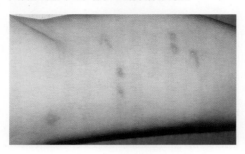

图 14-2　急性痒疹

2. 慢性痒疹（图 14-3）

（1）小儿痒疹：多见于儿童，发好于躯干及四肢伸侧，对称分布，严重者可泛发全身，初发为米粒大至绿豆大淡红色风团样皮疹或丘疱疹，皮疹散在或密集分布，不融合，风团样皮疹逐渐消退，留有正常肤色或淡红色丘疹，及粟粒大至绿豆大、质地坚实的结节性丘疹。自觉剧痒，常因搔抓而出现抓痕、血痂、湿疹样变、苔藓样变及色素沉着。皮疹常反复发作，此起彼伏，交替发生，病程长，患儿可出现失眠、消瘦和营养不良等症状，至青春期逐渐痊愈。

本病常伴有颈部、腋窝、肘部及腹股沟等处淋巴结肿大，尤以腹股沟淋巴结肿大最为显著，但不痛、不红、不化脓，称痒疹性横痃。

（2）成人痒疹：又称单纯性痒疹或寻常性痒疹，见于成人，男女皆可患病，皮疹好发于四肢伸侧，对称分布，亦可累及躯干、头面部。皮损初发为针头大至绿豆大风团样丘疹或丘疱疹，很快风团样皮疹消退，留有坚实性小丘疹。常因剧烈瘙痒，反复搔抓，使皮损增厚、粗糙，出现苔藓样变、湿疹样变及色素沉着。并可伴有浅表淋巴结肿大。病程慢性，可达数月乃至数年。

（3）结节性痒疹：多见于成年人，皮损好发于四肢伸侧及手、足背部，也可见于其他部位。初发常在虫咬处发生风团样丘疹或丘疱疹，逐渐形成半球形黄豆大及蚕豆大坚实结节，呈红褐色或黑褐色，开始表面光滑，渐变为粗糙角化，甚至呈疣状，结节周围色素增加或呈苔藓样变，数目多少不一，孤立散在分布，一般互不融合，自觉阵发性剧痒。病程慢性，常迁延多年不愈。

【诊断】　根据发病年龄，初发疹为风团样丘疹或丘疱疹，风团样皮疹消退后留有坚实性小丘疹，浅表淋巴结肿大，自觉剧痒，实验室检查周围血中嗜酸性粒细胞计数增加，不难诊断。

【鉴别诊断】　急性痒疹应与水痘、荨麻疹相鉴别；慢性痒疹应与疥疮、疱疹样皮炎、慢性湿疹等疾病相鉴别；结节性痒疹应与寻常疣、疣状扁平苔藓、皮肤淀粉样变等疾病进行鉴别。

【治疗和预防】

1. 全身治疗　一般内服抗组胺药及镇静药，亦可用普鲁卡因静脉封闭或钙剂、硫

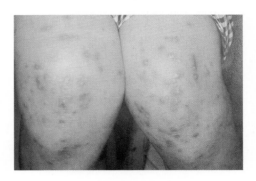

图 14-3　慢性痒疹

代硫酸钠静脉注射,或可行自血疗法。病情重者可酌情短期系统使用糖皮质激素。待病情好转后,逐渐减量至停药。

2. 外用治疗　主要为止痒、消炎、预防继发感染为主。可选择 1％樟脑、薄荷、苯酚、达克罗宁等配制的洗剂、酊剂或软膏及各种糖皮质激素制剂,亦可用 20％百部酊和 25％蛇床子酊。

3. 物理治疗　有条件者可睡前行糠浴、淀粉浴、硫黄浴、焦油浴,以减轻瘙痒,促进睡眠。

4. 中医治疗　中医学认为本病为湿邪风毒,聚结肌肤而成。治则为除湿解毒、疏风止痒、活血化瘀、软坚散结。方用全虫方加三棱、莪术、当归、桃仁等活血化瘀的药物,或用除湿胃苓汤加减。

5. 预防　寻找病因,予以根治。防止虫咬,加强营养,改善卫生条件,调理胃肠功能。

【思考题】　简述痒疹的临床分型。

（盘锦职业技术学院　姚文山）

第三节　瘙　痒　症

瘙痒症是以瘙痒症状为主,伴有继发损害而无原发性损害为特征的一种皮肤病。

【病因病机】　病因复杂,其病机目前尚未明了,按致病因素不同分为内因和外因两种:内因常与系统性疾病有关,如肝胆疾病(原发性胆汁性肝硬化、胆道梗阻)、肾脏疾病(慢性肾功能衰竭)、内分泌和代谢性疾病(糖尿病、甲状腺功能亢进或减退)、血液病(慢性白血病、真性红细胞增多症)、内脏癌瘤、神经精神因素、妊娠晚期等。此外,尚有肠道寄生虫、药物或食物反应等。外因常与所处环境因素(如季节、气温、温度等)、生活习惯及个体皮肤情况(如长期使用碱性肥皂洗浴,穿化纤、皮毛衣物,皮肤干燥、老化、萎缩等)有关。局限性瘙痒症的病因除上述各种因素外,常与局部因素有关,如局部摩擦、潮湿、白带刺激、寄生虫、真菌、痔疮、肛裂、前列腺炎及某些性传播疾病等。

【临床表现】 根据瘙痒范围,临床上瘙痒症分为全身性和局限性两种。

1. 全身性瘙痒症 常见于中老年人,冬季多发,瘙痒初起局限于一处,继而扩展至全身,或开始即为全身性,夜间加剧,尤其是在睡前脱衣、热水浴、饮酒及食辛辣刺激性食物后更剧,除了瘙痒外无任何原发皮疹,仅见抓痕、血痂、色素沉着,时间久者可见广泛的苔藓样变及湿疹样变,同时伴有头晕、失眠及神经衰弱等。

2. 局限性瘙痒症 见于身体的某些特殊部位,如头皮、外耳道、双眉弓、肛门、外阴、小腿等处,其中最常见的是肛门和外阴部。肛门瘙痒症多见于中年男性,瘙痒多局限于肛门皱襞,亦可波及周围皮肤,常因搔抓,肛门皱襞出现肥厚、皲裂、浸渍、糜烂。外阴瘙痒症多见于中年男女,男性主要发生于阴囊及邻近皮肤,女性以大、小阴唇为主,瘙痒剧烈,病程迁延,局部常呈苔藓样变或湿疹样变。

【诊断】 根据皮肤只有瘙痒和继发性损害,而无原发性损害,易于诊断。

【鉴别诊断】 在疾病早期需与湿疹、疥疮、虱病进行鉴别,晚期需与慢性湿疹、泛发性神经性皮炎等进行鉴别。

【预防和治疗】

1. 预防 首先除去病因,平时注意皮肤卫生与保健,生活力求规律,避免搔抓,饮酒、咖啡、浓茶,热水烫洗,过度使用肥皂;老年患者或冬季瘙痒者,洗澡不宜过勤及使用碱性较强的肥皂,可在洗浴后使用浴后液,避免皮肤干燥发痒。肛门和外阴瘙痒症除根治原发病外,应特别注意局部卫生,保持干燥、清洁,可使瘙痒减轻。

2. 全身治疗 可选用抗组胺药及镇静药,瘙痒剧烈和皮损广泛者还可酌情选用性激素:男性用丙酸睾丸酮 25 mg,肌内注射,每周 1～2 次,或甲基睾丸酮 5 mg 内服,2 次/天;女性患者用己烯雌酚 0.5 mg 内服,2 次/天,或用黄体酮 10 mg 肌内注射,1 次/天,并可采用静脉注射葡萄糖酸钙、硫代硫酸钠,或 0.25％普鲁卡因注射液 100～250 mg,加入 5％葡萄糖溶液 500 mL 中静脉封闭,1 次/天,15 次为 1 个疗程。

3. 局部治疗 以止痒为原则,可根据皮损的不同阶段和部位,先用具有止痒作用的不同剂型的外用药,如在皮损早期仅有瘙痒、抓痕、血痂时,可选用 1％苯酚溶液、1％麝香草酚炉甘石洗剂、复方樟脑醑和其他霜剂,晚期皮损呈苔藓样变或湿疹样变者可选用 3％达克罗宁霜、1％薄荷软膏及各种糖皮质激素制剂。

4. 物理治疗 全身性瘙痒症,有条件者可在睡前行淀粉浴、糠浴或矿泉浴,以达到止痒镇静作用,对顽固性局限性瘙痒症可行液氮冷冻及浅层 X 线、^{32}P、^{90}Sr 放射治疗。

【思考题】 简述瘙痒症的临床特点。

（盘锦职业技术学院 姚文山）

结缔组织病

结缔组织病(CTD)是以疏松结缔组织黏液样水肿及纤维蛋白样变性为病理基础的一组疾病。在患者病变组织中可见淋巴细胞浸润,血清中可以测出多种自身抗体,应用糖皮质激素及免疫抑制剂治疗有效,属于自身免疫性疾病的范畴。

第一节　红　斑　狼　疮

红斑狼疮(LE)为全身性、慢性进行性、反复发作和缓解的典型自身免疫性结缔组织病之一,女性发病多,男女比例可达 1∶9。可侵犯全身多脏器,发病缓慢,隐袭发生,临床表现多样、变化多端。本病属病谱性疾病,临床上分为盘状红斑狼疮(DLE)、亚急性皮肤型红斑狼疮(SCLE)、系统性红斑狼疮(SLE)、深在性红斑狼疮、新生儿红斑狼疮及药物性红斑狼疮。DLE 以皮肤损害为主,一般无系统受累,而 SLE 有内脏多系统受累,且常有皮肤损害,血清中有多种自身抗体,预后较严重,约 15％SLE 患者可伴有 DLE 样皮损,4％～5％播散性 DLE 可发展为 SLE。亚急性皮肤型红斑狼疮介于二者之间。

【病因病机】　病因尚未完全明了,目前认为与下列因素有关。

1. 遗传因素　这是 LE 发病的重要因素,具有 LE 遗传因素的人,一旦遇到某些环境中的诱发条件,就会引发该病。据调查黑人、亚洲人患 LE 的概率高于白人,有 LE 家族史的发生率可高达 5％～12％,同卵孪生中发病率高达 69％,而异卵孪生与同家系的发病率相差不大。家系调查和免疫遗传学研究证实,SLE 具有很强的遗传倾向。约 10％SLE 患者的一级或二级亲属中有患本病或其他结缔组织病。

2. 感染因素　近年来,大量研究提示,细菌、病毒等感染因素在 LE 的发病机制中占有一定的比重,它们作为外界触发因素,可以诱发或者加重 LE。尤其是病毒感染可诱发或加重本病。如 SLE 患者真皮中血管内皮细胞、成纤维细胞及肾脏受累的肾小球内皮细胞中发现类黏病毒包涵体和管状结构,同时患者血清中有多种抗病毒抗体,包括抗麻疹病毒,EB 病毒,风疹病毒,副流感病毒Ⅰ、Ⅱ型和黏病毒等抗体,提示本病可能与某些病毒(特别是慢病毒)感染有关。

在 SLE 患者的肾小球内皮细胞和皮损中找到包涵体及类黏病毒包涵体,血清中抗病毒抗体增高,SLE 动物模型 NZB/NZW 小鼠组织中可分离出 C 型病毒(慢病毒),并在肾小球内可测得 C 型病毒相关抗原的抗体。有人认为这与链球菌或结核杆菌感染有关,但在患者中未得到证实。

3. 内分泌因素 多发于育龄妇女,在儿童和老年患者中几乎无性别差异。睾丸发育不全的男性患者常发生 LE,在 LE 患者中无论男女均有雌酮羟基化产物增高。SLE 动物模型 NZB/NZW 小鼠,雌性小鼠病情较雄性的重,用雄激素治疗可使病情缓解,而用雌激素治疗可使病情恶化,提示雌激素在发病过程中有影响。

4. 免疫学异常 免疫调节障碍是 LE 发病的重要因素之一。LE 中存在抗核抗体(ANA)及其他已知抗原的自身抗体近 20 种。这些自身抗体可能作为免疫复合物或与它们相应的抗原结合而发生变态反应,引起组织或细胞损伤。ANA 可与细胞膜的特异抗原结合,导致细胞损伤,引起Ⅱ型变态反应;免疫复合物沉积于肾小球基底膜、关节滑膜、小血管基底膜等并激活补体,通过Ⅲ型变态反应引起肾炎、关节炎、血管炎等,亦可发生Ⅳ型变态反应。

5. 环境因素 如日晒,紫外线可直接或间接地损伤细胞核的 DNA,使其变性而成为抗原,诱发机体产生自身抗体,进而诱发或加重 LE 的症状。另外,寒冷、外伤、精神创伤等均可促进本病的发生和发展。

6. 药物因素 药物可诱发药物性红斑狼疮,机制不清。易诱发本病的常见药物有左旋多巴、抗癫痫药、甲基多巴、避孕药等。

LE 存在 ANA 及其他各种已知抗原的抗体,这些抗体多达 20 种。自身抗体的产生可能是具有遗传素质的个体在各种因素的作用下,机体免疫功能紊乱,导致免疫系统的调节失常,使抑制性 T 淋巴细胞功能受损,而 B 淋巴细胞功能亢进,产生过量的自身抗体。LE 发病机制中的关键环节是机体产生大量的自身抗体,其免疫病理复杂,引起组织损伤的变态反应以Ⅱ型和Ⅲ型为主,有时Ⅳ型变态反应也存在。ANA 可能是穿过细胞膜而与细胞内相应的抗原结合,引起细胞损伤,抗原抗体则直接与红细胞膜等相应的成分结合导致细胞损伤,即通过Ⅱ型变态反应引起细胞减少。ANA 等形成的免疫复合物沉积于肾小球基底膜、浆膜、关节滑膜、血管基底膜等,通过Ⅲ型变态反应,可引起肾炎、浆膜炎、关节炎、血管炎等,出现全身各种相应系统的病理改变。SLE 的免疫发病机制包括 B 淋巴细胞异常、抗 DNA 抗体异常、T 淋巴细胞异常以及补体系统异常等。

盘状红斑狼疮

盘状红斑狼疮(DLE)为红斑狼疮的最轻型,主要侵犯皮肤、黏膜,很少累及内脏,预后好。好发于头面部,如皮损广泛,波及颈部、躯干和四肢者称为播散型盘状红斑狼疮(DDLE)。病程慢性,预后较好。

【临床表现】

(1)皮损常见于外露部,以面部为多见,其次为下唇、头皮、外耳、胸前、手足背等部位。皮损局限于头面部称局限型,超出头面范围称播散型。

（2）皮损初发为小丘疹,渐扩大为紫红色斑块（典型损害）,表面附有黏着性鳞屑,鳞屑下可见角质栓和扩大的毛孔,中央色淡并萎缩凹陷呈盘状。愈后毛细血管扩张,留有色素沉着或色素减退的萎缩性瘢痕,严重的可引起毁形。黏膜皮损呈灰白色糜烂面,最后萎缩。头部皮损可致永久脱发。

（3）特殊类型皮损可呈冻疮样或疣状,称冻疮样狼疮,之后发展成临床和组织学上典型的 DLE。通常发生在寒冷季节,指(趾)、足跟、耳廓、鼻部等处易出现。

（4）口腔黏膜呈白色糜烂,周围有红晕。

（5）约 5％可演变为系统性红斑狼疮或亚急性皮肤型红斑狼疮。

（6）少数病例低滴度 ANA 阳性,如 γ 球蛋白升高,类风湿因子阳性,白细胞降低,血沉快。

（7）慢性者可在慢性溃疡或瘢痕的基础上,继发鳞状细胞癌。日晒可使皮损加剧或复发,自觉症状轻微,可有不同程度的灼热感或痒感。

【实验室检查】 约 1/3 DLE 患者 ANA 呈阳性,但一般滴定度较低。播散型 DLE 有时可有白细胞减少,血沉轻度增快,类风湿因子阳性,γ 球蛋白升高。

【组织病理】 可见表皮角化过度,毛囊角栓,表皮萎缩,基底细胞液化变性,基底膜增厚。真皮中上部血管周围及间质内有数量不等的淋巴细胞浸润,常累及真皮深部及附属器,真皮上部常见噬黑素细胞。早期真皮浅层血管扩张,乳头水肿,可见血管外数量不等的红细胞。晚期真皮上部胶原纤维增多,硬化明显,皮肤附属器萎缩、减少,甚至消失。直接免疫荧光检查 70％～90％患者表皮和真皮交界处 IgG、IgM、C3 颗粒样带状沉积,呈黄绿色荧光,即狼疮带试验(LBT)阳性。正常皮肤狼疮带试验阴性。

【诊断】 根据皮损的特征,多为面部紫红色盘状浸润斑,表面附有黏着性鳞屑,有角质栓及组织病理特点易于诊断。DLE 须做血、尿常规检查,以排除是否有系统受累。

【鉴别诊断】 本病应与扁平苔藓、银屑病、多形红斑、脂溢性皮炎及冻疮等相鉴别。

【治疗和预防】 避免日晒,外出宜外用防晒剂;保持心情愉快,避免过度疲劳、寒冷及外伤。

1. 全身治疗

（1）氯喹:对 DLE 有较好疗效,可用磷酸氯喹 250 mg 或羟基氯喹 200 mg,1～2 次/日,病情控制后再逐渐减量。其主要副作用是视网膜病变,用药期间每 3～6 个月应定期检查眼底。

（2）沙利度胺:多数患者有效,每次 50～100 mg,2 次/日,有效后减为 50～100 mg/d 维持,连服 3～5 个月。主要副作用是致畸等,孕妇禁用。对不能耐受氯喹或对氯喹疗效不理想时可选用。

（3）氨苯砜:50 mg,2 次/日,氯喹治疗无效时可选用,用药期间需注意其肝脏毒性,定期检查肝功能和血、尿常规。

（4）雷公藤多苷:10～20 mg,3 次/日,口服。对本病有一定疗效,长期应用注意对生殖系统的影响。

（5）糖皮质激素：对皮损广泛，伴有全身症状或单用上述药物疗效不理想时可配合小剂量泼尼松（15～20 mg/d）治疗，病情控制后逐渐减量。

（6）其他：还可试用氯苯酚嗪、依曲替酸、异维 A 酸、环孢素 A 等。烟酸、维生素 E、维生素 C 及泛酸钙可作为辅助治疗。

2. 局部治疗 外用糖皮质激素制剂有明显疗效，如倍氯米松、哈西奈德、地塞米松等乳剂或软膏外涂患处，2～3 次/日，加用局部封包，可提高疗效。角化明显的皮损可用 0.05%～0.1%维 A 酸乳膏外涂，1～2 次/日。也可用泼尼松龙 2.5 mg/mL，或曲安西龙混悬液 5～10 mg/mL 加普鲁卡因皮损内注射，每 1～2 周 1 次，注射 6～8 次，常能收到明显效果。

亚急性皮肤型红斑狼疮

亚急性皮肤型红斑狼疮是一组以环形红斑或鳞屑性丘疹为特征的红斑狼疮，占 LE 患者总数的 10%～15%，多见于中青年。

【临床表现】

（1）皮损分布常较广泛，好发于光照部位如面、耳、颈前 V 形区、上肢伸侧、胸、背、肩、手背等处，愈后不留皮肤萎缩和瘢痕。

（2）皮损有特征性，可分为以下两型。①环形红斑型：初起为水肿性丘疹，渐向周围扩大，成环形或弧形，皮损中央消退，外周为轻度浸润的水肿性红斑，表面平滑或覆有少许鳞屑，但无明显毛囊口角栓。皮损消退后可留有暂时性色素沉着，或持久性毛细血管扩张和色素脱失。②丘疹鳞屑型：初起为红色小丘疹或斑疹，渐扩大成斑块，表面覆有少许鳞屑，呈银屑病样或糠疹样。本病皮损表浅，愈后无萎缩性瘢痕。

（3）90%患者皮损呈单一型，10%患者两型皮损共存，其中有 10%合并 DLE 皮损，20%合并系统性红斑狼疮皮损。

（4）易发生光敏，可反复发作。

（5）系统损害轻，可有肌肉和关节疼痛，10%～20%有轻度肾炎，心脏和中枢神经系统损害罕见，本型可与 DLE 并存，约 1/3 病例符合美国风湿病学会的 SLE 诊断标准。

（6）患者常有不同程度的全身症状，如低热、乏力、关节酸痛、肌痛、脱发及雷诺现象等。预后相对较好。

【实验室检查】 大部分人有白细胞减少、血小板减少、血沉增快、IgG 和 γ 球蛋白增高等。ANA 及抗 Ro 和抗 La 抗体阳性，少数抗 ds-DNA 及抗 Sm 抗体阳性，患者 HLA-DR3 的出现频率较高。皮损区狼疮带试验阳性率约为 60%。

【组织病理】 亚急性皮肤型红斑狼疮的组织病理学改变与 DLE 相似，基底层细胞液化变性较明显，毛囊角栓不明显，角化过度及附属器周围淋巴细胞浸润较 DLE 轻。

【诊断】 根据皮疹的形态和轻至中度的全身症状，结合 ANA、抗 Ro 和抗 La 抗体

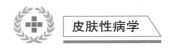
阳性及组织病理学特征,一般诊断不难。

【鉴别诊断】 丘疹鳞屑型应与银屑病及玫瑰糠疹鉴别,而环形红斑型则需与其他原因引起的环形红斑相鉴别。

【治疗和预防】 基本按 SLE 的治疗原则进行治疗。应避免日晒,外出时外用防晒霜,局部外用糖皮质激素霜剂。全身治疗,可口服沙利度胺,每次 50 mg,2 次/日,好转后改为 25 mg,2 次/日,维持 3～5 个月。亦可口服氯喹或羟基氯喹,皮损广泛或伴有全身症状者可配合小剂量的糖皮质激素治疗,如泼尼松 20～30 mg/d,好转后逐渐减量。

系统性红斑狼疮

系统性红斑狼疮(SLE)可侵犯全身皮肤和多个脏器,是红斑狼疮中最重的一型,血清中有自身抗体,青中年女性发病较多。在发病年龄、性别、种族、地区上差异较大。不同人群的发病率有明显差异,城市高于农村。

【临床表现】 早期改变较为复杂,可出现长期低热、乏力、关节酸痛、体重减轻等全身症状。部分患者长期患有慢性荨麻疹、过敏性紫癜、结节性红斑等皮肤病。有研究显示,约 80% 的患者在发病过程中出现皮疹,各系统症状可陆续出现。

1. 典型皮损 典型皮损为面部蝶形红斑(图 15-1),或出现甲周红斑或指远端甲下弧形斑,指(趾)端红斑和出血或 DLE 样皮损。口腔黏膜糜烂、溃疡,其他可有光敏、紫癜、坏死性血管炎、多形红斑、结节性红斑、荨麻疹样血管炎、雷诺现象、狼疮发等。

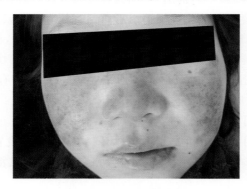

图 15-1 面部蝶形红斑

2. 骨、关节症状 此为常见的早期症状之一。表现为手指、足趾、腕、踝、膝等关节对称红肿或活动受限(图 15-2、图 15-3),但不引起关节畸形。类似类风湿性关节炎的表现,多有晨僵,X 线检查无关节破坏现象。少数 SLE 患者发生缺血性骨坏死,以股骨头最常见。

3. 多器官受累 可累及肾、心、肺、中枢神经系统等重要器官,其他如消化道外分泌腺(泪腺、唾液腺)、眼部均可受累。75% 患者发生肾脏损害,表现为肾炎和肾病综合征,称狼疮性肾炎。早期一般正常,随着病情的发展,后期可发展成尿毒症、肾功能衰竭

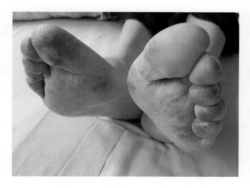
图 15-2　骨、关节症状（足）

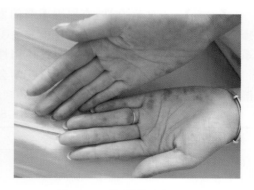
图 15-3　骨、关节症状（手）

而危及生命。心脏损害以心包炎最常见,其次为心肌炎和疣状心内膜炎,甚至可导致充血性心力衰竭。偶见因冠状动脉炎而引起心肌梗死。肺部可出现间质性肺炎、胸腔积液及胸膜炎。胸膜炎主要是干性,有时可出现少量或中等量胸腔积液。表现为胸痛、咳嗽、活动后呼吸困难或无明显症状。X 线表现为两肺纹理增粗及片状浸润,若有肺出血则预后较严重。中枢神经系统损害可有精神表现(如躁动、妄想、幻觉、情感障碍等)和神经系统症状表现(如颅内压增高、颅神经麻痹、脑脊髓膜炎、脊髓炎、蛛网膜下腔出血及癫痫发作等)。

4. 全身症状　可出现胃肠道表现(如食欲不振、口腔溃疡、恶心、呕吐、腹泻、腹痛、肝脾肿大及肝功能异常等,甚至导致缺血性肠坏死),还可出现血液系统异常(如溶血性贫血、白细胞减少、血小板减少)。

5. 其他　半数以上患者有全身淋巴结肿大,部分患者可有视网膜渗出及视乳头水肿,女性患者可有月经紊乱及闭经。

【实验室检查】　对 SLE 应做全面的血液学、免疫学及肝功能的检查。

1. 一般检查　可有贫血,呈全血性减少,血沉增快。γ 球蛋白增高,尿常规有蛋白尿、血尿、管型尿。24 h 尿蛋白定量为判断 SLE 病情活动的重要指标。梅毒血清学反应出现假阳性等。肺功能、X 线检查发现异常,头颅核磁共振检查可有局部水肿,脑脊液检查蛋白质、细胞可增多。

2. 免疫学检查　①ANA:90％～95％阳性,滴度＞1∶80 时有诊断意义。②抗双链 DNA(ds-DNA)抗体:特异性最高,阳性率达 93％以上。③抗 Sm 抗体:标志抗体,但阳性率仅为 30％～40％。④狼疮细胞(LE 细胞):活动期阳性率为 60％～70％,对 SLE 的诊断特异性较强,但目前有被 ANA 及抗 ds-DNA 抗体取代的趋势。⑤活动期血清总补体、C3、C4 下降,循环免疫复合物水平升高,补体亦可作为判断病情活动的指标之一。⑥狼疮带试验(包括正常皮肤和皮损部)。⑦其他:抗 RNP 抗体的阳性率为 30％,抗 Ro 抗体阳性率为 30％～40％,抗 La 抗体阳性率为 10％。

【组织病理】　SLE 的组织病理学改变基本与 DLE 相似,但真皮水肿及基底细胞液化较明显,可有黏蛋白沉积及小血管的纤维蛋白变性。

【诊断】 对年轻女性,有原因不明的发热、关节痛、乏力、白细胞减少时,应注意皮疹和光敏等现象,并进一步做抗体检查。①有典型皮损;②多有不同程度的全身症状和系统器官损害;③具有特异的自身抗体阳性;④组织病理学有特异性。

目前一般采用 1982 年美国风湿病学会修订的 SLE 分类诊断标准和中华医学会风湿病学分会 1987 年修订的分类诊断标准(表 15-1)。

表 15-1 SLE 诊断标准

美国风湿病学会标准(1982 年修订)	中华医学会风湿病学分会标准(1987 年修订)
1.蝶形红斑	1.颧部红斑(平或高于皮肤的固定红斑)
2.盘状狼疮	2.盘状狼疮
3.光敏	3.光敏
4.口腔溃疡	4.口腔溃疡
5.关节炎	5.非侵蚀性关节炎,≥2 个外周关节
6.浆膜炎	6.胸膜炎或心包炎
7.蛋白尿>0.5 g/d,细胞或颗粒管型	7.蛋白尿(>0.5 g/d)或管型尿
8.癫痫或精神症状	8.癫痫或精神症状
9.血液学异常:溶血性贫血或白细胞<4×10^9/L 或淋巴细胞直接计数<1.5×10^9/L 或血小板<100×10^9/L	9.血液学异常:白细胞<4×10^9/L 或血小板<100×10^9/L 或溶血性贫血
10.免疫学异常:LE 细胞(+)或抗 ds-DNA 抗体或抗 Sm 抗体(+)或梅毒血清学反应假阳性	10.ANA(+)
11.ANA(+)(免疫荧光法,除外药物引起)	11.免疫学异常:抗 ds-DNA、抗 SM 抗体(+)或 LE 细胞(+)
* 11 项中具备四项即可诊断 SLE	12.LBT(+)或肾活检(+)
	13.C3 降低

【鉴别诊断】 本病应与其他结缔组织病(如皮肌炎、类风湿性关节炎)进行鉴别。有时 SLE 也可和其他几种结缔组织病并存,成为重叠结缔组织病的一部分。此外,还应与日光性皮炎、酒渣鼻、多形红斑、冻疮、扁平苔藓等病相鉴别。

【治疗和预防】

1. 一般治疗 向患者解释病情,增强治疗信心,定期复查,活动期注意休息和补充营养,避免感染、预防接种、妊娠和手术。

2. 糖皮质激素 糖皮质激素是治疗 SLE 的首选药物,应足量和持续应用。如何合理使用糖皮质激素是治疗本病的关键。一般剂量为泼尼松 0.5~1 mg/(kg·d),即泼尼松 30~60 mg/d,早期使用能有效地控制病情,待病情稳定后逐渐减量,最后以泼尼松 5~15 mg/d 长期维持。对有严重活动性肾炎、中枢神经系统受累、重症溶血性贫血等病情严重者可用大剂量糖皮质激素进行冲击治疗,如甲泼尼龙 0.5~1.0 g/d 静脉滴注,连用 3 日后迅速改为泼尼松 40~60 mg/d,病情明显改善后渐减至维持量。在糖皮质激素的治疗过程中须给予胃黏膜保护剂,及补钙、钾等辅助治疗,注意糖皮质激素的不良反应。

3. 免疫抑制剂 环磷酰胺 2~4 mg/(kg·d),分 2~3 次口服;硫唑嘌呤 1.5~3 mg/(kg·d),分 2~3 次口服。重症者可采用冲击疗法,如环磷酰胺 10~20 mg/kg 静脉滴注,每 1~2 个月 1 次,根据病情可重复 6 次。对疗效不理想的患者还可选用环孢素治疗。

4. 抗疟药 口服氯喹 250 mg/d 或羟基氯喹 200 mg/d,对控制皮损和轻度关节症状十分有效,糖皮质激素减量过程中也可加用。氯喹对视网膜有毒性,治疗期间应定期检查眼底。

5. 其他 对有多脏器损害、症状严重且对糖皮质激素疗效差者可考虑用血浆置换、血浆输注、免疫球蛋白疗法等,关节症状和低热为主的轻症患者可加用非甾体类抗炎药如吲哚美辛、阿司匹林等,胸腺肽、转移因子、左旋咪唑等免疫调节剂可用作辅助治疗。

(重庆三峡医药高等专科学校　向光)

第二节　皮　肌　炎

皮肌炎是具有皮炎和肌炎的自身免疫性疾病,只有肌炎的病例称多发性肌炎。皮肌炎可单独存在或与 SLE、硬皮病、类风湿性关节炎等其他自身免疫性疾病重叠存在。本病患者多见于 40~60 岁,男女之比约为 1:2。儿童皮肌炎常在 10 岁前发病。

【病因病机】 本病病因和病机尚不十分明确,多认为与下列因素有关。

1. 免疫 部分病例可找到 LE 细胞,ANA 和类风湿因子检测阳性,利用荧光抗体技术在表皮基底膜、血管壁可见免疫球蛋白沉积,且血清中发现有抗多发性肌炎抗原-1(简称抗 PM-1)和抗肌凝蛋白抗体,这些免疫异常与 SLE、硬皮病共同存在,故提出自身免疫性疾病学说,又如在伴发恶性肿瘤的患者,肿瘤的切除可使本病症状缓解,用患者肿瘤浸出液做皮内试验呈现阳性反应,且被动转移试验亦为阳性。患者血清中发现有对抗肿瘤的抗体,这些恶性肿瘤作为机体自身抗原而引起抗体的产生。而且肿瘤组织可与体内正常的肌纤维、腱鞘、血管、结缔组织发生交叉抗原性,因而能与产生的抗体发生交叉的抗原抗体反应,导致这些组织的病变,从而作为本病自身免疫学说的依据。

2. 感染 有学者将患者的肌肉和皮损做电镜观察,发现肌细胞核内、血管内皮细胞、血管周围的组织细胞、成纤维细胞质和核膜内有类似黏病毒或副黏病毒的颗粒,最近有报告从 11 岁女孩病变肌肉中分离出柯萨奇 A9 病毒,故提出感染学说。

在小儿皮肌炎患者,发病前常有上呼吸道感染史,抗链球菌溶血素 O 值增高,以抗生素合并糖皮质激素治疗可获良效,故提出感染变态反应学说。

3. 肿瘤 约 20% 患者合并肿瘤,尤其是 40 岁以上发病者。有报道肿瘤切除后皮肌炎症状能相应好转,且用自身恶性肿瘤浸出液做皮肤试验可呈阳性反应。因此,有人认为本病可能是肿瘤引起的免疫反应或肿瘤细胞与血管及肌纤维有交叉抗原性。

4. 血管病变学说 血管病变特别是在儿童皮肌炎中曾被描述。任何弥漫性血管病变可以产生横纹肌的缺血,从而引起单个纤维的坏死和肌肉出现梗死区。在皮肌炎/多发性肌炎患者特别是儿童患者中有毛细血管的内皮细胞损伤和血栓的证据,且有免疫复合物沉积在肌肉内血管中,以及毛细血管基底膜增厚,毛细血管减少,特别是在肌束周区。

5. 其他 遗传、某些药物、接种疫苗、弓形虫感染、日晒等也可能与本病的发病有关。

【临床表现】 按照临床特点可分为 5 型:①皮肌炎;②儿童皮肌炎;③皮肌炎伴恶性肿瘤;④皮肌炎合并其他结缔组织病;⑤多发性肌炎。本病呈亚急性或慢性发病,多数患者皮炎症状早于肌炎症状,少数患者先有肌炎,后出现皮炎或皮炎和肌炎同时发生。皮炎和肌炎损害程度可不平行,有时肌炎严重而皮炎较轻,或皮炎严重而肌炎较轻。

1. 皮损 ①以眼睑为中心的眶周水肿性紫红色斑,严重时可累及额、两颊、耳前、耳后及上胸部等部位。②Gottron 征:指、肘、膝关节伸侧扁平的紫红色、糠秕状鳞屑性丘疹,日久中心萎缩,可伴有毛细血管扩张(图 15-4)。③甲周皮肤潮红,常有毛细血管扩张、淤点及甲小皮角化。④异色性皮肌炎:出现弥漫性鳞屑性红斑、色素沉着或色素减退、皮肤萎缩及毛细血管扩张,呈皮肤异色样改变。④部分患者有弥漫性脱发、雷诺现象、日光敏感及多形红斑、荨麻疹、血管炎等非典型皮疹。⑤少数幼儿及青年可在皮肤、皮下组织、病变肌肉中出现钙盐沉积。

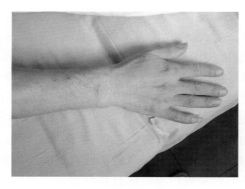

图 15-4 Gottron 征

2. 肌肉症状 ①肩胛带及四肢近端横纹肌最早受累,亦有以咽、喉和食道肌群明显受累为主。②进行性肌无力,肌肉肿胀、疼痛,活动障碍。③常见吞咽困难、呃逆、声嘶、上举及下蹲困难,甚至可出现呼吸困难、心力衰竭、复视、关节肌肉挛缩、皮肤发硬、重症肌无力样综合征等。

3. 伴发恶性肿瘤 40 岁以上患者可合并肿瘤,常见的有鼻咽癌、胃肠道癌、乳腺癌、宫颈癌等。

4. 其他 本病可有不规则发热、消瘦、贫血、关节炎、间质性肺炎、淋巴结肿大、肝脾肿大等,肾脏损害少见。

【组织病理】 与 SLE 的病理表现相似,可见表皮萎缩,基底细胞液化变性,真皮胶原纤维水肿,黏蛋白沉积,血管周围淋巴细胞浸润。肌肉组织早期纤维出现透明变性、颗粒及空泡变性,横纹消失,肌纤维断裂,肌纤维间水肿及淋巴细胞浸润,晚期肌纤维萎缩,部分消失,并被结缔组织所代替,部分细胞可再生。

【实验室检查】 可有贫血、白细胞增多、蛋白尿和血沉增快等。①血清肌酶:肌酸激酶(CK)、醛缩酶(ALD)、乳酸脱氢酶(LDH)、天冬氨酸氨基转移酶(AST)等显著升高。其中 CK 和 ALD 特异性最高。②自身抗体:抗 PM-1 抗体、抗 JO-1 抗体呈阳性,但阳性率不高。部分患者 ANA 呈阳性。③肌电图:呈肌原性损害。④尿肌酸:24 h 尿肌酸排泄量大于 200 mg,常达 400~1200 mg,肌酐排泄量减少。⑤其他:部分患者类风湿因子呈阳性。血清白蛋白减少,α_2 和 γ 球蛋白升高。

【诊断】

(1) 特征性皮损,典型肌肉症状。

(2) 多发性横纹肌炎,尤其以四肢近端肌肉炎症为主。

(3) 测定血清肌酶,24 h 尿肌酸升高。

(4) 肌肉组织病理和肌电图帮助确诊。

(5) 肌活检示不同程度肌纤维变性。

【鉴别诊断】 皮肌炎皮损需与 SLE、系统性硬皮病等鉴别,肌肉损害应与重症肌无力、进行性肌营养不良、旋毛虫病等鉴别。

【治疗】

1. 一般治疗 活动期注意休息,高蛋白、高维生素、高营养饮食,避免日晒。对中年以上患者进行全面的系统检查,早期发现合并的内脏恶性肿瘤,并及时治疗。

2. 糖皮质激素 糖皮质激素对无合并肿瘤的病例治疗有效。选用不含氟的糖皮质激素,常用泼尼松,初始量一般为 60~100 mg/d,病情稳定后逐渐减量,一般以 10~20 mg/d 维持数月或数年。可减轻肌肉炎症,缩短酶活性恢复正常的时间。

3. 免疫抑制剂 可与糖皮质激素联合使用或单独使用,如甲氨蝶呤(MTX)0.5~0.8 mg/kg 静脉滴注,每周 1 次,亦可选用环磷酰胺、硫唑嘌呤、环孢素 A,注意观察其肝脏副作用。雷公藤多苷也有一定疗效。

4. 皮疹治疗 外用遮光剂、非特异性润滑剂、低效糖皮质激素制剂等。

5. 血浆置换疗法 重症皮肌炎可采用血浆置换疗法。

6. 其他 蛋白同化剂苯丙酸诺龙肌内注射对肌力恢复有一定作用。肌肉症状严重者可配合理疗及针刺疗法。维生素 E、维生素 C、三磷酸腺苷等可配合使用。

(重庆三峡医药高等专科学校 向光)

第三节　硬　皮　病

硬皮病又称系统性硬化症,是以局限性或弥漫性皮肤增厚和纤维化为特征的结缔组织病,可分为局限性和系统性两型。前者仅限于皮肤,后者可累及心、肺、肾、消化道等内脏器官,病程慢性。20～50岁多见,男女比例约为1:3。

【病因病机】　本病的病因、病机尚不清楚,有以下几种学说。

1. 血管学说　大多数硬皮病患者均表现有雷诺现象,病理学显示,小动脉和微血管内膜增厚、管腔狭窄或闭塞。

2. 免疫学说　可能与免疫紊乱密切相关,近年来很多资料提到患者有高丙种球蛋白血症,部分患者血清中存在多种特异性自身抗体(包括 ANA、抗 Scl-70 抗体、抗着丝点抗体等)、循环免疫复合物及类风湿因子。免疫球蛋白 IgG、$IgM\alpha_2$ 和 $IgM\beta_2$ 增高,补体 C3 下降。部分病例常与 SLE、皮肌炎、类风湿性关节炎、干燥综合征等并发。

3. 胶原纤维代谢异常学说　硬皮病患者的皮肤中发现成纤维细胞增多,从而使胶原合成增多。还有人认为本病的纤维化病变与胶原分子糖化和羟化异常,从而阻断了其有效控制胶原合成的反馈机制有关。

4. 遗传　部分病例有明显家族史,遗传因素可能与本病的发生有关。

【临床表现】

（一）局限性硬皮病

局限性硬皮病即硬斑病,无雷诺现象、无肢端硬化、无内脏损害。根据临床形态分为斑块状硬斑病、线状硬斑病、滴状硬斑病及泛发性硬斑病四种类型。

1. 斑块状硬斑病　多发生在腰、背部,其次为四肢及面颈部,表现为圆形、椭圆形或不规则形的水肿性斑片,初呈淡红色或紫红色,经数周或数月逐渐扩大硬化,颜色变为淡黄色或象牙色,局部无汗、毛发脱落,数年后硬度减轻,局部萎缩、变薄,留有色素沉着或色素减退。

2. 线状硬斑病　儿童和青少年多见,常沿肢体一侧呈线状或带状分布。初发时常为一带状淡红色斑,逐渐发展呈萎缩性凹陷。可累及皮下脂肪、肌肉和筋膜,甚至骨骼,相互粘连硬化,导致运动受限或引起肢体挛缩及骨发育障碍(图 15-5)。累及手指、腕、足、踝等处可致畸形。发生于头皮和额部一侧的硬皮病,呈长条

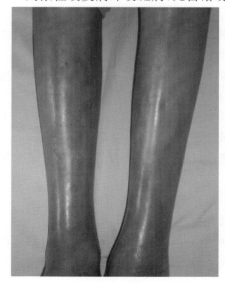

图 15-5　线状硬斑病

状,纵行排列,凹陷明显,形似刀砍状。皮肤、皮下组织及骨骼都逐渐萎缩、硬化,头发呈条状或片状脱落,严重者可伴同侧面部萎缩及同侧舌萎缩。

3. 滴状硬斑病 多发于颈、胸、肩、背等处。损害为绿豆至黄豆大簇集性或散在排列的小斑点,呈圆形。

4. 泛发性硬斑病 罕见,该病是硬皮病的严重类型。皮损的形态与斑块状硬斑病相同,但特点为皮疹分布广泛,可相互融合。好发于躯干及四肢近端,一般不发于面部,其他部位亦可受累。可伴头痛、关节痛、腹痛、神经痛和精神障碍,但无明显系统性损害,少数患者可转变为系统性硬皮病。

(二)系统性硬皮病

系统性硬皮病即系统性硬化症。根据皮肤损害的范围、病情发展的情况等分为肢端硬化型硬皮病及弥漫性硬皮病两型(表 15-2)。

表 15-2　系统性硬皮病的类型

区别点	肢端硬化型硬皮病	弥漫性硬皮病
部位	发病始于肢端,渐发展至前臂、颈、躯干	常自躯干开始
特点	进展速度较慢	皮肤硬化出现较快,范围广,病情发展迅速
全身情况	内脏损害较轻	内脏损害严重
预后	预后较好	预后差
共同点	两者均有雷诺现象、皮肤硬化、内脏损害及乏力、低热、关节痛等前驱症状	

1. 皮肤症状

(1)水肿期 皮肤发生非凹陷性肿胀,皮肤变厚,皮纹消失,皮肤紧张发亮,肤色苍白或淡黄,境界不清,皮面温度偏低。

(2)硬化期 皮肤逐渐变硬,表面有蜡样光泽,重者硬如板样,皮肤不易捏起,压之不发生明显皮皱。根据皮肤受累部位不同,表现如下:手指伸屈受限,手呈爪形,指尖皮肤可形成溃疡,指端皮肤可出现钙化,发生坏死和溃疡,不易愈合;面部皮肤硬化,皱纹减少或消失,开口闭眼受限,表情固定,呈假面具样外观;鼻端变尖,耳廓、口唇变薄,口裂缩小,口周有沟状放射纹;舌系带缩短,吐字不清;颈、胸部皮肤硬化影响颈部活动及胸部有紧缩感。患处皮肤色素沉着,可夹杂有色素减退,毛发稀少脱落,可有皮肤痛痒或感觉异常。进一步发展过渡到萎缩期。

(3)萎缩期 皮肤、皮下组织及肌肉明显萎缩,犹如一层皮肤紧贴骨骼,皮肤干燥脱屑,部分病例可出现毛细血管扩张。

2. 系统病变

(1)内脏损害 食管最常受累,表现为吞咽困难、食物反流及胸骨后灼痛或上腹部饱胀感。胃肠功能减退,可有食欲不振、恶心、腹痛、腹胀、便秘与腹泻交替。心脏受累可发生心肌炎、心包炎、心内膜炎及心律失常,严重者可致心力衰竭。肺间质纤维化时,发生进行性呼吸困难及肺源性心脏病。肾损害可发生硬化性肾小球肾炎,伴有高血压、氮质血症,严重时可致急性肾功能衰竭。

（2）血管病变　血管内膜增生、管腔狭窄、舒缩反应异常,主要表现为雷诺现象,即双手指遇冷出现阵发性苍白、发紫,后变为发红,是系统性硬皮病的特征表现之一。

（3）骨、关节和肌肉损害　多数患者有多发性对称性关节疼痛、肿胀和僵硬,近端肌无力、肌痛。

（4）CREST 综合征　有些患者出现皮肤钙质沉着(calcinosis,C)、雷诺现象(Raynaud phenomenon,R)、食管受累(esophagus,E)、指(趾)硬皮病(sclerodactylia,S)和毛细血管扩张(telangiectasis,T)症状,属系统性硬皮病的一种亚型,预后较好。

【实验室检查】　系统性硬皮病可见血沉增快,血清免疫球蛋白增高,ANA 阳性(约90%),类风湿因子阳性(约 30%),抗 Sc 抗体阳性(约为 20%,为系统性硬皮病的标志抗体)。胸部、食管、骨关节 X 线检查可有异常改变。

【组织病理】　硬斑病和系统性硬皮病组织病理改变相似,早期真皮胶原纤维束肿胀、均质化,血管周围淋巴细胞、嗜酸性粒细胞浸润。晚期皮肤全层萎缩,真皮胶原束肥厚硬化,血管壁内膜增生,管腔变窄,甚至闭塞。毛囊、皮脂腺、汗腺明显减少或消失,可有钙盐沉积。

【诊断】　局限性硬皮病根据局限性的斑状、带状、点滴状的水肿、硬化及组织病理不难诊断,应注意泛发性硬斑病与系统性硬皮病的鉴别。系统性硬皮病根据有皮肤肿胀、硬化、萎缩三期症状的特点及演变,雷诺现象,内脏损害及关节功能障碍等容易诊断,也可借助组织病理确诊。

【鉴别诊断】　硬皮病需与硬肿症相鉴别(表 15-3)。

表 15-3　硬皮病与硬肿症的区别

区别点	硬皮病	硬肿症
诱因	不明	感染、发热性疾病后
部位	任何部位	颈部皮肤深层,渐延至面、躯干、臀部
皮损	胶原纤维进行性硬化	实质性硬肿
伴发症状	可有毛细血管扩张、色素变化、萎缩、雷诺现象	无毛细血管扩张、色素变化、萎缩、雷诺现象
预后	良好	有自限性

【治疗】　避免外伤和剧烈精神刺激,注意保暖,给予高蛋白、高维生素饮食等。

1. 局限性硬皮病　小片损害可选用普鲁卡因加糖皮质激素混悬液(如泼尼松龙 2.5 mg/mL 或曲安缩松 5～10 mg/mL),局部皮损内注射,或外用中、强效糖皮质激素制剂。亦可配合推拿、按摩、音频电疗和蜡疗。口服维生素 E 200～300 mg/d,有一定效果。泛发性硬斑病可参照系统性硬皮病进行治疗。

2. 系统性硬皮病　可用中、小剂量糖皮质激素,如泼尼松 40 mg/d,连服数周,渐减至 5～10 mg/d 维持。亦可加用免疫抑制剂如环磷酰胺、硫唑嘌呤等,能改善关节症状,减轻皮肤水肿、硬化及全身一般状况,对间质性肺炎和心肌炎也有一定疗效。青霉胺能抑制新胶原的生物合成,给予 0.25~0.5 g/d,注意观察其不良反应。秋水仙素亦能阻止原胶原转化为胶原,对皮肤硬化、雷诺现象及食管病变有一定疗效,剂量为 0.5~1.5 mg/d,连服 3 个月。口服大剂量维生素 E,静脉滴注低分子右旋糖酐和丹参注射液有一定帮助。胍乙啶、硝苯地平、甲基多巴可改善雷诺现象。

（重庆三峡医药高等专科学校　向光）

第十六章

皮肤附属器疾病

在人体皮肤上除掌跖及爪甲部位外都有皮脂腺,特别是在面部、头发、胸背及阴部分布得更多,因此皮脂腺疾病有一定的好发部位。皮脂腺的生长发育及分泌受年龄、内分泌、脂肪及糖代谢、维生素代谢、神经精神因素、消化道功能等影响,因此皮脂腺疾病与上述因素有密切关系。皮肤附属器疾病是指皮肤附属器由于各种原因引起的疾病。常见的皮肤附属器疾病如表 16-1 所示。

表 16-1　皮肤附属器及常见疾病

部　位	疾　病
皮脂腺	痤疮、酒渣鼻、口周皮炎等
大(小)汗腺	汗疱疹、臭汗症、多汗症等
毛囊毛发	秃发、多毛症、毛发变色等
指(趾)甲	白甲、匙状甲、甲萎缩、甲纵嵴、甲剥离等

皮脂腺类型可分为以下三型。

Ⅰ型:睫毛、眉毛、胡须及头部的皮脂腺称为终毛相伴的皮脂腺。此处腺体相对较小,毛比较长,高出皮面。

Ⅱ型:与毳毛相伴的皮脂腺,其腺体容积大,毛也突出皮面。

Ⅲ型:毛囊皮脂腺,此腺体体积大,有多个小叶和数个腺体导管,几乎看不到毛发,此腺体只分布在面部、躯干上部和背部。额与颊部腺体最大,背部也大,较多的导管中充满皮脂与细胞碎片,是痤疮丙酸杆菌的滋生地,也是唯一可以形成痤疮的腺体,在痤疮患者中此腺体的数目非常多。

第一节　脂溢性皮炎

脂溢性皮炎是发生在皮脂溢出较多部位的慢性或亚急性的炎症,表现为暗红色斑片上覆盖有油腻性鳞屑或痂皮。

【病因】　病因尚未清楚。

1. 真菌因素　可能是遗传性皮脂分泌过多,并在此基础上发生亲脂的酵母型马拉色菌和(或)痤疮丙酸杆菌大量繁殖,致使皮肤原有的微生态环境发生变化而发病。

2. 精神因素　神经系统病变患者,如智力低下、帕金森病、脑血管意外、癫痫、中枢神经系统损伤、面神经麻痹、脊髓空洞症、四肢瘫痪患者,容易并发脂溢性皮炎。

3. 营养因素 饮食偏好、B族维生素缺乏以及嗜酒等均能诱发或使本病加重。

有人认为脂溢性皮炎与雄激素过度分泌有关，认为可以用来解释婴儿期发生率高，之后有所缓解，在青春期后发生率又上升这一现象。但通过相关监测研究，发现患者的雄激素并无季节性变化，而脂溢性皮炎具有冬轻夏重的季节性，故与雄激素无关。

【临床表现】 本病有两种形态。一种为鳞屑型，多见于成年人，皮损好发于头皮、颜面、胸背中央、耳后、腋窝、脐部、耻骨部及腹股沟等多脂、多毛部位。初为毛囊性红色小丘疹，渐扩大融合成大小不等的斑片，境界清楚，其上覆油腻性鳞屑或痂皮（图16-1）。病程呈慢性，有不同程度的瘙痒。可伴发脂溢性脱发、痤疮、酒渣鼻，皮损范围广泛者可呈红皮病样皮疹。头皮较干燥，有大量糠秕样脱屑伴痒感，多发生在头顶部，如不及时治疗可以引起脱发，称为脂溢性脱发。另一种为痂皮型，多见于肥胖的婴儿，患儿的头皮上有片状油腻性黏着性黄色结痂，痂下有炎症，并有糜烂和渗出，患处瘙痒剧烈。出生后不久发病称为婴儿脂溢性皮炎，头顶或全头皮，甚至眉区、鼻唇沟、耳后等处有灰黄色或黄褐色油腻的鳞屑或痂皮，微痒，无全身症状，常可在1个月左右渐愈。

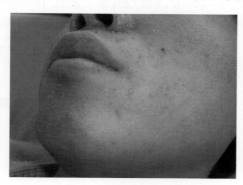

图 16-1　脂溢性皮炎

【诊断】 根据好发于皮脂十分丰富的部位、典型皮损、慢性病程等不难诊断。

【鉴别诊断】 脂溢性皮炎需与银屑病、玫瑰糠疹、湿疹、体癣相鉴别（表16-2）。

表 16-2　脂溢性皮炎、银屑病、玫瑰糠疹、湿疹、体癣的区别

区别点	脂溢性皮炎	银屑病	玫瑰糠疹	湿疹	体癣
部位	头皮、颜面、胸背等皮脂溢出丰富的部位	全身均可	颈、躯干、四肢近端	全身	全身
皮损	毛囊性丘疹，覆油腻性鳞屑或痂皮，可出现渗出、结痂、糜烂	红色丘疹、斑片，其上覆盖有银白色鳞屑，头部有束状发	初见母斑，后出现较小的子斑，皮疹长轴与皮纹一致，表面有鳞屑	多形性损害、对称分布，表面渗出	境界清楚，有中央痊愈向周围扩展的环状损害。镜检可见菌丝和孢子

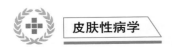

续表

区别点	脂溢性皮炎	银屑病	玫瑰糠疹	湿疹	体癣
伴随症状	瘙痒，慢性、反复发作	—	4～6周可自行消退，不复发	瘙痒剧烈	瘙痒明显

【预防和治疗】

1. 预防 生活规律、睡眠充足、低脂低糖饮食、补充B族维生素有助预防。

2. 治疗 原则是去脂、杀菌、消炎和止痒。

（1）全身治疗：

①抗组胺类药物：瘙痒剧烈时可服用赛庚啶 2 mg，3次/日。

②抗生素：有继发感染时用四环素 0.25 g，或红霉素、庆大霉素、丁胺卡那等。

③糖皮质激素：在炎症明显、皮损广泛而其他疗法不能控制时短期使用。如泼尼松 10 mg，3次/日。

④维生素：维生素 B_2 5～10 mg，3次/日；维生素 B_6 10～20 mg，3次/日。

（2）局部治疗：以去脂、杀菌、消炎、止痒为原则。头部损害可用硫化硒、酮康唑的香波洗头，每周2～3次，光滑皮肤损害可用1％煤焦油霜或氢化可的松等，皮损有糜烂渗出时用1：8000高锰酸钾溶液或3％硼酸溶液冷湿敷，渗出停止后按皮炎处理。

（重庆三峡医药高等专科学校　罗红柳）

第二节　寻常性痤疮

寻常性痤疮是青春期常见的一种毛囊皮脂腺慢性炎症性疾病。表现为粉刺、丘疹、脓疱、结节、囊肿及瘢痕，好发于面、背、胸等皮脂溢出丰富的部位。

【病因病机】 痤疮的发病主要与雄激素、皮脂分泌增多、毛囊口上皮过度角化、痤疮丙酸杆菌及遗传等因素有关。

皮脂腺的发育和皮脂的分泌直接受雄激素控制。青春期，雄激素可刺激皮脂腺增大，皮脂分泌增加，并影响毛囊皮脂腺导管角化。毛囊口角化、上皮细胞不能正常脱落，使毛囊口变小，脱落的上皮细胞和皮脂淤积于毛囊口形成粉刺。毛囊内有正常寄生的微需氧的痤疮丙酸杆菌、表皮葡萄球菌和马拉色菌。当毛囊内发生皮脂淤积时，痤疮丙酸杆菌可分解皮脂产生游离脂肪酸刺激毛囊引起炎性反应。痤疮丙酸杆菌还产生某些低分子多肽，为白细胞趋化因子，能吸引白细胞集中于毛囊皮脂腺单位并产生水解酶，使毛囊壁发生渗漏甚至破裂。毛囊内容物进入真皮细胞产生炎性反应和囊肿性损害等一系列临床表现。

此外化妆品使用不当造成毛囊口的堵塞，精神因素所致的内分泌紊乱，烟、酒及辛辣食物的刺激，食入过多的糖、脂肪、药物等均可成为加重或促发因素。

【临床表现】　多发于15～30岁的青年男女,但近年来发病年龄的范围有扩大趋势。皮损主要发生在面部,尤其是前额、双颊部、颏部,其次是上胸背部及肩部,多对称分布,伴皮脂溢出。

皮损初起为粉刺,有白头粉刺与黑头粉刺两种。白头粉刺亦称闭合性粉刺,为皮色丘疹,针头大小,毛囊口不明显,不易挤出脂栓(图16-2)。黑头粉刺亦称开放性粉刺,丘疹中央为明显扩大的毛孔,脂栓阻塞于毛囊口,表面因皮脂氧化而呈黑色,较易挤出黄白色脂栓。

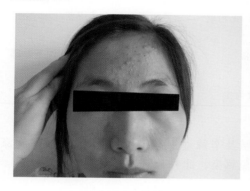
图 16-2　粉刺

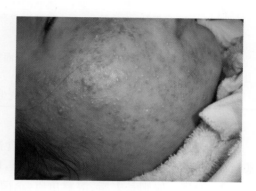
图 16-3　脓疱

粉刺可发展为炎性丘疹、脓丘疹或脓疱、结节及囊肿等。炎性丘疹一般为米粒至绿豆大小,可因炎症较重或人为抠剥而继发化脓感染,中心有脓头成为脓丘疹或脓疱(图16-3)。深在损害则形成结节,紫红色或暗红色,多高出皮面呈半球形,有的则仅能扪及。部分深在损害液化形成囊肿,触之有波动感。当继发细菌感染时皮损红肿明显,有压痛,愈后遗留萎缩性或增生性的瘢痕。临床上常数种损害同时存在,但以粉刺和炎性丘疹最为多见,伴轻微痒痛。根据损害形态、数目多少、发生部位及严重程度,可将痤疮分为三度四级:轻度(Ⅰ级)、中度(Ⅱ级)、中度(Ⅲ级)和重度(Ⅳ级),具体见表16-3。

表 16-3　粉刺严重程度分级

级别	主要表现
轻度(Ⅰ级)	以粉刺为主,有少量丘疹和脓疱,总病灶数少于30个
中度(Ⅱ级)	有粉刺,并有中等数量的丘疹和脓疱,总病灶数为31～50个
中度(Ⅲ级)	大量丘疹和脓疱,总病灶数为51～100个,结节数少于30个
重度(Ⅳ级)	结节性、囊肿性痤疮或聚合性痤疮,伴有疼痛并形成囊肿,病灶数多于100个,结节、囊肿多于30个

也可以根据皮损的主要表现将痤疮分为丘疹性痤疮、脓疱性痤疮、结节性痤疮、囊肿性痤疮、聚合性痤疮等。聚合性痤疮是最严重的一种,多见于男性,表现为严重的结节、囊肿、窦道、瘢痕,长期不愈,影响美容。

寻常性痤疮的病程为慢性,时轻时重,一般皮损持续数年或到25岁时缓解而愈。

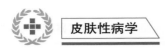

特殊类型的痤疮有暴发性痤疮、药物性痤疮、职业性痤疮、婴儿痤疮、月经前痤疮。

【诊断】 根据好发于青年男女，皮疹为散在性粉刺、丘疹、脓疱、结节及囊肿等，对称分布于颜面、前胸及背部等特点可以诊断。

【鉴别诊断】 痤疮需与酒渣鼻、颜面播散性粟粒性狼疮相鉴别（表16-4）。

表16-4 痤疮、酒渣鼻与颜面播散性粟粒性狼疮的区别

区别点	痤疮	酒渣鼻	颜面播散性粟粒性狼疮
皮损	粉刺、红斑、丘疹、脓疱、结节、囊肿、瘢痕等	皮肤潮红、毛细血管扩张，晚期形成鼻赘，无粉刺	棕黄色或暗红色半球形丘疹，在睑下往往融合成堤状
人群	青春期	中年人	成年人
部位	面、前胸、后背等	鼻尖、颜面中部	对称分布于眼睑、鼻唇沟及颊部
组织病理	—	—	有结核改变
治疗	以内服抗生素为主	以内服抗生素为主	抗结核治疗

【治疗】

1. 日常护理 多吃蔬菜及水果，少食油腻及辛辣食物，经常用温水及硫黄皂洗涤患处，保持清洁卫生。局部不要用手挤压，以免感染。此外，还要合理选择化妆品。

2. 治疗 原则是去脂、溶解角质、杀菌及消炎。

（1）全身治疗：

①抗生素：常用的有四环素 0.5～1.0 g/d，服用 1 个月后逐渐减量至每日 0.25～0.5 g，再维持 1 个月。无效者也可用米诺环素 0.1 g/d，连服 6～8 周为 1 个疗程。

②维 A 酸类：适用于中、重度以上痤疮，13-顺维 A 酸 0.5～1 mg/(kg·d)，连服 4～8 周。能调节毛囊的角化。

③抗雄激素类：用于雄激素水平升高、多囊卵巢综合征患者，如醋酸环丙孕酮。

④糖皮质激素：用于结节性和囊肿性痤疮、聚合性痤疮炎症期、暴发性痤疮。

⑤维生素：适当补充 B 族维生素。

（2）局部治疗：

①轻度患者选择外用药即可，如复方硫黄洗剂、0.05％～0.1％维 A 酸霜、2.5％～10％过氧化苯甲酰霜剂或凝胶、1％林可霉素制剂、1％红霉素溶液等。

②蓝光和红光联合照射，对轻、中度痤疮有效。

③对于粉刺可用特制的粉刺挤压器将粉刺内容物挤出。

④囊肿可在皮损内局部注射糖皮质激素。

⑤液氮冷冻喷雾法或点涂法，适用于结节性或囊肿性痤疮。

⑥药物面膜及石膏面膜亦可采用。

⑦面部的萎缩性瘢痕可用磨削术治疗。痤疮合并瘢痕疙瘩时，可手术切除后用浅部 X 线照射缝合部位，也可局部注射糖皮质激素。

（重庆三峡医药高等专科学校　罗红柳）

第三节 酒 渣 鼻

酒渣鼻是一种发生于鼻、颜面中部,以皮肤潮红、毛细血管扩张、丘疹及脓疱为主要表现的慢性疾病。病变呈进行性发展,晚期可形成鼻赘。

【病因】 尚不明确,可能与精神因素、颜面血管运动神经功能失调、胃肠功能紊乱、内分泌失调、蠕形螨感染、冷热刺激、食用辛辣食物有关。近年来研究的热点集中于幽门螺杆菌及蠕形螨与酒渣鼻发病的关系上。

幽门螺杆菌感染:许多研究发现,酒渣鼻患者血清中抗幽门螺杆菌抗体水平显著升高,大多有不同程度的胃炎,尤其是胃窦胃炎及十二指肠的异常改变,并且给予抗幽门螺杆菌三联治疗后,症状明显缓解或治愈。幽门螺杆菌可以产生细胞毒素 A,而细胞毒素 A 可以释放血管活性物质,如前列腺素、组胺、白三烯和其他细胞因子,这些炎症介质均可以导致毛细血管扩张。

蠕形螨感染:其感染密度与发病率是平行的。酒渣鼻患者皮损中蠕形螨感染率较正常对照组明显升高,在丘疹脓疱期及红斑期中尤为突出,在糖皮质激素诱发的酒渣鼻患者中更甚。

蠕形螨又称毛囊虫,寄生在人体身上的称为人体蠕形螨。可分为毛囊蠕形螨和皮脂蠕形螨两种,它以细菌、角蛋白为食,喜欢生活在毛囊皮脂腺单位中,如人体皮脂溢出丰富的部位。毛囊蠕形螨的生理特征是比较耐低温但对于高温敏感,最适宜发育温度为 25～26 ℃。在 0 ℃以下或 37 ℃以上都不利于蠕形螨的生存,54 ℃为致死温度,58 ℃为有效灭螨温度。正常人也可以感染蠕形螨,与皮肤肤质有明显关系,油性皮肤感染率高。可以运用杀螨虫药,或对于洗浴用具(毛巾、浴巾等)可采用开水烫或煮的方法灭螨。

【临床表现】 多见于中年人,男女均可发生。病程经过缓慢,可分为三期,但无明显界限。

1. 红斑期 先为鼻部潮红,后累及两颊、下颌及额部,红斑对称,初为情绪激动,进食刺激性食物或遇冷热后一过性发作,久之持续不退,并可有毛细血管扩张、毛囊扩大、皮脂溢出、自觉灼热。持续数月或数年后向第二期发展。

2. 丘疹脓疱期 在第一期的基础上出现散在的针头到绿豆大小的丘疹、脓疱、结节,如痤疮样,但无粉刺,毛囊口明显扩大。皮损时轻时重,此起彼伏,毛细血管扩张加重(图 16-4)。中年女性常在经期前加重。

3. 鼻赘期 又称肥大期。主要发生在鼻部,多为男性。局部皮脂腺及结缔组织增生肥大,在鼻及两颊等处有大小不一的紫红色结节状或小叶状突起,表面凹凸不平,毛细血管扩张更明显。此外,有的患者可伴有睑缘炎、结膜炎、虹膜炎和角膜炎等。

从红斑期发展到鼻赘期需数十年,几乎均为 40 岁以上的男性。

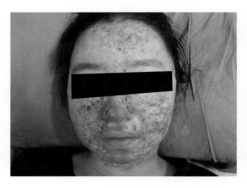

图 16-4　酒渣鼻

【诊断】　根据发生在鼻部和面中央部的充血性红斑、毛细血管扩张、复发性丘疹和脓疱,病程慢性,中年发病等可以诊断。

【鉴别诊断】　酒渣鼻需与寻常性痤疮、激素依赖性皮炎相鉴别(表 16-5)。

表 16-5　酒渣鼻、寻常性痤疮、激素依赖性皮炎的区别

区别点	酒渣鼻	寻常性痤疮	激素依赖性皮炎
人群	中年人	青春期	长期应用含氟的糖皮质激素外用制剂者
皮损	皮肤潮红、毛细血管扩张、丘疹及脓疱	白头或黑头粉刺,不伴面部红斑	毛细血管的持续扩张及口周皮炎的改变
有无阵发性加重及潮红充血	有	无	无

【治疗】

1. 日常护理　禁酒及禁食刺激性食物,纠正胃肠功能障碍和内分泌失调,保持大便通畅。避免局部过冷过热的刺激,避免剧烈的情绪波动等引起面部潮红。

2. 全身治疗　甲硝唑 0.2 g,3 次/日。炎症显著者,口服四环素 0.25 g,4 次/日,连服 2 周后改为 0.5 g/d,共服 1~3 个月。面部潮红、血管扩张者可使用氯喹 0.25 g,2 次/日,连服 2 周后减为每日 0.25 g,共用 1~2 个月。

3. 局部治疗

(1)外用药物:1%甲硝唑霜,每天 1 次,或 0.75%甲硝唑凝胶,每天 2 次,有较好疗效。其用于治疗丘疹脓疱期酒渣鼻的机制可能在于其抗炎和免疫抑制作用,通过下调白细胞的趋化活性,抑制肉芽肿形成及细胞免疫而减轻炎性反应。亦可选用复方硫黄洗剂,它与皮肤接触后变成硫化氢及五硫黄酸,有杀菌、止痒、脱脂及促角质形成作用。还有 2.5%~10%过氧化苯甲酰制剂、1%林可霉素制剂、2%氯霉素水杨酸酊等亦有疗效,但应避免使用糖皮质激素制剂。

(2)外科治疗:鼻尖、鼻翼部毛细血管扩张显著者,可采用激光、光子嫩肤仪治疗;

也可用外科方格划切法治疗。

①毛细血管扩张:可用多锋刀在血管扩张处行交叉切割术,以切断扩张的血管为度。

②鼻赘期:在多锋刀切割的基础上施行磨削术,以去除增生的赘生组织,使鼻外形大致恢复正常。或采用激光、手术切除、电切除等。

手术时,应对照患者发病前的面部照片,以免去除过多或不足。另外,鼻部血液供应丰富,应注意手术时出血可能较多。

(重庆三峡医药高等专科学校 罗红柳)

第四节 斑 秃

斑秃是一种骤然发生的非炎症性、非瘢痕性的头发大量脱落,形成境界清楚、大小不一的局限性斑片状脱发。可发生于全身任何长毛的部位,一般无自觉症状,常由他人发现。本病病程呈慢性经过,可自行缓解和复发。

若整个头皮毛发全部脱落,称为全秃。若全身毛发全部脱落,称为普秃,如眉毛、睫毛、腋毛、阴毛和全身毳毛全部脱落。

【病因】 本病病因十分复杂,目前尚未完全清楚。大量研究提示本病为自身免疫性疾病,在内因与外因的共同作用下发生了本病。

1. 自身免疫 多数人认为本病是 T 淋巴细胞介导的器官特异性自身免疫性疾病,以毛囊为靶细胞。如研究中发现,在脱发区毛囊周围发现有淋巴细胞浸润,某些病例有较多的各种组织自身抗体,伴随自身免疫性疾病(如白癜风、甲状腺炎、类风湿性关节炎等),以及循环血液中辅助性 T 淋巴细胞和抑制性 T 淋巴细胞的比例异常等。

2. 遗传因素 遗传因素被认为是斑秃发生的内部因素。有报告单卵双生者同时在同一部位发生斑秃,还有报告一家 4 代均有斑秃,认为本病是遗传缺陷性疾病。某些家族发病表现为常染色体显性遗传,直系亲属发病的风险率高达 6%～7%。

3. 环境因素 精神因素、皮肤损伤、细菌感染和药物等被认为是促成斑秃形成的外部因素。

【组织病理】 以活化淋巴细胞为主的选择性生长期毛乳头浸润,导致毛囊的退行性改变。

【临床表现】 本病发生于任何年龄,但以 5～40 岁多见,男女均可发病。大部分患者在头皮突然发现大小不一、数目不等、边界清楚的圆形或椭圆形脱发斑,直径为 1～5 cm,常在无意中或被他人发现。按病期可分为进展期、静止期、恢复期。

进展期:脱发区边缘的头发松动,很容易拔出(拉毛试验阳性),拔出的头发在显微镜下观察可见,近端萎缩,呈上粗下细的"惊叹号(!)"样发。脱发区的头皮是正常的,光滑，无炎性红斑、无鳞屑、无瘢痕。通常无不适，偶有轻微发痒、刺痛或触压痛，常有失眠、多梦的表现。

静止期：脱发区边缘的头发相当牢固，不易拔出。3～4个月后进入恢复期。

恢复期：有新发长出，最初出现细软、色浅的毳毛，继之变得粗硬、色黑，最后恢复正常，疾病自然痊愈。

多数患者仅有一片或数片脱发区，病程为数月，但少数患者可反复发作或毛发边生长边脱落，重者脱发持续进行，逐渐形成大片状的秃区，病程可持续数年。一般幼年发病、范围广泛、病程超过 5 年的患者预后不良。

【诊断】 根据突然出现的圆形或椭圆形脱发，皮肤光滑、无炎症，无自觉症状，可以诊断。

【鉴别诊断】 斑秃需与头癣、假性斑秃相鉴别（表 16-6）。

表 16-6　斑秃与头癣、假性斑秃的区别

区别点	斑秃	头癣	假性斑秃
性质	非炎症性、非瘢痕性脱发	真菌性皮肤病	炎症性、瘢痕性脱发
特点	常伴随自身免疫性疾病	真菌镜检有菌丝，真菌培养（＋）可确诊	常继发于头皮红斑狼疮、扁平苔藓等
皮损	大小不一、数目不等、境界清楚的圆形或椭圆形脱发斑，脱发区的头皮是正常的	黄癣：有黄癣痂，边缘翘起，中央微凹呈碟状，刮出后基底潮红湿润。愈后留有萎缩而光滑的瘢痕。 白癣：有菌鞘，离头皮 0.3～0.8 cm 处折断。 黑点癣：头发出头皮即断，愈后可留瘢痕、脱发	脱发区皮肤萎缩变薄、毛囊口消失，脱发区境界清楚，边缘不规则

【治疗】 斑秃是较为典型的身心性疾病，其治疗方案应从心理、社会、生物等多方面来考虑制订。对于绝大多数病情轻的患者，要及时治疗，甚至有些可以不治而愈，应该解除其思想负担，减轻精神压力，增强治疗信心。对于有向重型斑秃发展的患者，应尽早给予干预治疗，防止病情加重。

1. 全身治疗 对精神紧张、焦虑、失眠的患者可给予镇静剂，如安定、谷维素等。同时可补充维生素 B_1、维生素 B_6、胱氨酸(50 mg/次，2～3 次/天)，进食高蛋白、高微量元素的食物。对于迅速、广泛的脱发，包括全秃和普秃，可口服泼尼松，每日 30～40 mg，治疗 1～2 个月再逐渐减量维持。此方法副作用多，应谨慎，仅适用于在其他治疗方法无效的情况下使用。

2. 局部治疗 原则为刺激局部血管扩张，改善局部血液循环，刺激毛囊上皮细胞增殖和分化，能通过拮抗细胞内钙离子通道，抑制表皮生长因子生成，最终促进毛发生长。

（1）米诺地尔：1％～3％米诺地尔酊涂擦患处，2 次/天，平均起效时间为 2 个月。

不良反应为局部刺激和多毛。长期大面积使用应定期观察,有致窦性心动过速、心悸和眩晕的相关报道。

（2）糖皮质激素制剂:糖皮质激素局部外涂较常用,由于其无痛苦,副作用较小,常被作为治疗斑秃的一线选择,适用于儿童和轻症患者。通过糖皮质激素的抗炎和免疫调节作用中止斑秃发展,促进毛发生长。可以选择如曲安奈德、倍他米松、丙酸氯倍他索等强效药物,制备适当浓度的溶液、霜剂和软膏外用。主要副作用是治疗部位的毛囊和皮肤变薄,但可以被新生的毛发遮盖。皮损范围较小者,可用曲安西龙混悬液或泼尼松龙混悬液等长效糖皮质激素局部注射,每2周1次,连续3～4次。

3. 物理疗法 8-甲氧补骨脂素局部外搽配合长波紫外线（UVA）照射的光化学疗法,可通过耗竭朗格汉斯细胞而抑制其对毛囊的局部免疫攻击。疗程为10周。

随着基因生物技术的发展,生物制剂、毛囊干细胞移植术等新产品、新技术的研发等将会对斑秃的治疗起到重要的推动作用。

【思考题】

（1）简述痤疮的临床类型及治疗方法。

（2）简述脂溢性皮炎的临床特点。

（重庆三峡医药高等专科学校 罗红柳）

第十七章

色素障碍性皮肤病

色素障碍性皮肤病是指皮肤色素减少、脱失或增加所致的皮肤病，根据临床表现可分为色素减退性疾病和色素增加性疾病两大类。

色素减退性疾病常由黑素缺乏所致，局部或全身皮肤变白，包括白化病及白癜风，可以是原发性的也可以是继发性的（如红斑性狼疮、银屑病等）。

色素增多性疾病常由黑素增多引起。面部皮肤的色素增多，先天性的如雀斑等，后天获得性的如黄褐斑、老年斑、咖啡斑等。随着年龄的增长，色斑增多，严重影响人们的面部美观，带来了许多心理压力，从而影响生活质量。

第一节 雀 斑

雀斑是常见的好发于中青年女性日晒部位皮肤上的黄褐色或黑色斑点疾病。

【病因病机】 本病病因尚未完全明确，一般认为跟以下因素关系密切。

1. 遗传原因 常染色体显性遗传是雀斑形成的主要成因。多从 5 岁左右儿童开始，女性居多，春夏重，秋冬轻。淡褐色至黄褐色针尖到米粒大小的斑点，对称分布在面部（特别是鼻部）。

2. 内分泌失调 经期和妊娠期时体内性激素水平的变化及情绪不稳定均可影响黑素的产生。

3. 紫外线照射 日光中的紫外线照射是色斑形成的重要原因，当皮肤接受过多日光照射时，酪氨酸酶活性增加，促进表皮产生更多的黑素颗粒，后者可以吸收紫外线，保护人体免受伤害。而且，紫外线的照射会引起黄褐斑，并使普通雀斑颜色加深。X 线及室内照明的荧光灯等照射过多皆可促发本病并使其加剧。

4. 生活习惯问题 压力、偏食、睡眠不足等不良生活习惯也会使黑素增加。所以睡眠时间不稳定的人，皮肤的代谢率也不佳，会影响黑素颗粒的产生。

【临床表现】 女性患者居多，约占整个人群的 18.7%。好发于颜面部，常左右对称分布，手背和颈部偶尔也可发生。初发及轻症患者常见于鼻梁部、两眼睑下方，重者可累及前额、面颊、下颌及颈部。常自儿童期（3 岁左右）出现皮疹，随年龄增长而逐渐增多，青春期最为明显，老年期皮疹又逐渐减轻。皮疹多为针头到米粒大小（直径<0.5 cm）、浅褐色至黄褐色圆形或椭圆形斑点，数目为 10～20 个，多少不一，表面光滑，无鳞屑，疏密不一，孤立而不融合（图 17-1）。少数自行减轻或消失，除有碍观瞻外，无任何主

观感觉或其他影响。夏季受日光照射后斑点颜色加深、数目增多。

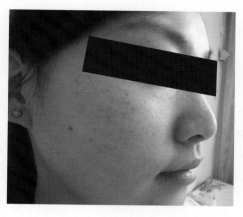

图 17-1　雀斑

【组织病理】　表皮基底层黑素含量增加,但黑素细胞并不增多,黑素细胞多巴染色较邻近正常皮肤黑素细胞重。

【诊断】　根据发生于面部皮肤的密集或散在淡褐色至黄褐色小斑点,不难诊断。

【鉴别诊断】　雀斑应与颧部褐青色痣、雀斑样痣、黄褐斑相鉴别(表 17-1)。

表 17-1　雀斑与颧部褐青色痣、雀斑样痣、黄褐斑的区别

区别点	雀斑	颧部褐青色痣	雀斑样痣	黄褐斑
皮损	针头至米粒大小、浅褐色至黄褐色圆形或椭圆形斑点	黑灰色斑点	数目少,颜色较雀斑深	淡褐色或深褐色,边缘清楚或呈弥漫性
好发人群	中青年女性多见	女性多见	幼年(1～2 岁)开始	育龄期女性多见
病因	未完全明确,与常染色体显性遗传有关	病因不清	病因不清	内分泌、精神压力、各种疾病迁延等
部位	颜面部(两颊及鼻梁)多见,手、背偶见	颧部	躯干为主	面部,不累及眼睑和口腔
特点	对称分布,各个之间不融合	对称分布,界限明显,为 10～20 个	单侧多见,表现密集,与日晒、季节无关	对称分布

【预防和治疗】　尚无理想的治疗方法。

1. 预防　患者应尽可能避免日晒,尤其是夏天,外出时可涂抹遮光剂,如 2%～5% 二氧化钛霜、5% 对氨基苯甲酸酯或软膏等。要多喝水、多吃含有维生素 C 和维生素 E 的新鲜蔬菜和水果,如西红柿、黄瓜、草莓、桃等。忌吃光敏性的食物和药物,如补骨脂

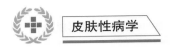

素、甲氧补骨脂等。

2. 局部治疗

（1）外用药物：可用脱色剂 10％～20％过氧化氢溶液、5％～10％白降汞软膏、3％氢醌霜等。

（2）局部皮损腐蚀、化学剥脱疗法：可用石炭酸（苯酚）或 30％～33％三氯醋酸点涂皮损处。

（3）腐蚀、破坏疗法：雀斑数目较少时可由专业医师采用以下方法治疗，但宜慎用，应掌握适合的深浅度，防止形成瘢痕或色素沉着。

①液氮冷冻：治疗雀斑效果确切。使用后可令表皮坏死脱落、皮损好转，但亦可形成瘢痕或暂时性色素沉着。数量少的散在皮损直接用棉签蘸液氮逐个冷冻，面积大的可以分期分批冷冻，密集成片的可以用喷雾法冷冻。

②激光治疗：最为安全有效的一种治疗方法，常用调 Q 的短脉冲激光治疗雀斑，也可以用强的脉冲光进行治疗。

③磨削术：严重患者可采用微晶磨削术，常常可以获得良好效果。

（重庆三峡医药高等专科学校　罗红柳）

第二节　黄　褐　斑

黄褐斑是一种常见的色素增多性皮肤病，好发于面部，呈蝶形分布，故又称为蝴蝶斑。

【病因】　病因尚未清楚。孕妇最为常见，可能跟内分泌变化有关，常自妊娠 3～5 个月时发生，分娩以后可逐渐减轻或消失，亦见于部分口服避孕药的妇女。孕后体内激素水平会发生变化，如血液中雌激素、孕激素，还有促黑素细胞激素水平增高，这些都会使黑素细胞的活性逐渐增加，黑素也就会增多。所以，色素沉着常常于妊娠早、中期出现，而且会逐渐加重。此外，还可能与日光暴晒、月经不调、慢性肝病、甲状腺功能低下、肿瘤、精神压力、肝肾功能不全、糖尿病等以及体内缺少维生素及外用化学药物刺激有关，近年来研究发现本病的发生与皮肤微生态失衡、代谢异常有关。劣质化妆品也可能是诱因之一。

【临床表现】　本病男女均可发生，青年女性尤以妊娠期妇女最为常见。临床表现为大小不等、形状不规则的片状淡褐色或黄褐色斑，边缘多较清楚，除色素改变外，皮损表面正常（图 17-2）。皮损多对称分布于两侧面颊，呈蝴蝶形，亦可发生于前额、颧部、鼻背、唇、额部及颈部、前臂，日晒可使色素加深，部分女性经前期加重，无自觉症状，无鳞屑及炎症表现，呈慢性病程。按照病因本病可分为：①特发型，无明显诱因可查者；②继发型，因妊娠、绝经、口服避孕药、日光照晒等原因引起者。

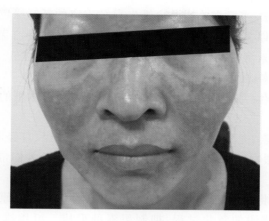

图 17-2 黄褐斑

【组织病理】 表皮中基底层黑素增加,但无黑素细胞的增殖。真皮中层上部可见较多的噬黑素细胞及游离的黑素颗粒。电镜检查显示黑素细胞数量正常,但黑素细胞活性增加,黑素细胞树突明显增大,黑素形成活跃。

【诊断】 根据典型皮疹、青年女性尤以妊娠期妇女多见、无自觉症状等,易于诊断。辅助检查有妇科检查及肝肾功能检查。

【鉴别诊断】 黄褐斑应与获得性太田痣、慢性肾上腺皮质功能减退症相鉴别(表17-2)。

表 17-2 黄褐斑与获得性太田痣、慢性肾上腺皮质功能减退症的区别

区别点	黄褐斑	获得性太田痣	慢性肾上腺皮质功能减退症
发病部位	面颊部、额部(中央和眉毛上方)	前额(两侧)、眼周、颊部及颞区	面部、手背、躯干、乳晕及外生殖器、口腔黏膜
两侧发际部位病区是否进入毛发	否	是	—
上眼睑外侧发生病变	沿眶缘分布的指甲大小的病灶	小斑点状	—
颞部病区	弥漫性	小斑点状,严重时为弥漫性	
颜色	略带红色的黄褐色	灰色隐现的斑点	边界不清的黑褐色斑片
浓淡是否有变化	是	否	
伴随症状	—	—	体重减轻、胃纳减退、血压降低

【预防和治疗】 目前尚无特殊有效治疗药物,可根据不同病因给予分别处理。

1. 预防

(1)针对日光因素:避免日晒,外出遮阳及用遮光剂,如5%二氧化钛软膏及氧化锌软膏等。晒后及时运用修复产品修复。

（2）针对饮食因素：平常多吃一些含维生素C丰富的新鲜绿色蔬菜和一些山楂、橘子、鲜枣等水果，还可以多吃一些富含维生素E的食物，如卷心菜、花菜和白芝麻等。要少吃一些易诱发色素沉着的食物，还应注意保持大便通畅。

（3）针对情志因素：要保持心情舒畅，积极预防妇科病。

（4）针对药物因素：要尽量少服用一些含有雌激素和黄体酮的药物，可以换一种方式进行避孕。

（5）针对疾病因素：尤其是妇科病，发现乳腺增生、痛经、月经不调等要做到尽早治疗，因为疾病不仅仅影响健康，且对容貌影响也很大，也会给人们带来极大的不自信。

2. 全身治疗

（1）维生素C能将颜色较深的氧化型色素还原为色浅的还原型色素，将多巴醌还原为多巴，阻止黑素代谢的氧化过程，抑制黑素的形成。可用维生素C 1～2 g加入25%葡萄糖溶液 40～60 mL 中静脉注射，1次/日，连用3～4周。

（2）维生素E参与机体多方面的代谢，能抗氧化、抗辐射，与维生素C合用有协同作用。口服维生素C 200 mg/次，3次/天，同时服用维生素E 100 mg/次，3次/天。

（3）顽固性病例可用更强的抗氧化剂，如谷胱甘肽 400 mg/次，联合维生素C 1 g/次，静脉注射，每周2次。

3. 局部治疗　　下述方法可使色斑变淡，直至恢复，治疗期间应连续用药，避免日晒，外用遮光剂等综合治疗方可奏效。

（1）选用物理性遮光剂和化学性遮光剂。物理性遮光剂通过反射或散射光线来保护皮肤，如氧化锌、二氧化钛等；化学性遮光剂通过吸收一定光谱的光线来保护皮肤，如水杨酸酯类、苯乙烯类等。

（2）可酌情应用脱色剂，如3%～10%过氧化氢溶液、5%白降汞软膏，3%氢醌霜（避光保存）。氢醌能抑制黑素小体形成，并促进其分解。不良反应有局部刺激、接触性皮炎及不均匀色素脱失。注意从低浓度用起，夜间使用更好。氢醌单戊酸酯较氢醌稳定，效果明显。

（3）超氧化物歧化酶（SOD）霜可抑制和清除氧自由基、减少黑素合成，有一定疗效。亦可用面膜倒模治疗。

4. 联合治疗　　用5%氢醌、0.1%维A酸、0.1%地塞米松和维生素C联合，混合外用治疗，疗效好，副作用少。单用氢醌、维A酸、糖皮质激素治疗黄褐斑也有效，但易产生永久性脱色、局部刺激、皮肤萎缩及毛细血管扩张等副作用。0.1%维A酸外用，每天2次，起效时间为22～44周。

5. 其他　　3%熊果苷霜剂（或洗剂）、2%曲酸凝胶外用，均可抑制络氨酸酶活性；10%果酸有加速表皮更替的作用，从而去除色素沉着和表皮创伤。

6. 激光美容治疗　　激光可以破坏黑素颗粒，有研究用Q开关红宝石激光、Q开关Nd:YAG激光治疗黄褐斑，破坏真皮上部的黑素颗粒，小的颗粒随后被巨噬细胞吞噬。还有选用复合彩光嫩肤进行治疗，复合彩光嫩肤是在光子嫩肤技术基础上全新升级的一项光子、激光整合技术,专门针对亚洲人的特殊肤质。总的来说,激光治疗后获得一过性色素减淡,但不能阻止复发,且成本高,亦可引起色素沉着、瘢痕、萎缩等。

(重庆三峡医药高等专科学校 罗红柳)

第三节 瑞尔黑变病

瑞尔黑变病是主要累及面部及其他暴露部位的灰褐色色素沉着病,由瑞尔首先报告,故名之。它属于一种光敏性皮炎或光毒性皮炎。

【病因】 本病尚未找到明确的诱发因素,大多认为光敏感及机械性刺激可引起本病。有研究指出,本病与长期接触羟类化合物、香料、防腐剂、含表面活性剂的化妆品(护肤品或彩妆类)或长期接触焦油、沥青、石油及其衍生物等有关。这些物质光敏性强,在日光照射下可使暴露部位皮肤产生炎性反应,留下色素沉着。另外,也有与维生素缺乏,营养不养,性腺、垂体、肾上腺皮质分泌功能紊乱有关的报道。大多数患者血清中铜离子含量增高,可能是络氨酸酶活性增强的标志。

【临床表现】 本病多发于中年妇女,也可发于男性。主要累及面部,尤以前额、颞部为甚,也可波及耳后、颈侧及胸部,少数患者累及前臂和手背。日晒后可有瘙痒感。日久逐渐变成网状排列的色素沉着斑,呈紫褐色或灰紫色,境界不清。其他非暴露部位如皱褶或脐部亦可发生。本病一般无全身症状,无黏膜损害。病程慢性,无症状或轻度瘙痒。典型皮损发展有以下三期。

1. 炎症期 初期皮肤局部微红、肿胀,有瘙痒和灼热感,部分患者还有脱屑的现象。

2. 色素沉着期 红斑消退,由浅而深,逐渐变为灰褐色斑,境界不清,外周常可见与毛孔一致的点状色素沉着,患处可弥漫覆盖微细鳞屑,呈粉尘样外观,可伴有毛细血管扩张。

3. 萎缩期 出现与色素沉着部位一致的轻度凹陷性萎缩。病程慢性,自觉症状比较明显。损害发展到一定程度不再变化。

【组织病理】 出现表皮角化过度及毛囊性角质栓,棘细胞层轻度萎缩,基底细胞层液化变性,真皮表层毛细血管扩张,噬黑素细胞及游离黑素增加。血管周围有细胞浸润,主要为淋巴细胞。

【诊断】 中年女性,主要依据面部,尤以前额、颞部出现原因不甚明显的弥漫性灰褐色斑,并有光敏感史,病程慢性即可诊断。

【鉴别诊断】 瑞尔黑变病应与黄褐斑、艾迪生病相鉴别(表17-3)。

表 17-3　瑞尔黑变病与黄褐斑、艾迪生病的区别

区别点	瑞尔黑变病	黄褐斑	艾迪生病
分布	面部、前臂、手背等处	面部	皮肤、黏膜皱褶及牙龈等处
颜色	淡褐色、深褐色或灰黑色	淡褐色（黑素仅存在于表皮内）	—
境界	境界不清	境界清楚	—
炎症与否	有炎症表现	无炎症表现	无炎症表现
伴随症状	—	—	肾上腺功能低下症状

【预防和治疗】

1. 预防　积极寻找诱发因素，避免接触石油等光敏物质。以生产或接触沥青、焦油、石油等为职业的人员应注意防护，避免在烈日下操作。避免使用劣质及过期化妆品，如出现光敏现象应立即停止使用，并进行处理。补充富含维生素 A、维生素 D 的饮食等。

2. 治疗　目前暂无特效的治疗方法，治疗原则为去除病因和对症治疗。

（1）全身治疗　口服维生素 C，每次 0.2～0.5 g，3 次/日。或静脉注射，0.5～1.0 g/次。或静脉滴注，2.0～5.0 g/次，每日或隔日 1 次，4 周 1 个疗程。口服维生素 A 10 万 U/次，1 次/日。复合维生素 B，2 片/次，3 次/日，连服 4 周为 1 个疗程。以上方法部分患者有效。

（2）局部治疗　使用褪色剂，如 5%～10%白降汞软膏，3%氢醌霜、复方氢醌霜、超氧化物歧化酶霜、0.1%维 A 酸霜及 15%壬二酸霜等。

（重庆三峡医药高等专科学校　罗红柳）

第四节　白癜风

白癜风是一种后天性色素脱失性皮肤黏膜病。我国人群患病率为 0.1%～2%。

【病因】　白癜风的病因尚不完全清楚，有以下几种学说。

1. 自身免疫学说　①部分白癜风患者血清中可测到抗甲状腺蛋白、抗胃壁细胞、肾上腺组织抗体等器官特异性抗体。②部分白癜风患者血清中可测到抗正常黑素细胞抗体，其抗体滴度与病变程度呈正比。该抗体在体外通过补体介导的细胞毒作用选择性地溶解黑素细胞。③部分白癜风患者可合并有甲状腺功能亢进或减退、慢性肾上腺皮质功能减退、恶性贫血、糖尿病、风湿性关节炎、红斑狼疮、特应性皮炎、斑秃等多种自身免疫性疾病，提示白癜风可能与自身免疫有关。

2. 遗传学说　本病常有家族史，国内报告患者亲属中白癜风的发病率为 3%～

12％,国外为 18.75％～40％。有人认为本病属常染色体显性遗传,也有人认为属多基因遗传病。

3. 黑素细胞自身破坏学说　有人提出在黑素细胞代谢过程中可能产生对黑素细胞有破坏作用的中间产物,其存在于黑素小体内,如黑素小体膜不能完整保护,则该物质漏出细胞质,导致黑素细胞损伤或破坏。儿茶酚对黑素细胞有损伤作用,职业接触或吸收这类化学产物质过多,可能会诱发白癜风。另外,酪氨酸酶或其他酶活性的异常也可造成对黑素细胞的损伤。

4. 神经学说　有些白癜风可沿神经节段分布或发生于神经损伤区域,皮损及其周围皮肤神经肽增多,部分患者发病与精神创伤、焦虑、劳累过度等关系密切,均提示本病可能是神经介质损伤黑素细胞或抑制黑素形成所致。

5. 其他　微量元素铜、铁离子的减少也可能与本病的发生有关联。

【临床表现】　本病可发生于任何年龄,15～30 岁为发病高峰。任何部位均可发生皮损,但以面、颈、头、腰腹部、手及前臂多见。皮损初为小片色素减退或色素脱失的白斑(图 17-3),逐渐扩大或融合,甚至波及全身。最终为色素脱失,呈乳白色,界限清楚,进展期皮损不断扩大,边缘色素加深,白斑内有时可见数目不等的正常皮肤,称色素岛,皮损处毛发多随之变白。除色素脱失外,白斑处皮肤光滑,无萎缩,无脱屑,无自觉症状。日晒后皮损可发红,甚至起疱,此时可有灼热或疼痛感。病程慢性,可终生存在,亦可自行缓解。

根据皮肤白斑范围和分布情况可分为以下三型。

1. 局限型　局限于一个部位,包括:①节段型,一片或数片白斑沿皮神经走行分布;②黏膜型,白斑仅累及黏膜。

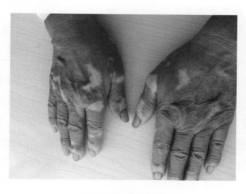

图 17-3　白癜风

2. 泛发型　最常见,广泛分布于体表,包括:①面肢端型,皮损发生于面部与肢体远端,多对称分布;②寻常型,皮损散发全身各处,对称或不对称;③混合型,可为节段型加寻常型或面肢端型。

3. 全身型　全身或几乎全身皮肤变白,仅遗留小部分正常皮肤。

根据病情发展可分为进展期和稳定期两期。

1. 进展期 白斑增多,原有白斑逐渐向正常皮肤移行、扩大。正常皮肤受刺激(如烧伤、外伤)后可继发白癜风(同形反应)。

2. 稳定期 白斑停止发展,境界清楚,没有新的白斑出现。

【组织病理】 皮损处表皮黑素细胞部分或全部消失,边缘处有肿大而异常突起的黑素细胞,周围皮肤则黑素细胞增多。多巴染色或银染色不显示黑素细胞。早期新鲜损害黑素细胞及黑素颗粒明显减少,在充分发展的皮损中,基底层无黑素细胞。

【诊断】 依据本病后天发生,色素脱失呈乳白色斑片,界限清楚,无自觉症状,诊断不难。

【鉴别诊断】 对于早期脱失不完全、边缘模糊的损害应与表 17-4 中的疾病相鉴别。

表 17-4 白癜风与贫血痣、无色素痣、单纯糠疹、花斑癣的区别

区别点	白癜风	贫血痣	无色素痣	单纯糠疹	花斑癣
发病时间	多为后天	先天	出生时或出生后不久出现	后天	后天
部位	—	—	—	多见于儿童面部	多见于躯干、四肢近端
皮损	用手摩擦白斑处有充血发红的现象	局部毛细血管先天缺如或减少,用手摩擦白斑处,其周围皮肤发红,而白斑颜色不改变	界限较为模糊,边缘多不整齐及无色素沉着,常单发	皮疹常为圆形,界限模糊,表面有细小鳞屑	皮疹为散在小片状的色素减退斑,表面可见细小鳞屑,真菌镜检阳性
预后	可消退	—	终生存在	随年龄增长可自然消退	可消退

【治疗】 总的原则是控制皮损的发展,促进白斑复色。平时注意避免外伤和暴晒,特别是在进展期。补充 B 族维生素、维生素 E、叶酸、锌剂、钙剂、硒等,可能有一定帮助。积极治疗伴发疾病。进行心理咨询,解除顾虑、树立信心、坚持治疗。选择治疗措施时主要考虑病期、发病面积、类型、部位、年龄、病程等因素。总的来说,面部复色效果好,口唇、手足部位复色效果差;儿童疗效好于成人;早期疗效好,病程长则治疗效果相对较差。

1. 全身治疗 主要适用于泛发型进展期白癜风患者。口服或肌内注射糖皮质激素可以使进展期白癜风尽快趋于稳定。对寻常型白斑数目较多者,尤其伴发其他自身免疫性疾病的患者,可试用泼尼松口服,15~30 mg/d,连服 1~3 个月,无效则中止,见效后2~4周可逐渐减量至维持量 5~7.5 mg/d,维持 3~6 个月。或复方倍他米松 1 mL,肌内注射,每 20~30 天 1 次,可用 1~4 次。也可应用单胺氧化酶抑制剂丙酰苄胺异烟肼,该药能抑制交感神经末梢处儿茶酚胺的代谢。其他药物有制斑素(补骨脂提取

液),肌内注射,2 次/天,1～2 支/次。口服维生素 E、泛酸钙、B 族维生素、硫酸锌等亦有一定疗效。对节段型白癜风可试用山莨菪碱。

2. 局部治疗

(1) 外用药物:可外搽敏白灵、白癜风搽剂、氮芥酒精(盐酸氮芥 50 mg 加入 95% 酒精 100 mL),2 次/天。亦有研究白斑累及面积<10% 的进展期皮损可局部外用糖皮质激素,如选用超强效或强效糖皮质激素。可连续外用 1～3 个月或在专科医师的指导下使用,或给予强、弱效或弱、中效糖皮质激素交替治疗。弱效糖皮质激素效果相对较差,强效糖皮质激素效果相对较好。成人推荐外用强效糖皮质激素。如果连续外用糖皮质激素治疗 3～4 个月无复色,则表明对糖皮质激素治疗效果差,需更换为其他局部治疗方法。

(2) 光疗法和光化学疗法:

① 局部光疗:NB-UVB 每周治疗 2～3 次,按说明书要求根据不同部位选取不同的初始治疗剂量,或者在治疗前测定最小红斑量(MED),起始剂量为最小红斑量的 70%。下一次的照射剂量视前一次照射后出现红斑反应情况而定:如未出现红斑或红斑持续时间<24 h,治疗剂量提高 10%～20%,直至单次照射剂量达到 3.0 J/cm^2(Ⅲ型、Ⅳ型皮肤);如果红斑超过 72 h 或出现水疱,治疗时间应推后至症状消失,下次治疗剂量降低 10%～20%;如果红斑持续 24～72 h,应维持原剂量继续治疗。308nnl 单频准分子光、308llm 准分子激光治疗:每周治疗 2～3 次,治疗起始剂量及下一次治疗剂量调整可参考 NB-UVB。氦氖激光治疗:每一治疗点的能量为 3.0 J/cm^2,每周治疗 1～2 次。高能紫外光治疗:根据皮肤类型测定最小红斑量,治疗剂量一般为最小红斑量的 2～4 倍,面颈部等皮肤薄嫩部位首次治疗剂量应低于最小红斑量的 2 倍,以后治疗可根据红斑及复色情况上下调整剂量 10%～20%,每周治疗 2～3 次。

② 全身光疗:每周治疗 2～3 次,初始剂量及下一次治疗剂量调整与局部 NB-UVB 类同。NB-UVB 比 PUVA 治疗方便,治疗后眼睛不需要遮光保护,光毒性反应少。对 NB-UVB 最大安全累积剂量尚无确切的数据,目前文献中白色人种最长治疗时间为 15 个月,治疗次数为 133 次,累积剂量为 246 J/cm^2。一项治疗指南认为 NB-UVB 最少应治疗 6 个月,如果效果理想,可以接受长达 2 年的治疗。但经过第 1 年的治疗后,患者应休息 3 个月再治疗。

③ 局部光化学疗法:对于局限型白癜风,局部外涂呋喃香豆素类药物(8-MOP、补骨脂酊等)并日晒是一种疗效好、实用性强的治疗选择,可以用于成人和 5 岁以上儿童。白斑累及体表面积<10% 的患者:每天在白斑处涂以呋喃香豆素类药物,30 min 后日晒,每天在上午 10 点到下午 4 点日晒白斑部位 15～20 min。肤色较白的人开始时每天日晒 5～10 min,2 周后,如果局部没有淡红斑出现,每天日晒时间增加到 35～45 min。白斑累及体表面积<20% 的患者:每天在白斑部位涂以呋喃香豆素类药物,涂药后 30 min 局部照射 UVA,UVA 开始剂量为 1.2 J/cm^2,以后每次增加 0.25～0.5 J/cm^2,每周治疗 2 次。出现淡红斑后,剂量不加,维持红斑量。

④口服光化学疗法:适用于白斑累及体表面积＞20％的患者,用于 NB-UVB 及外用 PUVA 治疗抵抗的患者。治疗方法:UVA 照射前 1.5 h 口服 8-MOP 0.3～0.4 mg/kg,UVA 开始剂量为 1～2 J/cm²,以后每次增加 0.25～0.5 J/cm²,直至淡红斑出现。UVA 的剂量应始终维持在最小红斑量。每周治疗 2 次,不能连续 2 天治疗。口服 8-MOP 后在室内室外均应戴防 UVA 眼镜 18～24 h,外出使用防晒剂,避免日晒。

⑤光敏药物:外用补骨脂素、煤焦油制剂、补骨脂、白芷、无花果等。妊娠期、哺乳期妇女,糖尿病、肝肾功能异常、白内障、皮肤癌患者,对补骨脂素过敏或不耐受、光敏者,及外阴部位禁用。

补骨脂素及其衍生物是光毒物质,内服或外搽后加上日光或紫外线照射可增加黑素细胞密度、酪氨酸酶活性,增加黑素合成及转运,从而恢复皮肤颜色。可外涂 30％补骨脂酊,结合日光照射,每日或隔日 1 次。亦可内服(泛发者)或外搽(局限者)8-MOP 或三甲基补骨脂素(TMP),然后照射 PUVA。治疗期间注意副作用,定期检查肝功能,连续 3 个月无效者停止治疗。

(3)移植治疗:将自身黑素细胞移植到脱色区,以达到色素恢复的目的。常用的移植方法包括自体表皮片移植、微小皮片移植、刃厚皮片移植、自体非培养表皮细胞悬液移植、自体培养黑素细胞移植、单株毛囊移植等。适用于皮损数目较少且处于稳定期的白癜风患者,尤其适用于局限型和节段型白癜风患者,其他类型白癜风患者的暴露部位皮损也可以采用。治疗需考虑白斑的部位和大小,进展期白癜风及瘢痕体质患者为移植禁忌证。自体表皮片移植操作简单可行,疗效较好,但再生色素颜色不均匀,费用也较高,风险较大。移植治疗与光化学疗法联合治疗可提高临床疗效。

(4)局部注射药物:对数目少、面积小的白斑,亦可用泼尼松龙混悬液或曲安西龙混悬液局部白斑内注射,每次 0.5～1 mL,每 1～2 周 1 次,连续应用 3～5 次,用糖皮质激素进行白斑内注射治疗时应注意局部皮肤萎缩等不良反应。

白癜风治疗应争取确诊后尽早治疗,治疗尽可能采取个性化的综合疗法(中西医相结合,外用内服药物相结合,药物和理疗相结合,或药物和理疗及外科手术疗法相结合)。治疗应长期坚持,1 个疗程 3 个月以上。值得注意的是,某些药物(如他克莫司、吡美莫司、卡泊三醇等)的药物说明书中并未包括对白癜风的治疗,但国内外已有大量文献证明这些药物对白癜风是有效的。

【思考题】

(1)怎样鉴别雀斑和黄褐斑?

(2)归纳一下目前黄褐斑的治疗方法。

(重庆三峡医药高等专科学校　罗红柳)

第十八章 皮肤血管炎

第一节　过敏性紫癜

过敏性紫癜是主要侵犯皮肤或其他器官毛细血管和细小血管的一种过敏性血管炎。临床特点为非血小板减少性紫癜，表现为皮肤及黏膜上出现淤点及淤斑，可同时伴有腹痛、关节肿痛及肾脏病变。

【病因病机】　本病病因复杂。由各种细菌（如链球菌、葡萄球菌、肺炎球菌、大肠杆菌等）引起的体内感染病灶（如上呼吸道感染、扁桃体炎、鼻窦炎、中耳炎、胆囊炎、支气管炎、前列腺炎、淋巴结炎）等可使机体致敏；病毒感染、食物、虫咬、药物（如水杨酸盐类、抗生素类、巴比妥类）或物理因素等因素也可诱发本病；本病还常与恶性肿瘤、自身免疫性疾病等伴发。

各种抗原抗体反应后形成的免疫复合物直接沉积于受累血管壁，激活补体，导致毛细血管和小血管壁周围产生炎症，使血管壁通透性增高，血管内成分外渗引起紫癜及其他临床表现。

【临床表现】　本病好发于儿童和青少年，男性发病率高于女性。好发于下肢伸侧及臀部，对称分布，重者可累及上肢及躯干。发病前常有上呼吸道感染表现并伴有低热、全身乏力不适、头痛、食欲不振等症状，继而皮肤及黏膜出现散在的淤点或呈稍隆起的斑丘疹状出血性紫斑（图18-1），有融合倾向，也可发生水疱或溃疡，2～3周后淤点、淤斑颜色由暗红色变为淡黄褐色而渐消退，皮损可成批反复出现。根据病情严重程度可分为单纯型紫癜、关节型紫癜、肾型紫癜和腹型紫癜。

（1）单纯型紫癜：仅累及皮肤和黏膜，皮损较轻，3岁以上幼童可有头皮、手足及眼眶周围组织水肿。

（2）关节型紫癜：除皮肤及黏膜紫癜外，关节酸痛肿胀、活动受限是常见表现，关节受累多见于膝及踝关节，也可波及肘、腕和指关节，少数患者关节腔有积液。

（3）肾型紫癜：发生肾脏损害，可出现蛋白尿、血尿、管型尿，重者可因反复发作而转为慢性肾炎，5岁以后发病更易合并肾脏病变，肾脏病变的有无及其严重程度是决定预后的主要因素。

（4）腹型紫癜：多表现为脐周及下腹部绞痛伴恶心、呕吐、便血等，严重者可有因肠套叠而出现剧烈腹部绞痛甚至肠穿孔等严重并发症。

临床上可以有混合性表现出现,非单纯型紫癜患者除淤点、淤斑外还可有风团、丘疹、血疱等多形性皮损,病程为4～6周,甚或数月至一两年,常反复发作;除严重并发症者外,预后一般良好。

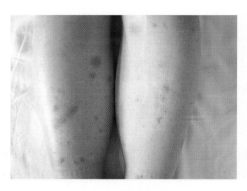

图 18-1　过敏性紫癜

【实验室检查】　毛细血管脆性试验阳性;尿常规检查可见红细胞、蛋白质、管型;血液学检查血小板计数、出凝血时间及凝血因子等均正常,血沉可加快。

【组织病理】　因病损严重程度、取材时间等不同病理变化较大。基本病变为小血管弥漫性血管炎,表现为真皮浅层毛细血管和细小血管的内皮细胞肿胀,管腔闭塞,管壁有纤维蛋白渗出、沉积、变性、坏死,血管及周围组织有中性粒细胞浸润,核破碎,少数嗜酸性粒细胞及单核细胞浸润及数量不等的红细胞外渗;电镜显示毛细血管后静脉受累,初期可有内皮细胞肿胀,细胞间无间隙,可有中性粒细胞存在于血管间质中,重者可见聚集于管腔内的血小板,并在内皮细胞间穿过。

【诊断】

（1）皮损为淤点、出血性斑丘疹或呈多形性。

（2）青少年多见,小腿伸侧好发,对称分布,易反复发作。

（3）血液学检查正常。合并关节表现者应考虑关节型紫癜,腹部绞痛者应考虑腹型紫癜,尿常规检查异常伴肾脏疾病表现应考虑肾型紫癜。

【鉴别诊断】　本病需与特发性血小板减少性紫癜进行鉴别（表 18-1）。

表 18-1　过敏性紫癜与特发性血小板减少性紫癜的区别

区别点	过敏性紫癜	特发性血小板减少性紫癜
好发部位	四肢伸侧及臀部,对称分布,重者可累及上肢及躯干	碰撞部位多见,分布不对称
皮损特点	散在的淤点或呈稍隆起的紫斑	紫癜不高出皮肤
实验室检查	血小板计数正常	血小板计数减少

【治疗】　寻找并去除致敏因素,防治上呼吸道等感染,避免服用可疑药物及食物。单纯型紫癜可服用降低血管通透性的药物（如维生素C、钙剂）或抗组胺药物等;关节型紫癜可试用非甾体抗炎药（如阿司匹林、吲哚美辛等）及氨苯砜等;腹型、肾型紫癜依病

情轻重程度酌情使用糖皮质激素（如泼尼松 0.5 mg/(kg·d)，分 3 次口服），对慢性顽固性肾炎者可加用免疫抑制剂。

【思考题】

（1）过敏性紫癜分哪几型？

（2）过敏性紫癜诊断的主要根据是什么？

（雅安职业技术学院 廖人燕）

第二节 结节性红斑

结节性红斑是以真皮深层中小血管炎和脂膜炎为病理基础，以下肢疼痛性结节为临床特点的一种皮肤病，可见于任何年龄，但好发于中青年女性，春秋季多见。

【病因病机】 本病的病因、病机尚不十分清楚。一般认为是细菌、病毒、真菌、结核等所致的血管迟发性过敏反应所致。服用溴剂和碘剂、口服避孕药者，及某些免疫性疾病（如结节病、溃疡性结肠炎、局限性肠炎）、肿瘤（如肉样瘤病、淋巴瘤、恶性肿瘤）和血液病患者也可发生结节性红斑样病变。

【临床表现】 患者多为中青年女性，好发于春秋季节。发病前常有前驱症状，如低热（少数高达 $38\ ℃$以上）伴肌痛、关节酸痛及全身乏力不适，数日后在双胫前外侧常突然发生疼痛性结节，周围组织水肿，略高出皮面，有压痛，表面鲜红色至暗紫红色，少数可发生在大腿及上臂，皮损经数周后可自行消退，不发生溃疡、瘢痕及萎缩，但常反复发作（图 18-2）。临床上有部分患者结节持久不退，病程常可持续 1～2 年，即慢性结节性红斑或迁移性结节性红斑，多发于女性小腿前侧，炎症及疼痛轻微，不发生溃疡。

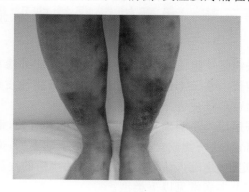

图 18-2 结节性红斑

【诊断】

（1）皮损常突然发生，表现为下肢胫前黄豆或更大的疼痛性结节，淡红色，有压痛，不破溃。

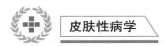

（2）发病前常有感染史或服药史（如服用磺胺类、避孕药、溴剂、碘剂等）及前驱症状。

（3）具有特征性的组织病理学表现。

【鉴别诊断】 本病需与结节性脂膜炎、硬红斑进行鉴别（表 18-2）。

表 18-2 结节性红斑与结节性脂膜炎、硬红斑的区别

区别点	结节性红斑	结节性脂膜炎	硬红斑
病因	常与感染有关	病因尚不明	与结核有关
好发部位	小腿伸侧	腹部、臀部	小腿屈侧
皮损特点	结节略高出皮面，不融合，不破溃	皮下结节，消退后局部皮肤出现程度不等的凹陷和色素沉着	边界不清的结节、斑块，可破溃
自觉症状	疼痛，有压痛	疼痛，触痛明显	轻微疼痛

【治疗】

寻找并去除病因是治疗与预防复发的关键，有感染者积极给予抗生素治疗。有发热者应卧床休息，抬高患肢；疼痛明显者可服用非甾体抗炎药如吲哚美辛、布洛芬、阿司匹林等；急性发作、疼痛剧烈者可用糖皮质激素（如泼尼松 20～30 mg/d，分次口服，疗程为 2～4 周），症状缓解后逐渐减量至停药，也可用碘化钾、雷公藤多苷等进行治疗。

（雅安职业技术学院 廖人燕）

第三节 色素性紫癜性皮肤病

色素性紫癜性皮肤病是一组由淋巴细胞介导的红细胞外渗所致的毛细血管炎，临床表现及组织病理均相似。临床上包括进行性色素性紫癜性皮病、毛细血管扩张性环状紫癜和色素性紫癜性苔藓样皮炎三种类型。

【病因病机】 本病病因尚不明确，与毛细血管壁病变有关，重力因素及静脉压升高是重要的局部诱发因素；某些药物或食物添加剂也可引起本病；部分患者有家族性遗传倾向；免疫性因素尚无定论；也有人认为本病是全身性疾病的皮肤表现。

【临床表现】 临床上本病常见以下类型。

1. 进行性色素性紫癜性皮病 少见，多发于男性。好发于胫前区，呈对称性色素沉着，初起为群集的针尖大的红色淤点，渐密集呈斑片状向外扩展，中心部分色泽渐成棕褐色，在陈旧的淤斑及其周围仍不断有新鲜的淤点出现，称辣椒粉样斑点，数目不等，直至陈旧皮损消退（图 18-3）。一般无明显自觉症状，或有轻度痒感。病程慢性，反复迁

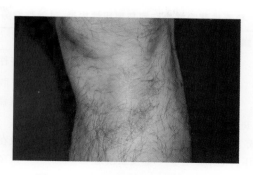

图 18-3　进行性色素性紫癜性皮病

延数年。

2. 毛细血管扩张性环状紫癜　女性多见。好发于小腿伸侧,可发展至大腿及躯干。初为紫红色环状斑疹,直径为 1～3 cm,斑疹中或周边毛细血管扩张,伴有点状针尖大小紫红色淤点,皮损渐成暗紫红色、黄褐色,中央可渐消退或出现轻度萎缩,周边扩大呈环状、半环状、多环状、弧形或同心圆样表现(图 18-4)。病情反复,迁延数年。

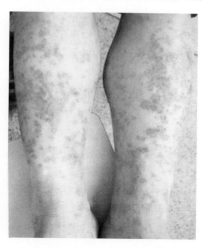

图 18-4　毛细血管扩张性环状紫癜

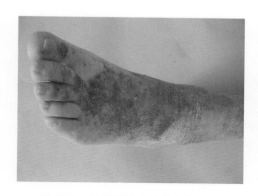

图 18-5　色素性紫癜性苔藓样皮炎

3. 色素性紫癜性苔藓样皮炎　多见于中年男性。好发于小腿,也可累及大腿、躯干或上肢。皮损为细小铁锈色苔藓样丘疹,伴有紫癜样损害,可融合成边缘不清的斑片或斑块,斑块内有红斑、鳞屑及色泽不同的丘疹(图 18-5)。有不同程度的瘙痒。病程缓慢,可迁延数月至数年。

【诊断】　根据好发于下肢的棕褐色、密集斑片,周围有辣椒粉样斑点或为细小铁锈色苔藓样丘疹,环状毛细血管扩张,含铁血黄素沉积等特点,易于诊断。

【鉴别诊断】　本病需与郁积性皮炎、过敏性紫癜进行鉴别(表 18-3)。

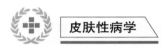

表 18-3　色素性紫癜性皮肤病与郁积性皮炎、过敏性紫癜的区别

区别点	色素性紫癜性皮肤病	郁积性皮炎	过敏性紫癜
病因	尚不明确	与下肢静脉曲张有关	多种致敏原因
好发部位	下肢	足踝部	下肢伸侧及臀部,对称分布,重者可累及上肢及躯干
皮损特点	棕褐色、密集斑片,周围有辣椒粉样斑点或为细小铁锈色苔藓样丘疹,环状毛细血管扩张,含铁血黄素沉积等	湿疹样改变,严重者引起皮肤溃疡	散在的淤点或呈稍隆起的紫斑

【治疗】　目前无理想治疗方法。可用维生素 C、抗组胺药、芦丁、丹参等口服;系统用糖皮质激素短期疗效较好,但停药后易于复发,长期服用不良反应较大;局部可外用糖皮质激素制剂。

（雅安职业技术学院　廖人燕）

第十九章

皮肤良性增生及肿瘤

第一节 色 素 痣

色素痣是由痣细胞组成的良性增生物,又名黑素细胞痣、细胞痣、痣细胞痣、痣。本病极为常见,几乎每个人都有,在 30 岁之前,色素痣数量增多。初发时为边界清楚的斑片或丘疹,然后逐渐出现色素,随着年龄的增长由表皮移入真皮。

【病因病机】 本病属于发育畸形,即黑素细胞在由神经嵴到表皮的移动过程中,由于偶然异常,造成黑素细胞的局部聚集而发为本病。日晒可增加暴露部位色素痣的数量。长期日晒比间歇日晒更易引起。白人比黑人的色素痣多,浅肤色的人比深肤色的人色素痣多。女性拥有的色素痣数量多,分布于腿部的色素痣较多,而男性在躯干部较多。发疹性痣继发于大疱性疾病、严重日晒伤之后或发生于免疫抑制的患者,或由暴露于硫黄芥子气中引起。夏季更易注意到色素痣的某些变化。

【临床表现】 基本皮损一般为直径小于或等于 6 mm 的圆形或卵圆形的斑疹、丘疹、结节、疣状或乳头瘤状,常对称分布,边界清楚,边缘光滑,颜色均匀。数目多少不等,有些损害处可有 1 根至数根短而粗的黑毛。根据痣细胞的色素含量不同,临床上可呈棕色、褐色、蓝黑色、黑色,也可呈正常肤色、黄色或暗红色。根据痣细胞的分布部位,可分为以下三类。

1. **交界痣** 一般较小,直径 1～6 mm,表面光滑,无毛,扁平或略高出皮面,浅褐色或褐色斑疹。可发生于身体表面的任何部位。掌跖及外阴部位的色素痣往往为交界痣(图 19-1)。出生时即有或出生后不久发生。青春期或成人期时某些交界痣可转变为混合痣或皮内痣。

2. **混合痣** 外观类似交界痣,但可能更高起,呈淡褐色、淡红色,边缘可能不光滑,有时有毛发穿出(图 19-2)。发病部位多在躯干部。多见于儿童和少年。发育不良的色素痣有家族性恶性黑素瘤的发病史,发生恶变的机会比获得性色素痣的概率更大。

3. **皮内痣** 一般不大,皮损呈半球状隆起的丘疹或结节,直径可达数毫米至数厘米,表面光滑或呈乳头状,或有蒂,可含毛发(图 19-3)。多见于头、颈部,不发生于掌跖或外生殖器部位。成人常见。其下可能发生表皮囊肿,囊肿破裂时可引起色素痣突然增大、发红、肿胀,且有压痛。

色素痣的发展需要经历成熟至衰老的生长演化过程,即出生时或出生后数年内开

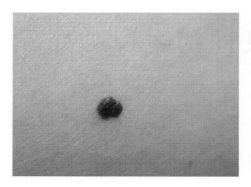

图 19-1　交界痣

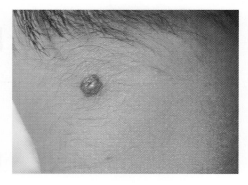

图 19-2　混合痣

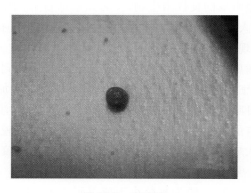

图 19-3　皮内痣

始出现,20～30岁时发病率增加、皮损数量增多,随后开始稳定下降,皮损逐渐变平或消退,至90岁时可能完全消失。色素痣开始时多为小而平的交界痣,以后大多发展成为混合痣,最后变为皮内痣。

高起于皮面,有毛穿出的色素痣一般为混合痣。混合痣的真皮及表皮均有黑素细胞。良性混合痣的真皮及表皮交界处黑素细胞呈巢状分布,随着真皮的深度向下延伸,真皮内的痣细胞巢通常比真皮及表皮交界处痣细胞巢小,黑素细胞逐渐变小,外观呈梭形。皮损基底部的黑素细胞呈单个散在分布,而不是巢状分布,双侧对称,但上下不对称;真皮及表皮交界处颜色最深、最明显,随着真皮的深度向下延伸,颜色逐渐变淡。半球形或有蒂的色素痣一般为皮内痣。除缺少真皮及表皮交界处改变外,皮内痣与混合痣的改变基本一致。平滑无毛,颜色较深的色素痣一般为交界痣。

多数良性色素痣的真皮及表皮交界处以上不含黑素细胞。单个黑素细胞呈"铅弹样"分布于表皮全层是浅表播散性黑素瘤的特征。日晒伤良性色素痣中的黑素细胞也呈"铅弹样"分布。另外,黑素细胞呈"铅弹样"分布也见于肢端痣、Spitz痣损害的中央。掌跖部的皮突沿皮纹分布,细胞巢沿皮突分布。若良性掌部痣沿皮纹切成两半,细胞巢表现为圆形或椭圆形;若同样损害沿皮纹平行方向切开,细胞巢呈长形,类似黑素瘤,但属于人工切片现象。当对肢端黑素细胞病变进行活检后,应与病理医师认真沟通。

几乎半数黑素瘤发生于先前存在的色素痣上,色素痣的数量增加是发生恶性黑素瘤的危险因素之一。色素痣发生恶变的常见征兆:近期迅速增大,出现不规则或贝壳状边缘,不对称,有颜色改变或呈斑驳样(特别是红色、白色或蓝色),伴有表面的变化(脱屑、糜烂、渗出、结痂、溃疡和出血),可触知的厚度增加,炎症表现或出现卫星状色素沉着。症状可出现疼痛、触痛或瘙痒。交界痣恶变时,局部常有轻度疼痛、灼热或刺痛,边缘处出现卫星灶,如突然增大,颜色加深,有炎性反应、破溃或出血时,应警惕。"丑小鸭征"指的就是这样一种情况,即每个人的色素痣通常具有共同的外观,如果其中某一个色素痣与其他大多数色素痣不一样时,应该考虑做活检。对于那些不完全在皮损内的小黑点且有轻度超出边界扩散趋势的色素痣,有可能是在先前色素痣的基础上恶变为黑素瘤。临床医师应该提醒病理医师注意这种黑点,病理医师应在适当位置切片。毛囊周围色素减退常见于良性色素痣。当良性改变出现在色素痣的边缘时,可形成切迹样外观。皮肤病理活检有诊断价值。

在妊娠或口服避孕药时,色素痣的颜色可能加深。正常人的色素痣无雌激素或孕激素受体,而孕妇的色素痣可能有雌激素受体,恶性黑素瘤也有类似情况。超过35岁的患者如果出现一个像是新发生的色素痣时,应警觉这可能是黑素瘤,因为在这个年龄,非发育不良痣综合征患者通常不会出现新的色素痣。

【组织病理】 色素痣由痣细胞构成,痣细胞与黑素细胞同源于神经嵴,其排列常呈丛状或巢状,按细胞形态成熟演变的过程而分为以下四种。

1. 透明痣细胞 形似正常黑素细胞但比正常黑素细胞稍大,圆形或卵圆形,细胞质透明,细胞核清晰可见,一般位于真皮及表皮交界处。

2. 上皮样痣细胞 形似上皮样细胞但比上皮样细胞稍大,椭圆形或立方体形,其细胞内含黑素较多,常位于真皮上部,有时可见于毛囊或小汗腺导管壁内也有不等量的黑素。

3. 淋巴细胞样痣细胞 形似淋巴细胞但比淋巴细胞稍小,卵圆形,细胞核小而深染,细胞内可含少量黑素,位于真皮中部。

4. 纤维样痣细胞 形似纤维样细胞,呈长梭形,常排列成条索状或细条状,极少细胞含有黑素,位于真皮深层。

交界痣细胞位于真皮及表皮交界处,有痣细胞巢,表皮基本正常。有时痣细胞巢位于表皮下,但仍与表皮相连,称为"滴落"现象。皮内痣的痣细胞呈巢状或条索状,位于真皮不同深度,与表皮之间隔以正常真皮组织。真皮上部的痣细胞巢内含中等量黑素。真皮中部的痣细胞,分散排列,部分细胞含少量黑素。真皮下部的痣细胞常呈束状排列并嵌入周围疏松的胶原纤维内。真皮内很少发生或无炎症,除外伤和恶变时外,几乎无炎细胞浸润。混合痣含有交界痣与皮内痣的两种成分。

有些皮内痣和混合痣可出现角化过度和乳头瘤样增生。当皮内痣下方出现表皮囊肿时,如果该囊肿破裂,则可在真皮内见到异物肉芽组织反应。

先天性色素痣与后天性色素痣大致相同,它们大多是混合痣和皮内痣,痣细胞可深达真皮网状层下部及皮下组织,成巢的痣细胞不仅在真皮内而且在皮肤附属器及血管周围存在。

【诊断】 本病诊断一般不难,因本病极为常见,几乎每个人都有。出生时就有的为先天性色素痣,皮损为棕色至黑色的斑片或斑丘疹。面积可大可小,有的可呈大片状,其上常有毛发,表面损害呈疣状或乳头瘤状。有时损害可占据一侧肢体或躯干大部分,称巨大性先天性色素痣。获得性色素痣都在出生后出现,它们大多在儿童及青少年期出现,但也可在成人后才发生。

【鉴别诊断】 临床上有时需与一些疾病鉴别:儿童期交界痣应与雀斑及黑子鉴别,交界痣随年龄增大而稍增大且高起于皮面,黑子一般持续不变。混合痣和皮内痣应与脂溢性角化病、色素型基底细胞癌、皮肤纤维瘤、神经纤维瘤鉴别,其病变组织不同,可做皮肤病理活检加以鉴别。良性色素痣与恶性黑素瘤的区别见表 19-1。

表 19-1 良性色素痣与恶性黑素瘤的区别

区别点	良性色素痣	恶性黑素瘤
皮损	直径小于 3 mm,表皮柔软,表面、边缘光滑,颜色均匀,颜色和大小恒定	不对称、边界不清楚、边缘不光滑、颜色不均匀,瘤体发展迅速,易破溃、出血,可形成不规则瘢痕,瘤细胞常有异型性

【治疗】

色素痣对健康影响不大,除美容问题,一般可以不予治疗。严禁不必要的刺激,如经常用手指抠、摸皮损等。不能用药物腐蚀皮损,如用硫酸、三氯乙酸、苯酚及中药水晶膏、五妙水仙膏等,上述药物可因处理不当在皮损处留下瘢痕,并且这也是一种不良刺激,可促使色素痣癌变。

先天性色素痣,特别是巨大的先天性色素痣恶变的可能性较大,有学者曾经报告其概率在 10% 左右。因此,对易摩擦部位的巨大的色素痣应予以切除并植皮。对直径小于 1.5 cm 的先天性色素痣可以长期观察随访。

对面颈部色素痣可用贯穿缝扎术治疗,即常规消毒后,用 2% 利多卡因 0.3 mL 在色素痣底部做局麻,用三角针带 1 号丝线顺皮纹距色素痣边缘 2~3 mm 进针及出针,深达色素痣基底,剪断缝线,即留 4 个线头对侧结扎,切断血源,10 天左右色素痣与缝线自行脱落。此操作具有损伤小、皮色正常等优点,较适合于皮内痣及混合痣。

较小的色素痣可以采用冷冻治疗,一般可采用液氮点状喷射或用冷冻头轻压接触冷冻 30~60 s,但应注意冷冻的部位以及考虑到常见的不良反应。也可用二氧化碳激光治疗色素痣,但需提示治疗不彻底可能复发,如烧灼较浅易造成痣细胞巢遗留或激惹现象。

发生于手掌、足跖或外阴部的色素痣一般为交界痣,为活动性色素痣,有恶变的可能,可行预防性切除。恶变的标志是色素痣突然变黑、增大,表面脱屑、糜烂、溃疡、出血、发炎或表面呈团块状发展,色素痣旁出现卫星状小点。此时,应做活体组织检查,以确定有无恶变,一旦可能发生恶变或已经发生恶变,则应行手术完全切除。若后天性色素痣有恶变征象,也应该去除。去除领口、腰带部位或其他易受刺激部位的色素痣,可减轻对患者的刺激。如果口腔或阴道黏膜出现一个单独的黑素性损害,应做皮肤病理活检,因为这些部位出现色素痣罕见。甲母质痣和雀斑样痣会产生黑素的甲带。近端甲母质累及背侧甲板,远端甲母质累及腹侧甲板。从甲终端观察甲时,色素明显,可显示甲母质色素损害的位置。色带变宽表明甲母质损害直径增加。成年人获得性纵向色素带一般累及单个甲,也有必要做活检查明病因。Hutchinson 征(甲皱襞上色素沉着)是黑素瘤的标志,儿童甲母质黑素瘤是个例外。

如果结膜痣发生于儿童期或无增大的证据,则大多数病例可以随访观察。结膜痣皮损发生变化或儿童期后出现损害,最好由眼科医师或其他有经验的医师评价眼部损害。多数结膜痣发生在球结膜,常位于鼻或角膜、巩膜的异色边缘。如果睑结膜或穿隆结膜出现色素痣、结膜缘不能滑动或不能移动,损害扩展至角膜或泪小管阻塞导致流泪,或者附近有扩张的血管,都应怀疑发生了黑素瘤。

【思考题】 简述色素痣的分类。

(重庆三峡中心医院 王宗明)

第二节 脂溢性角化病

脂溢性角化病又名老年疣、基底细胞乳头瘤,是因角质形成细胞成熟迟缓所致的一种良性表皮内肿瘤,为老年人最常见的良性表皮增生性肿瘤。白种人躯干部的皮损通常更为典型,然而,面中部的"黑色丘疹性皮病"作为典型皮损的异型,在非裔美籍人和亚洲人中更常见。

【病因病机】 本病病因、病机尚不明确,通常是原发,但也可以由色素痣发展而来。有学者认为与遗传因素有关,也有学者提出可能与病毒感染有关。大量突然暴发的脂溢性角化病可以发生在表皮剥脱性红皮病、红皮病型银屑病或红皮病型药疹之后,这些皮损可以只是暂时存在。

【临床表现】 本病多发生于老年人,偶见于青年人,一般均发生在 30～40 岁或以后。男性多在 40 岁以后,女性多在 60 岁以后。男性更容易发病。皮损初发时一般见于面、头皮、躯干、上肢,但也可发生于体表任何部位。再起皮损为小而扁平、境界清楚的斑片,表面光滑或略呈乳头瘤状,黄褐色或茶褐色。以后皮损逐渐增大,底部呈圆形、椭圆形或不规则形,可有蒂,直径为 0.1～1 cm,或为数厘米,边缘清楚,表面呈乳头瘤样,逐渐干燥、粗糙、失去光泽,可在表面形成一层油脂性厚痂(图 19-4)。部分患者色素沉着非常显著,呈黄褐色至黑色。陈旧性损害的颜色变异很大,可呈正常皮色或淡茶褐色、暗褐色,甚至呈褐色。毛囊角栓是重要特征之一,有时甚至在很小的早期皮损,已经可以清楚地看到毛囊角栓的存在。较大皮损的疣状表面由许多小而扁平的乳头瘤样损害融合而成。结痂很厚的皮损,轻轻揭去表面痂皮后,表面呈乳头瘤样改变,它们看起来像粘在皮肤上一样,用指甲轻刮就能除去似的。疣状皮损表面常常易碎,当用力去除时,可见潮湿的基底。皮损好发于胸、背部,在乳房下聚集也很常见,偶可见于生殖器,掌、跖部不被累及。

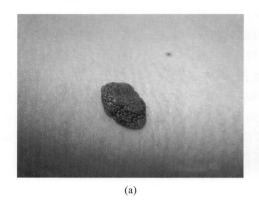
(a)

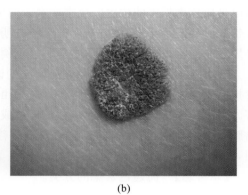
(b)

图 19-4 脂溢性角化病

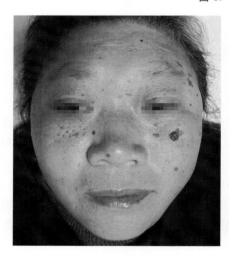

图 19-5 脂溢性角化病(多发)

本病可单发也可多发,多为 20~40 个甚至更多,有些患者可出现上百个皮损(图 19-5)。通常无自觉症状,偶有痒感,感染时可有疼痛等其他不适。皮损发生于头皮者并不影响头发生长。病程通常缓慢,皮损可向周围扩大,也可融合成片。无自愈倾向。

成年人如突然出现大量脂溢性角化病皮损是合并内脏恶性肿瘤的征象,称 Leser-Trelat 征。60% 的恶性肿瘤来源于胃的腺癌,其他常见的恶性肿瘤为淋巴瘤、乳腺癌、肺鳞癌,还有其他很多类型的恶性肿瘤也被报道过。皮肤科学者一致认为这种角化病征象几乎出现于癌症发生时,其发展与消退过程和癌症变化相平行。此时一般表现为黑棘皮病样皮损,常伴瘙痒,也可伴随出现牛胃掌。

【组织病理】 本病从病理上可分为角化型、棘层肥厚型、巢状型、腺样型、刺激型,但常混合存在。大多数脂溢性角化病的组织病理学表现为棘层肥厚、不同程度的乳头瘤样增生、角化过度以及有时在棘层肥厚的表皮中出现角蛋白堆积(假性角囊肿)。除了有时受激惹的变异类型出现典型的核分裂象外,表皮细胞一般不具有典型性。其特点是肿瘤病变的基底位于同一水平面上,两端与正常表皮相连。增生的表皮中可见两型细胞:一种为棘细胞或鳞状细胞,与正常表皮中所见鳞状细胞相同;另一种为基底样细胞,类似表皮基底细胞,但较正常基底细胞为小,细胞核相对较大,此种基底样细胞也是本病的特点。将上述各型分述如下。

1. 角化型 角化过度和乳头瘤样增生明显,但棘层肥厚不太明显。很多表面被覆表皮的真皮乳头,向上呈指状伸展,似"教堂的屋顶"。表皮大部分由鳞状表皮组成,但到处可见小簇基底样细胞,一般无大量黑素。

2. 棘层肥厚型 此为本病最常见的类型,角化过度和乳头瘤样增生常较轻,但表皮明显增厚。有些病例中肥厚的表皮只包绕着狭窄的乳头,另一些病例则可见由增厚、交织的表皮细胞索围绕结缔组织岛而构成网状外观,亦可见很多角质凹陷在横切面上,表面为多个假性囊肿。此外亦可见完全角化的真性囊肿,在显著增厚的表皮中,基底细胞的数目超过鳞状表皮。此型黑素含量较正常者多。

3. 巢状型 表皮内有极显著的细胞巢,在有些病例中因细胞核小而深染,只在少数部位见到细胞间桥,而与基底细胞上皮瘤的病灶相似。有些病例细胞巢则由有很明显的带细胞间桥的大细胞构成。

4. 腺样型 表皮可见许多细的表皮细胞束从表皮伸向真皮并分支和交织,很多束支仅由双层基底样细胞组成。纯网状损害无角质囊肿和假角质囊肿。基底细胞常见明显色素增加。常常伴有棘层肥厚,常见角质囊肿和假角质囊肿。

5. 刺激型 其特点为出现很多由许多排列成洋葱状的嗜酸性扁平鳞状细胞构成的鳞状旋涡或鳞状珠,形似低分化角珠。但这些鳞状旋涡小而数目多,呈界限性,故易与鳞状细胞癌的角珠区别。此外,该型脂溢性角化病可向下增长,超过非刺激型通常所见的水平分界线。

【诊断】 大部分病例诊断较容易,但不典型病例诊断比较困难。

【鉴别诊断】 一般需要与恶性黑色素瘤、日光性角化病相鉴别(表 19-2)。

表 19-2 脂溢性角化病、恶性黑色素瘤、日光性角化病的区别

区别点	脂溢性角化病	恶性黑色素瘤	日光性角化病
皮损	表面光滑或略呈乳头瘤状,黄褐色或茶褐色	表面光滑和轻微的浸润性改变	较粗糙的红斑,表面有少许鳞屑,边缘不十分清楚
好发部位	体表任何部位,一般为面、头皮、躯干、上肢	大约半数发生于原先存在的色素痣上	常常发生于暴露部位,尤其是面部、光秃的头皮和手背
好发人群	老年人	成年人	老年人

【治疗】 本病一般不需治疗。如是美容问题,可用激光、冷冻、电灼或刮除术等治疗,一般不留痕迹。如有瘙痒或发生炎症,或诊断有问题时,则可行手术切除,但如诊断尚未明确,治疗前最好先做皮肤病理活检,以免误诊。短期内突然出现大量皮损,应做全身肿瘤筛查。

【思考题】 脂溢性角化病的病理分型是什么?

(重庆三峡中心医院 王宗明)

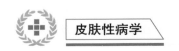
第三节　汗　管　瘤

汗管瘤是向末端汗管分化的一种汗腺错构瘤。本病常见于女性,女性发病率是男性的 2 倍,这些患者发生其他精神异常的概率增加近 30 倍。

【病因病机】　组织化学证明汗管瘤含典型的小汗腺起源的磷酸化酶和水解酶。部分患者有家族史,或在家族中有其他肿瘤的病史。女性多见,且青春期加重,妊娠期、月经前或使用雌激素时皮损增大肿胀,故考虑与内分泌有关。

【临床表现】　皮损呈肤色、淡黄色、粉红色或棕褐色,为半球形或扁平丘疹,表面有蜡样光泽,直径为 1~3 mm,巨大型可大至 1 cm,有些表现为粟丘疹样。多数密集而不融合,常对称分布于眼睑及上颊部,也可发生于其他部位,极少呈单侧或线状分布。其他易累及部位包括腋窝、腹部、前额、阴茎和女阴。本病可发生于任何年龄,大多数患者发生于 20~30 岁,有的病例也可发生于 60~70 岁。病程缓慢,通常无自觉症状,但有些患者在热环境中、出汗或日晒时有烧灼感或痒感。本病皮损逐渐增大,到一定大小则不再长大,很少有自行消退者,但本病属于良性病变,未见癌变者。可分为以下三型。

1. 眼睑型　最常见,多见于妇女,在发育期或其后出现,尤其多见于下眼睑(图 19-6)。

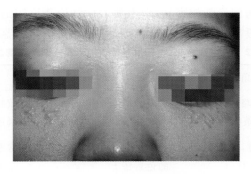

图 19-6　眼睑型汗管瘤

2. 发疹型　男性青少年多见,成批发生于躯干前面及上臂屈侧(图 19-7)。

3. 局限型　位于阴茎、外阴及阴蒂,称生殖器汗管瘤(图 19-8),常伴瘙痒;在手指伸面称肢端汗管瘤。

【组织病理】　三种类型的组织病理大致相同,在真皮上部可见大量嗜碱性上皮细胞聚集成小团块,细胞团可呈圆形、卵圆形,团块最大直径不超过 10 个细胞的长度,此点与其他汗腺肿瘤不同。部分细胞团可呈实体条索状,但多数中央有一管腔,表现为发育不良的汗管,管壁周围有 2 层立方形细胞,大部分扁平,内层细胞偶可见空泡化。导管内充满耐淀粉酶 PAS 阳性的嗜伊红无定形物质,或浅灰蓝色变性物质。最有特征性的表现是一端呈导管状,而另一端为实体条索,形如逗号或蝌蚪状。有的近表皮管腔内

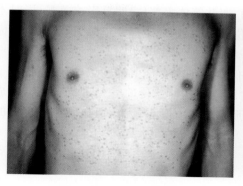

图 19-7 发疹型汗管瘤

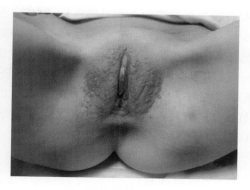

图 19-8 局限型汗管瘤

发生层状角化物,类似表皮囊肿。有时汗管瘤细胞拥有代表着糖原聚集的丰富的透明细胞质,则称为透明细胞汗腺瘤。

【诊断】 本病临床上有一定特点,诊断容易。根据皮损主要好发于下眼睑或外阴,为肤色有光泽的小丘疹,即可诊断。

【鉴别诊断】 本病需与小汗腺上皮瘤、微囊肿性附属器癌进行鉴别(表 19-3)。

表 19-3 汗管瘤、小汗腺上皮瘤、微囊肿性附属器癌的区别

区别点	汗管瘤	小汗腺上皮瘤	微囊肿性附属器癌
皮损	肤色有光泽的小丘疹	正常皮色或淡蓝色,球形或卵圆形的皮下结节,直径为 1~2 cm,质软如海绵	肤色丘疹、结节
好发部位	下眼睑或外阴	躯干及上胸部	面部
组织病理	真皮上部可见大量嗜碱性上皮细胞聚集成小团块,细胞团可呈圆形、卵圆形	可能侵及皮下脂肪,间质中有明显的结缔组织增生	瘤体大,常扩展至皮下,细胞有毛及汗腺的双向分化,伴有细胞异型

【治疗】 本病对健康没有影响,一般不需治疗。为美容目的,可采用电解、电凝固法或二氧化碳激光等,但易留有瘢痕。

【思考题】 汗管瘤的临床表现是什么?

(重庆三峡中心医院 王宗明)

第四节 皮肤血管瘤

血管瘤起源于中胚叶,是由残余的胚胎血管细胞发展而成的一种良性错构瘤。由于胎儿期发育异常或创伤导致血管异常结构的形成称为先天性血管畸形。皮肤血管瘤

和血管畸形是婴幼儿常见的疾病,好发于头面、四肢等体表部位,明显影响美观,同时不少病变位于黏膜、肌肉、骨骼和颅内等特殊部位,造成一定的生理功能障碍,部分病变因感染、出血、溃疡、高流量性心力衰竭或发生于特殊部位可危及生命。

【病因病机】 对血管损害的生物学研究仍然是一个有价值的领域,Blie 等报道了6 个婴儿血管瘤和(或)血管畸形的家系,以常染色体显性遗传的方式累及多个家族成员。这一意外的发现将婴儿血管瘤和血管畸形在临床上联系起来,但血管源性疾病的病因仍然有待阐明。

【临床表现】

(一)血管瘤

根据国际脉管性疾病研究学会(ISSVA)最新的生物学分类方法,血管瘤常见的类型如下。①婴幼儿血管瘤:最常见的婴幼儿良性肿瘤,具有出生时或出生后不久迅速增生和 1 岁左右开始自发消退的特征性自然病史,典型表现为鲜红色突起的包块(图19-9)。②先天性血管瘤:分为快速消退型和不消退型两种,表现为出生时即有明显病灶,在 1 岁左右几乎完全消退或不消退,其外观、病理和影像学表现与婴幼儿血管瘤有明显差异(图 19-10)。③化脓性肉芽肿。④丛状血管瘤。⑤Kaposi 样血管内皮瘤。⑥梭形细胞血管瘤。⑦血管外皮细胞瘤。⑧上皮样血管瘤。

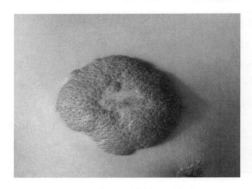

图 19-9　婴幼儿血管瘤

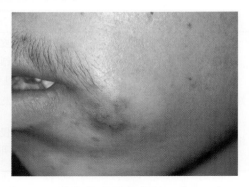

图 19-10　先天性血管瘤

(二)血管畸形

血管畸形常见的类型如下:微静脉畸形(图 19-11)、静脉畸形、动静脉畸形(图19-12)、淋巴管畸形、混合性脉管畸形(包括静脉-淋巴管畸形和静脉-微静脉畸形)等。

(三)脉管性疾病的新旧分类对照

脉管性疾病的新旧分类对照如表 19-4 所示。

【组织病理】 各型类似的病理表现为增生、扩张的毛细血管及成熟的内皮细胞。可分布于真皮上、中部,也可位于真皮深层和皮下组织,由大而不规则的腔隙组成,甚似静脉窦。

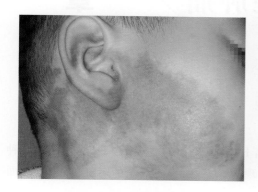
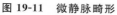

图 19-11　微静脉畸形

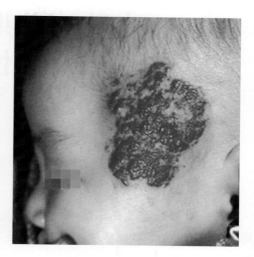

图 19-12　动静脉畸形

表 19-4　脉管性疾病的新旧分类对照表

旧分类名称	新分类名称
鲜红斑痣	微静脉畸形
毛细血管瘤	婴幼儿血管瘤（浅表型）
（草莓状血管瘤）	先天性血管瘤（浅表型）
	静脉畸形
海绵状血管瘤	婴幼儿血管瘤（深在型）
	先天性血管瘤（深在型）
蔓状血管瘤	动静脉畸形
淋巴管瘤	淋巴管畸形
淋巴血管混合瘤	混合性脉管畸形（包括静脉-淋巴管畸形和静脉-微静脉畸形）

　　【诊断】　根据典型的皮损表现和组织病理，诊断一般不难。

　　【治疗】　生命、功能和美容的平衡是治疗追求的目标，部位永远是首先考虑的因素。根据血管瘤的类别、部位等具体情况，目前可采取的干预措施如下：随诊观察、瘤体约束疗法、口服糖皮质激素治疗、口服心得安治疗、激光治疗、局部注射、局限性硬化疗法、介入疗法、手术治疗和电化学治疗等。

　　【思考题】　简述国际脉管性疾病研究学会（ISSVA）关于血管瘤最新的生物学分类方法。

（重庆三峡中心医院　　王宗明）

第二十章

皮肤癌前期病变及恶性肿瘤

第一节 鲍温病

鲍温病 1912 年由 Bowen 首先报告，故名 Bowen's 病。本病系皮肤原位癌，是一种局限于表皮内的鳞状细胞癌。临床上往往表现为孤立性、界限清楚的暗红色斑片，表面常有结痂和渗出。

【病因病机】 本病的病因病机尚不明确，大多为原发性，可能与下列因素有关。

1. 与接触砷剂有关 部分病例有使用砷剂的病史，皮损处含砷量较高。

2. 与病毒有关 可在 HPV5 引起的疣体表皮发育不良的基础上发生。

3. 由外界刺激引起 部分皮损可在外伤或虫咬处发生。

4. 色素痣学说 因许多皮损发生于原有色素痣的基础上。

5. 日光 在曝光部位发生皮损，可能与慢性日光接触有关。

6. 遗传因素 有报道称本病有某些家族发生倾向。一般认为本病最早病变是发生于毛囊顶端及漏斗部，特别是皮脂水平的外毛根鞘。

【临床表现】 本病可发生于任何年龄，多见于中年人，平均发病年龄为 48 岁。可发生于身体任何部位的皮肤或黏膜，多发生于头面部和四肢，也可见于耳、颈、下腹、背、臀、下肢伸侧、手指侧面等，口腔、眼、女阴、龟头、肛门等黏膜处均可受累。

早期为淡红色或暗红色丘疹和小斑片，一般无自觉症状，偶有瘙痒或疼痛感。表面有少许鳞屑或结痂，逐渐扩大并融合成大小不一、形状不规则的斑块，直径可自数毫米至 10 cm 以上，可呈圆形、多环形、匍匐形或不规则形，皮损表面平坦，以角化过度和结痂多见，可见白色和淡黄色鳞屑，或棕色、灰色厚的痂壳。强行将痂壳剥离，则露出湿润的糜烂面，潮红，呈红色颗粒状或肉芽状，高低不平，一般不易出血。皮损边缘清楚，稍隆起，表面呈扁平或不规则隆起，或呈结节状，底部少有浸润（图 20-1）。触诊时其边缘和底部较硬。如出现溃疡，常为侵袭性生长的标志，故出现溃疡的病例，应提高警惕。但发生于手掌的持久性浅表溃疡，也可为本病的早期表现。本病多为单发，但也可多发，甚至可广泛分布，可散在也可密集或互相融合。病程缓慢，出现后可牵延数年至数十年。

在黏膜部位的皮损可表现为点状、线状或不规则形，呈白色、红色或棕色斑片，表面粗糙不平，可呈息肉样增厚，若有糜烂和破溃，应注意恶变。本病演变成侵袭性鳞状细

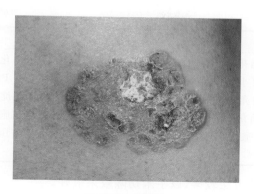

图 20-1　鲍温病

胞癌的发生率说法不一,绝大多数患者终生保持其原位癌的状态,也有认为高达20%～30%的患者演变为鲍温病鳞癌。值得注意的是有许多报道称本病发生后若干年往往并发内脏或皮肤肿瘤,其中包括呼吸道、消化道、泌尿生殖系统和淋巴细胞网状组织系统,以及皮肤、乳腺等肿瘤,故应定期随访。

【组织病理】　表皮角化过度、角化不全或伴有浅表结痂。表皮突延长增宽,基底细胞层仍完整,表皮与真皮界限清楚,肿瘤位于表皮内几乎累及表皮全层,表皮各层细胞排列紊乱,大部分细胞不典型,表现为细胞的形态与大小不一致,细胞核大而深染,可形成瘤巨细胞,核仁常较明显,胞质在核周可呈空泡状。个别细胞角化不良,这是一种常见而较有特征的表现,有些可形成角珠。病变常波及末端毛囊、毛囊漏斗部外毛根鞘和皮脂腺导管。

本病的基底膜是完整的,若有基底层溃破者,则形成真正的侵袭生长的鳞癌。本病当癌变局限于表皮时,一般不发生转移,但若发生侵袭性生长后,则可能迅速发生转移,预后差。

【诊断】　一般根据病理检查不难诊断。

【鉴别诊断】　鲍温病需与神经性皮炎、银屑病、Paget 病、浅表型基底细胞癌进行鉴别(表 20-1)。

表 20-1　鲍温病、神经性皮炎、银屑病、Paget 病、浅表型基底细胞癌的区别

区别点	鲍温病	神经性皮炎、银屑病	Paget 病	浅表型基底细胞癌
皮损	皮损为境界清楚、略高起的暗红色持久性斑块,表面有鳞屑和结痂	局限性红斑、鳞屑损害	无痛性边界清楚的红色斑块,常伴有湿疹化、表皮糜烂、渗液或结痂	皮损边缘隆起如荷叶边状
好发部位	头面部和四肢	头面部	乳房、外生殖器、肛门、脐部及腋窝	颜面等暴露部位

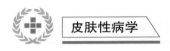
续表

区别点	鲍温病	神经性皮炎、银屑病	Paget 病	浅表型基底细胞癌
组织病理	表皮各层细胞排列紊乱,细胞大小不一,有异型性角质形成细胞和角化不良细胞,基底层完整	表皮肥厚伴真皮浅层周围血管炎,银屑病可见微脓肿	有空泡细胞,但角化不良少见,其中含有 PAS 染色阳性并且耐淀粉酶的物质,基底细胞往往被 Paget 细胞挤压成扁平形	不对称,可与表皮相连,癌细胞在癌团块周边排列成栅栏状,中央无一定的排列方式

【治疗】 本病治疗方法较多,以手术切除效果最好。

1. 手术切除 皮损较小时,应当选择手术切除。切除范围应包括皮损周围 0.3~0.5 cm 的正常皮肤,深度应达到真皮深层。手术切除的皮损应送病理检查,以判断切除是否彻底,如有残留皮,应及时扩大切除,必要时做植皮术。

2. 电烧灼 适用于较小的皮损,术后愈合较慢,且易留瘢痕。

3. 冷冻治疗 用液氮冷冻治疗皮损,冻融期至少为 60 s。局部愈合慢,冷冻不易彻底,易复发。

4. 激光治疗 用二氧化碳激光束破坏瘤体,注意掌握瘤体大小和治疗的深浅。

5. 局部化疗 5% 5-氟尿嘧啶软膏外用,每日 2 次,连续使用 6~8 周。此法复发率较高,需定期随访。

6. 放射治疗 局部浅表行放射治疗,效果良好,但远期可发生放射性皮炎、瘢痕等不良反应。

7. 维 A 酸类药物外用 外用于患处,每日 2 次,连续使用 6~8 周,局部可行封包治疗。此法复发率较高。

8. 免疫疗法 局部应用免疫刺激剂二硝基氯苯,先用 20% 二硝基氯苯丙酮液涂于患处,1 周后分别用 0.01%~1% 不等的浓度涂于患处,引起局部轻度红肿,每周 1 次,直至皮损结痂、脱屑全部消失为止,共需要 10 次左右。

9. Mohs 外科 这是治疗复发皮损最好的治疗方法。

10. 其他 如光动力治疗。

【思考题】 鲍温病的临床表现是什么?

(重庆三峡中心医院　王宗明)

第二节　Paget's 病

Paget's 病又称湿疹样癌,是一种特殊类型的癌性疾病。多发生于女性乳房,也可发生于男性乳房,称乳房 Paget's 病,主要为乳腺癌或顶泌汗腺癌扩展至乳头及其周围表皮的损害。亦可见于外生殖器、肛门、脐部及腋窝等处,此时称为乳房外 Paget's 病。

【病因病机】 病因未明。目前多认为本病几乎都与潜在的乳腺导管癌有关,可能起源于 Toker 细胞。肿瘤细胞发生于乳腺导管及顶泌汗腺导管开口部,并从该处向下沿乳腺导管及腺上皮伸展,最终可侵入结缔组织而形成乳腺癌,向上则伸展到表皮内形成 Paget's 病皮损。乳房外 Paget's 病则常与其下方的腺性附件癌或与局部转移性或肺转移性癌伴发。Paget 细胞起源于乳腺导管或顶泌汗腺的表现如下:Paget 细胞内含有癌胚抗原(CEA);Paget 细胞像顶泌汗腺和乳腺细胞一样常含有中性黏多糖;免疫组化证实乳房 Paget's 病的表皮内 Paget 细胞 GCDFP-15 及 CK7 阳性,这也是良性及恶性大汗腺瘤的阳性标志物。

【临床表现】 乳房 Paget's 病几乎完全见于中老年妇女,平均年龄为 40~60 岁,在 40 岁以内发病者少见。少数亦可见于男性,多发生于应用雌激素治疗前列腺癌之后。皮损初发一般见于单侧乳房及乳晕部,表现为无痛性边界清楚的红色斑块,常伴有湿疹化、表皮糜烂、渗液或结痂,呈灰蓝色或灰白色角化性脱屑,可见皲裂、肉芽组织,肉芽组织呈鲜红色,可形成溃疡及乳头回缩,触之有坚实感,破坏严重者甚至可脱落,伴血性乳头溢液。皮损缓慢向周围扩大,亦可保持静止。可伴发乳腺癌,半数以上乳房区可扪及包块,约 2/3 扪及包块的患者有腋窝淋巴结转移(图 20-2)。病程缓慢,经数月或数年后,病变累及乳房及前胸等部位。

乳房外 Paget's 病可见于两性,但仍以女性多见,平均发病年龄较乳房 Paget's 病晚。皮损大多数见于女阴,其次为阴囊、会阴、肛周,亦可见于阴部以外的顶泌汗腺区,如腋窝、耵聍腺区。皮损和乳房 Paget's 病相似,亦呈境界清楚的红色斑块,表面呈湿疹样结痂和糜烂(图 20-3)。常略高于皮面,但较乳房 Paget's 病的皮损大,常有痛痒感。乳房外 Paget's 病一般较乳房 Paget's 病预后好。其伴发真皮内侵袭性癌者占 20% 左右,但偶见乳房外 Paget's 病亦可由分泌黏液的直肠癌扩展到外阴部,称继发性乳房外 Paget's 病,预后不良。

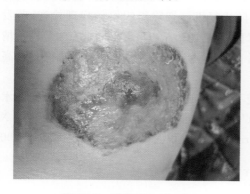

图 20-2 乳房 Paget's 病

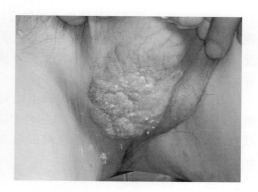

图 20-3 乳房外 Paget's 病

【组织病理】 其特点是在表皮内棘层下部出现 Paget 细胞,此细胞比正常角质形成细胞大 1~2 倍,呈圆形,无细胞棘突及细胞间桥,胞质丰富而淡染,如空泡状,可见多个核及有丝分裂象。在表皮内可单个存在,也可成巢状聚集,基底细胞被挤压在基底膜带与 Paget 细胞之间,呈扁平带状,即 Paget 样现象。真皮内常有中度慢性炎症浸润。乳头下乳腺导管内可见管内癌,癌细胞与 Paget 细胞相似。Paget 细胞 PAS 染色多呈阳性,阿新蓝染色呈弱阳性。免疫组化染色 Paget 细胞对上皮膜抗原及癌胚抗原常为阳性,并可表达雌激素受体和孕激素受体。

【诊断】 本病属于癌性疾病,故早期诊断十分重要。若 50 岁以上患者,单侧发生皮损,边界清楚,基底有浸润,伴乳头溢液甚至乳头凹陷,病情进展缓慢,暂时好转后又复发,对症治疗无效时,应考虑本病。活检若发现表皮内存在 Paget 细胞,则对本病的诊断非常重要。乳房 Paget's 病与乳房外 Paget's 病的比较如表 20-2 所示。

表 20-2　乳房 Paget's 病与乳房外 Paget's 病的区别

区别点	乳房 Paget's 病	乳房外 Paget's 病
皮损	单侧乳头、乳晕及其周围皮肤有浸润性红斑、糜烂,边界清楚	外生殖器部位的单侧浸润性斑块
好发人群	中老年女性	中老年女性或中老年男性
组织病理	表皮内棘层下部可见单个或成巢的肿瘤细胞即 Paget 细胞,该细胞较角质形成细胞大,胞质丰富,染色淡红,胞核有明显的异型性,无细胞间桥,散在或成团分布,亦可形成腺状结构。真皮乳头下乳腺导管内亦可见到癌细胞	表皮内棘层下部可见大量 Paget 细胞,散在或成团分布,亦可形成腺状结构,有时可侵犯真皮毛囊上皮和小汗腺、皮脂腺及大汗腺导管

【治疗】 Paget's 病为恶性肿瘤,一旦确诊,应积极治疗。一般采用外科治疗和放射治疗等。

1. 外科治疗 乳房 Paget's 病应尽早做乳房单纯切除术,伴有同侧乳腺癌者,应做乳腺癌根治术。乳房外 Paget's 病首选外科局部切除。切除范围应至少包括皮损周围 1 cm 的正常皮肤,深度应达到皮下脂肪层,以防止复发。切除组织要做病理检查,若发现切除不完全,应立即再做扩大切除术。手术后要定期复查切口区域,注意有无复发情况。若不伴有乳腺癌或直肠癌,早期切除预后良好,即使局部复发再次切除后仍有较高存活率。

2. 放射治疗 患者因各种原因不能耐受手术,或阴部皮损较广泛,无法实施手术时,可采用 X 线放射治疗。由于乳房外 Paget's 病可能源于大汗腺,故应采用较深的 X 线放射治疗。皮损面积小时,1 次照射量 50 rad,皮损面积大时,1 次照射量 200~300 rad,每日 1 次,总量 5000~8000 rad。

（三）光动力治疗

不宜行外科治疗或放射治疗者,肿瘤为原位或仅侵犯真皮乳头者,可采用光动力治疗。用 10%~20% 的 ALA 持续外敷皮损区域 3 h,再用 630 nm 的氦氖激光 150 J/cm² 局部持续照射 40 min 左右,每 2 周治疗 1 次。

【思考题】 Paget's 病的治疗方案是什么？

（重庆三峡中心医院　王宗明）

第三节　基底细胞上皮瘤

基底细胞上皮瘤又名基底细胞癌、侵蚀性溃疡等，是一种向表皮或附属器特别是毛囊分化的低度恶性肿瘤，主要由间质依赖性多潜能基底样细胞组成，生长缓慢，转移少。

【病因病机】 本病病因不明，但与以下因素有关：本病好发于头皮、面部等暴露部位，多见于户外工作和浅色皮肤者，与长期日光暴晒有关；往往发生于慢性放射性皮炎基础上，在长期 X 线接触的发生放射性皮炎的部位易产生基底细胞上皮瘤；长期摄入无机砷或含砷较高的饮水、食物等亦可发生此肿瘤；在烧伤瘢痕和其他瘢痕处，以及某些错构瘤，如皮脂腺痣、疣状表皮痣等亦可作为基底细胞上皮瘤的发生处。

【临床表现】 本病多发生于老年人，50 岁以上者多见，30 岁以下者少见。男女发病率基本相当。多见于室外工作长期日光暴晒者，好发于身体的暴露部位，特别是面部，主要在眼角、鼻部、鼻唇沟和颊部多见，而非暴露部位少见。其损害多为浅表性皮损。早期表现为表面光亮、具有珍珠样隆起边缘的圆形斑片，表皮较薄，常可见少量毛细血管扩张，仔细观察尚可见雀斑状小黑点。也可表现为淡红色珍珠样苔藓丘疹或斑块。表面稍有角化，或伴有小而浅表的糜烂、结痂或溃疡。发育成熟的损害通常可分为下列几型。

1. 结节溃疡型 此型最常见，占所有基底细胞上皮瘤的 50%～80%。皮损一般为单个，黄豆大小，浅褐色或淡灰白色半透明状，质硬，表面常有少数扩张的毛细血管，轻微外伤后易出血。典型皮损为缓慢扩大的溃疡周围绕以珍珠样隆起边缘，边缘呈蜡样或珍珠样外观的小结节，参差不齐并向内卷起，称侵袭性溃疡。该溃疡呈慢性经过，并且逐渐增大，无自觉症状，出血可以是唯一症状。严重时破坏局部软组织和骨骼，造成毁形。本型皮损大部分位于面部，尤其是鼻部，前额、耳、眼周和双颊也常受累，事实上身体的任何部位均可累及（图 20-4）。

2. 色素型 除具有结节溃疡型基底细胞上皮瘤的所有特点外，还有褐色或黑色色素沉着，但不均匀，边缘部分较深，中央部分呈点状或网状分布，有时易误诊为恶性黑素瘤。本型占基底细胞上皮瘤的 6%，皮肤较黑的人群，常发生本型（图 20-5）。

3. 硬斑病样或纤维化型 本型罕见，多见于青年人，好发于头面部，表现为一种单发的、大小不等的、数厘米至整个面额、呈扁平或稍隆起的局限性硬化斑块。通常不出现溃疡、珍珠状边缘和结痂。毛细血管扩张的情况可能发生也可能不发生，因此皮损经常会被漏诊或误诊。本型占基底细胞上皮瘤的 2%～6%（图 20-6）。

4. 浅表型 此型较少见，多见于青年男性，好发于躯干等非暴露部位。本型常表

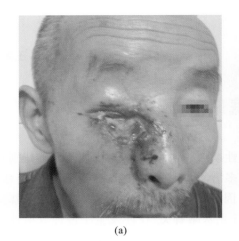

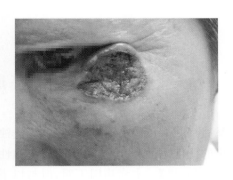

(a)　　　　　　　　　　　　　　(b)

图 20-4　结节溃疡型

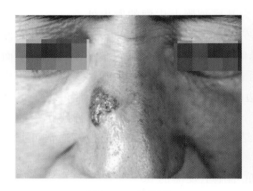

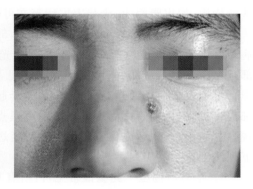

图 20-5　色素型　　　　　　　　图 20-6　硬斑病样或纤维化型

现为干燥、银屑病样鳞屑性损害。常呈浅表扁平性生长,很少有浸润和溃疡倾向。生长非常缓慢,可被误诊为湿疹或银屑病斑片。皮损边界可见线状隆起,边界较清楚。毛细血管扩张性红色斑块偶有萎缩或瘢痕形成。这类型的基底细胞上皮瘤最常见于感染了HIV的患者。本型占基底细胞上皮瘤的 15%(图 20-7)。

5. 其他　如瘢痕性基底细胞上皮瘤、息肉状基底细胞上皮瘤、青年性单发型基底细胞上皮瘤、变异型基底细胞上皮瘤、纤维上皮瘤、基底细胞痣综合征等罕见型。

【组织病理】　其特点为不对称,可与表皮相连,瘤细胞在瘤团块周边排列成栅栏状,中央无一定排列方式。其细胞具有特征性,细胞核大,呈卵圆形或长形,胞质少,细胞之间无细胞间桥,其细胞核与表皮基底细胞类似,表现非常一致,核有丝分裂象极少见。在肿瘤增生的同时,瘤块周围可见结缔组织间质增生、黏液变性等。

基底细胞上皮瘤可分为未分化型和分化型两大类,未分化型又分为实体性、色素性、浅表性硬化性四种,分化型又分为角化性、囊性和腺样等。此外,临床上所见色素型基底细胞上皮瘤,有大量黑素。临床上结节溃疡型基底细胞上皮瘤,可为实体性、角化

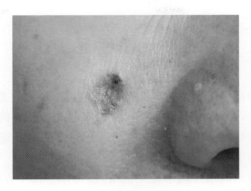

图 20-7 浅表型

性或腺样基底细胞上皮瘤。硬斑病样或纤维化型基底细胞上皮瘤中,结缔组织增生显著,瘤细胞往往呈窄细的条索状排列。在浅表型基底细胞上皮瘤中,可见瘤组织呈不规则状增生,附着于表皮的下面。

【诊断】 根据皮损为肤色、棕色、褐色小结节、斑块,周围有珍珠状隆起边缘,发展慢,转移少,再加上病理结果,一般不难诊断。

【鉴别诊断】 本病需与鳞状细胞癌、皮脂腺增生症相鉴别(表 20-3)。

表 20-3 基底细胞上皮瘤、鳞状细胞癌、皮脂腺增生症的区别

区别点	基底细胞上皮瘤	鳞状细胞癌	皮脂腺增生症
皮损	单个蜡样光泽、结节状、边缘隆起的损害	圆顶形、高起的、质硬的浸润性损害	中央凹陷,周围有黄色小结节,这些损害从不出血且不会出现结痂
好发部位	颜面等暴露部位	睑缘、副鼻窦或颅内	额部及颊部
好发人群	中老年人	50 岁以上老年人	中老年人

【治疗】 根据患者的一般情况,皮损的部位、面积及浸润深度选择不同的治疗方案。

1. 外科手术切除 损害部位凹凸不平,溃疡很深,可做手术切除和植皮治疗。应注意范围和深度,特别是硬斑病样或纤维化型,需要广泛外科切除。

2. X 线照射 本病对放射线比较敏感,放射治疗无痛苦,适合于高龄老年人。但硬斑病样或纤维化型以及复发患者不宜采用放射治疗,因对放射线不敏感。

3. 二氧化碳激光 适用于面积较小的皮损,愈合快,痛苦小。

4. 光动力疗法 适用于高龄老年人不宜手术者。

5. 外用细胞毒药物 如 5% 5-氟尿嘧啶,用于多发性浅表型。

6. 干扰素 局部注射干扰素有一定效果。

7. 维 A 酸制剂 对多发或不宜手术切除的患者可选用阿维 A 等口服。

【思考题】 简述基底细胞上皮瘤的分型。

(重庆三峡中心医院 王宗明)

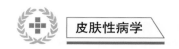

第四节　恶性黑素瘤

恶性黑素瘤是一种高度恶性的肿瘤,多发生于皮肤,占皮肤恶性肿瘤的第三位。除巨大型先天性色素痣外,恶性黑素瘤来源于真皮及表皮交界处的黑素细胞。大约半数发生于原先存在的色素痣上,其余发生于外观正常的皮肤上。通常包括非侵袭性的水平生长期和出现肿瘤结节的垂直生长期。

【病因病机】　本病病因迄今尚未完全清楚,但与以下几个方面关系密切。

1. 种族与遗传　恶性黑素瘤好发于浅肤色人种。英国的凯尔特族的恶性黑素瘤发病率最高,亚洲人发病率最低。部分恶性黑素瘤有家族发病史。

2. 创伤与刺激　创伤与刺激可使良性色素性皮肤病发生恶变。

3. 病毒感染　近年来在人的恶性黑素瘤中发现病毒样颗粒。

4. 日光　过度暴露于紫外光中也是恶性黑素瘤的一个重要易感因素。

5. 免疫　恶性黑素瘤可出现自然消退现象,体现出肿瘤与免疫的关系。

【临床表现】　恶性黑素瘤好发于30岁以上的男性,男女发病率之比为3：2,青少年发病者少,儿童罕见,男性患者死亡率较高。起源于黑素细胞的恶性黑素瘤多发生于老年人,恶性程度低,生长缓慢,起源于痣细胞者多见于较年轻的人,恶性程度较高,生长迅速,发生转移早。

恶性黑素瘤的早期表现是在正常皮肤上出现黑色损害,或原有的色素痣于近期内扩大,色素加深。随着皮损增大,隆起呈斑块或结节状,也可呈蕈状或菜花状,表面易破溃、出血。周围可有不规则的色素晕或色素脱失晕。如向皮下组织生长时,则为皮下结节或肿块。如向周围扩散时,尚可出现卫星状损害。

新近发生的早期恶性黑素瘤的重要征象通过“ABCD”标准阐明:A 代表皮损不对称;B 代表边界不规则,通常为扇形;C 代表色素沉着不规则、不均一、多样化;D 代表皮损直径≥6 mm。恶性黑素瘤的预后在某种程度上与其发生部位有关。发生于 BANS 部位(上背部、上臂部、头皮及颈部)者的预后较发生于四肢者的差。

根据恶性黑素瘤的发病方式、起源、病程与预后的不同,其分类如下。

（一）原位恶性黑素瘤

原位恶性黑素瘤又名表皮内恶性黑素瘤,是指恶性黑素瘤病变仅局限于皮内,处于原位阶段,分为以下三型。

1. 恶性雀斑样痣　一种较为少见的恶性黑素瘤。几乎均见于暴露部位,尤其以面部最常见。本病开始为淡褐色的不均匀的斑点,边缘不规则,逐渐向周围扩大,不均匀地变黑,直径可达数厘米,往往一边扩大,而另一边自行消退(图 20-8)。扩展和变黑通常很慢,以致这种隐袭性损害不易被发现,此种损害经数月至数年,约有 1/3 发展为侵袭性恶性黑素瘤。

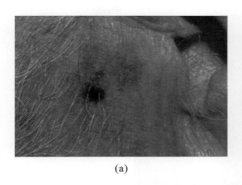
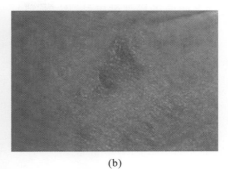

(a)　　　　　　　　　　　　(b)

图 20-8　恶性雀斑样痣

2. 浅表扩散性原位恶性黑素瘤　又称 Paget's 病样原位恶性黑素瘤，是最常见的恶性黑素瘤。中年患者多见，平均年龄为 50 岁，男女发病率相等。女性以腿部多见，男性以背部多见。可发生于任何部位，但多见于非暴露部位，与恶性雀斑样痣不同，相比有日光损伤的皮肤，其发病率并不增加。其特点是皮损有多种颜色，除深浅不一的棕褐色外，还混杂有黑色、红色、棕色、蓝色和白色。典型的皮损边缘多为扇形（图 20-9）。如发生侵袭性生长，其速度快，往往 1～2 年即出现浸润、结节、溃疡或出血。

3. 肢端原位黑素瘤　此为黑种人和亚洲人最常见的类型。好发于手指或足趾以及承重部位。足底是最常见的发病部位。临床表现为茶褐色、暗褐色或黑色的斑片损害，边缘不规整，边界不清楚，颜色不均匀，表面隆起，最终皮损变黑，形成结节和溃疡（图 20-10）。由于其在水平放射状生长的同时，又有垂直性生长，而且原位生长的时间较短，病灶常转移到肱骨内上髁和腋窝的淋巴结，故预后较差。

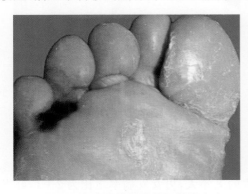
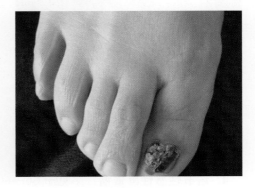

图 20-9　浅表扩散性原位恶性黑素瘤　　　　图 20-10　肢端原位黑素瘤

（二）侵袭性恶性黑素瘤

侵袭性恶性黑素瘤分为以下四型。

1. 恶性雀斑样黑素瘤　由恶性雀斑样痣发生侵袭性生长而来，因此多见于老年面部，常常在原有损害的基础上，出现一个或数个黑蓝色结节，生长缓慢，故较晚发生转移,转移多倾向于局部淋巴结(图20-11)。

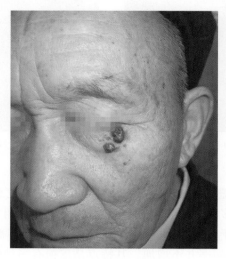

图 20-11　恶性雀斑样黑素瘤

2. 浅表扩散性恶性黑素瘤　由浅表扩散性原位恶性黑素瘤发展而来,在原有隆起的斑片基础上,出现局部浸润、结节、溃疡、出血(图20-12)。

3. 肢端黑素瘤　当肢端原位黑素瘤出现侵袭性生长时,原有色素斑中央即出现丘疹、结节,甚至呈疣状或出现破溃,此时易转移(图20-13)。

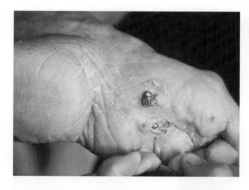

图 20-12　浅表扩散性恶性黑素瘤

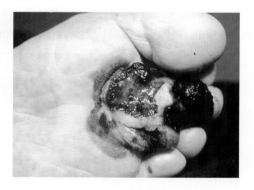

图 20-13　肢端黑素瘤

4. 结节性恶性黑素瘤　多见于50~60岁的老年人,男女发病率之比为2:1,好发于躯干和四肢,大多数肿瘤在被切除时瘤体已经较厚,故预后差。开始为隆起的斑块、结节或深在结节,呈黑色或青黑色。由于生长迅速,因此一发现就是隆起结节。以后很快增大,可发生溃疡,或隆起如蕈状或菜花样,往往较早发生转移(图20-14)。

【组织病理】　对于怀疑恶性黑素瘤的损害,切除皮损包括边缘1~3 mm的范围是最好的活检方法。如果损害太大而不能采用单纯切除,可采用小切口或钻孔术活检,尽量深取皮损,对预后无影响。皮肤恶性黑素瘤组织学分放射(水平)生长期与垂直生长期,放射生长期除了包括完全位于表皮内的原位恶性黑素瘤阶段外,还包括向真皮乳头层浸润的阶段(即微浸润放射生长期)。

(一)原位恶性黑素瘤

1.恶性雀斑样痣 真皮及表皮交界处有异型黑素细胞增生。

2.浅表扩散性原位恶性黑素瘤 整个表皮内杂乱散布着大而圆的黑素细胞,主要位于表皮下部,呈巢状,甚似 Paget's 细胞。

3.肢端原位黑素瘤 棘层肥厚、皮嵴明显延长和黑素细胞显著异型性。

(二)侵袭性恶性黑素瘤

所有四型均起源于真皮与表皮交界处。典型的恶性黑素瘤均可见明显不规则的交界活跃,瘤细

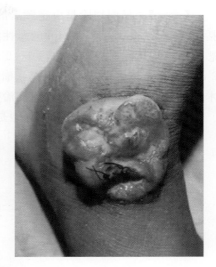

图 20-14 结节性恶性黑素瘤

胞自表皮向下侵入真皮,同时可见表皮嵴不规则向下生长。另一常见现象即瘤细胞向上方侵犯表皮,以致表皮发生破裂。

【诊断】 根据皮损和病理组织方可确诊。

【鉴别诊断】 本病需与色素型基底细胞癌、深色素性脂溢性角化病、化脓性肉芽肿、卡波西肉瘤、痣细胞痣、蓝痣、幼年良性黑素瘤等进行鉴别诊断(表 20-4)。

表 20-4 恶性黑素瘤、色素型基底细胞上皮瘤、深色素性脂溢性角化病的区别

区别点	恶性黑素瘤	色素型基底细胞上皮瘤	深色素性脂溢性角化病
皮损	外形不对称、边缘不整齐、直径大于 6 mm、色泽不均匀的黑棕色斑疹、结节和肿块	有褐色或黑色色素沉着,但不均匀,边缘部分较深,中央部分呈点状或网状分布	底部呈圆形、椭圆形或不规则形,可有蒂,直径 0.1～1 cm,或数厘米,边缘清楚,表面呈乳头瘤样,逐渐干燥、粗糙,失去光泽,可在表面形成一层油脂性厚痂,色素沉着非常显著,呈黄褐色至黑色
好发部位	原先存在的色素痣上	颜面等暴露部位	面部、头皮、躯干、上肢
组织病理	真皮及表皮交界处的基底层内见大小、形态不一的异型性黑素瘤细胞巢和单个黑素瘤细胞,可向上散布于各表层。浸润性恶性黑素瘤细胞穿越基底层达到真皮、皮下	其特点为不对称,可与表皮相连,瘤细胞在瘤团块周边排列成栅栏状,中央无一定排列方式	棘层肥厚、不同程度的乳头瘤样增生、角化过度以及有时在棘层肥厚的表皮中出现角蛋白堆积。其特点是肿瘤病变的基底位于同一水平面上,两端与正常表皮相连

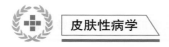

【治疗】　早期切除是决定预后的重要因素。对于原位恶性黑素瘤建议切除时应包括边缘 0.5 cm,厚度≤1 mm 的恶性黑素瘤切除时应包括边缘 1.0 cm,厚度≤2 mm 的恶性黑素瘤切除时应包括边缘 1~2 cm,厚度＞2 mm 的恶性黑素瘤切除时应包括边缘 2 cm,临床范围＞0.5 cm。甲黑素瘤可能需要做截指术或皮肤移植。不适用于外科手术的患者,可外用咪喹莫特等免疫治疗及放射治疗、化学治疗等非外科治疗方法。

【思考题】　恶性黑素瘤的分型是什么?

(重庆三峡中心医院　王宗明)

第二十一章　遗传性皮肤病

遗传性皮肤病是指由于遗传物质改变而引起的发生在皮肤黏膜上的一组皮肤病。通常在家族上下之间呈垂直传递或家族聚集性、终生性发病的特征。遗传性皮肤病分为单基因遗传病和多基因遗传病。由单一基因突变引起的疾病称为单基因遗传病，又称孟德尔遗传病。根据其致病基因所在的染色体及性质的不同，可分为常染色体显性遗传病、常染色体隐性遗传病、性联遗传病。由一个以上基因病变引起的疾病称为多基因遗传病，这些基因无显性和隐性之分，对该疾病的发生都起作用，称为多因微效。环境因素对其发病有影响，常见病有银屑病、系统性红斑狼疮等。

第一节　鱼　鳞　病

鱼鳞病是一组以皮肤干燥伴片层鱼鳞状黏着性鳞屑为特征的角化异常性、先天性遗传性皮肤病，主要分布在四肢伸侧或躯干。根据遗传方式和临床表现，常可分为寻常型鱼鳞病、性联鱼鳞病、大疱性鱼鳞病样红皮病和板层状鱼鳞病。

【病因】　国际上报道其发病率在 $1：5300～1：250$，中国人群发病率为 0.23%。随着分子生物技术的发展，许多遗传性皮肤病的致病基因已经有比较清楚的定位，有的已经被克隆并清楚了解其相关产物，如：寻常型鱼鳞病基因定位于 1q21；性联鱼鳞病基因定位于 XP22.3；大疱性鱼鳞病样红皮病由于编码角蛋白 K1 和 K10 的基因突变，造成角蛋白 1 和 10 异常；板层状鱼鳞病基因定位于 2q33-q35。遗传性皮肤病的基因定位和克隆有助于明确其发病机制，为其诊断、咨询、治疗打下良好的基础。各型鱼鳞病由于表皮角质形成细胞增生，表皮通过时间缩短，或是角质形成细胞不能正常脱落，堆积在皮肤表面，导致表皮有角化过度的鳞屑。

【临床表现】　临床分以下几型。

1. 寻常型鱼鳞病　又称为单纯型鱼鳞病，是最常见的一种轻型鱼鳞病，系常染色体显性遗传，与脂质代谢不正常有关。患者生后数月或一年内出现褐色或棕色菱形边缘游离的鳞屑，对称分布于背部及四肢伸侧，但不累及腋窝、臀沟等。皮损表现轻重不一，轻者仅表现为冬季皮肤干燥，有细小的糠秕样鳞屑。典型改变呈褐色至深褐色菱形或多角形鳞屑，鳞屑中央黏着，边缘游离，如鱼鳞状（图 21-1）。一般无自觉症状，但冬季皮肤干燥加重，可有瘙痒和不适感。掌跖可有过度角化，可并发特应性皮炎、哮喘、毛囊角化，症状冬重夏轻，多数患者青春期后病情减轻或消失。

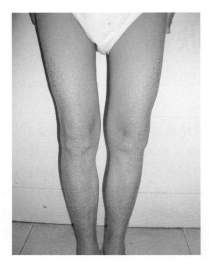

图 21-1　鱼鳞病

2. 性联鱼鳞病　较少见，系性联隐性遗传，是由类固醇硫酸酯酶基因突变或缺失引起的一种性联代谢障碍性疾病。婴儿早期发病，仅见于男性，女性仅为携带者。皮损与寻常型相似，但症状较重。皮肤干燥、粗糙，鳞屑大而显著，呈黄褐色或污黑色大片鱼鳞状。皮损分布于全身，以四肢伸侧及躯干下部为重，胫前尤为明显，面、颈部常可累及，症状不随年龄增长而减轻。患者可伴隐睾，角膜可有点状浑浊等。

3. 大疱性鱼鳞病样红皮病　又称为表皮松解性角化过度型鱼鳞病，本型少见，系常染色体显性遗传。患儿出生时或生后短时间内突发泛发性红斑和大水疱，可累及全身，以身体屈侧及皱褶处尤为明显。受到轻微创伤或摩擦后则在红斑基础上发生大小不等的松弛性水疱，易破溃糜烂，其上再度形成鳞屑、红斑和水疱；经 1 个月左右，红斑和水疱逐渐减轻，代之以全身皮肤的过度角化。本病有随年龄的增长而逐渐减轻的倾向，但由于发病年龄较小，新生儿常因继发感染引起败血症和电解质紊乱而死亡。成人症状明显或逐渐改善，伴有少量糜烂和水疱。

4. 板层状鱼鳞病　少见，系常染色体隐性遗传。出生时或出生后不久就有皮疹，其损害特征为大的灰棕色四方形鳞屑，中央黏着而边缘游离高起，严重时鳞屑可厚如铠甲。轻者仅发生于腘窝、肘窝及颈部。重者泛发全身，呈红皮病样表现。1/3 患者出现眼睑外翻或唇外翻。可伴有掌跖角化过度或臭汗症。大多数的患者毛囊口如火山口样。

此外，还有非大疱性鱼鳞病样红皮病、火棉胶婴儿、胎儿鱼鳞病等罕见类型。

【组织病理】　①寻常型鱼鳞病：可见表皮角化过度，颗粒层正常或稍微增厚，棘层轻微增厚，毛囊有角质栓塞，皮脂腺数量减少。②性联鱼鳞病：可见表皮角化过度，颗粒层增厚，真皮浅层血管周围有淋巴细胞浸润。③大疱性鱼鳞病样红皮病：可见表皮角化过度和棘层肥厚，颗粒层、棘层都有网状空泡化，真皮浅层有少量淋巴细胞浸润，表皮内可见水疱，真皮浅层有少许炎细胞浸润。④板层状鱼鳞病：除有寻常型鱼鳞病的特点外，还有银屑病样表皮增生及表皮突延长。

【诊断】　根据发病年龄、临床表现、组织学特征及家族史易诊断。

【鉴别诊断】　先天性鱼鳞病应与获得性（后天性）鱼鳞病进行鉴别（表 21-1）。

表 21-1　先天性鱼鳞病与获得性（后天性）鱼鳞病的区别

区别点	先天性鱼鳞病	获得性（后天性）鱼鳞病
遗传性	有	无

续表

区别点	先天性鱼鳞病	获得性(后天性)鱼鳞病
伴发	无	恶性肿瘤、自身免疫性和炎症性疾病、代谢和内分泌疾病以及感染性疾病，或有服药史
局部治疗	以温和、保湿、轻度剥脱为原则	针对皮肤干燥和脱屑

【治疗】 目前尚无特效疗法。对症治疗仅能减轻症状，所用药物应具有滋养皮肤、溶解角质、增加角质层含水量和促进正常角化等作用。

1. 一般防护 做好遗传咨询。洗澡时避免使用碱性肥皂，以防加重皮肤干裂，有条件者可进行温泉浴；浴后用凡士林或橄榄油等外搽，以滋润皮肤，减轻鳞屑和瘙痒；忌食辛辣食物，多吃蔬菜、水果；避免风寒刺激，注意保湿、保暖。

2. 局部治疗 以温和、保湿、柔润皮肤和轻度剥脱为原则。①增加水合作用：温水浴数分钟，浴后在皮肤仍湿润时外搽凡士林或10%～20%尿素软膏，α-羟酸或40%～60%丙二醇溶液封包过夜，每周2～3次；②维A酸的外用制剂可改善角化程度，减少鳞屑，如0.05%～0.1%维A酸霜、3%～5%水杨酸软膏、30%鱼肝油软膏，与糖皮质激素软膏交替联合应用可增加疗效；③钙泊三醇软膏外用，共12周，每周最大量为120g，疗效较好。

3. 全身治疗 ①维生素A：成人5万U/次，3次/日，口服，小儿2000～4000 U/d，若长期大量应用，有毒副作用。②严重类型可口服异维A酸1～2 μg/(kg·d)或阿维A脂1 μg/(kg·d)，虽不能根治，但可以缓解症状。

（重庆三峡医药高等专科学校 向光）

第二节 毛周角化症

毛周角化症也称毛发角化病、毛发苔藓，欲称"鸡皮"，是一种角质化代谢异常的常染色体显性遗传性皮肤病。常发生于手臂和腿部之正面或外侧，偶尔可见于臀部、背部及脸颊。

【病因病机】 本病病因未明，多数文献认为此病有遗传倾向。通常是从青春期开始明显，有50%的机会会遗传给下一代。其遗传与性别无关，男女都可以发病，机会均等。主要是由于毛囊口角化所致，可能与脂肪代谢、角化细胞黏附障碍有关。

【临床表现】 本病常见于青少年，发生率高达40%～50%，皮损常随年龄增长而改善，皮损为针尖到粟粒大小的与毛孔一致的坚硬丘疹，不融合，顶端有淡褐色角栓，内含卷曲的毛发，剥去角栓后遗留漏斗状小凹陷，但不久又在此凹陷中新生出角栓，丘疹的炎症程度不一，可无红斑或有明显红斑，后者易导致炎症后色素沉着。皮疹数目较多，分布对称，好发于上臂、股外侧和臀部，部分患者可累及腹部，受累部位有特殊的粗

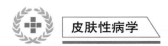

糙感,皮损冬季加重,夏季减轻,一般无自觉症状,亦可伴有轻度瘙痒。

【组织病理】 毛囊口张开,有层板样角栓,偶见扭曲或螺旋状毛发,稀疏的毛囊周围可见单核细胞浸润。

【诊断】 根据与毛孔一致的角化性丘疹,毛囊口有角栓,好发年龄及好发部位,无明显的自觉症状,易于诊断。

【鉴别诊断】 本病需与维生素 A 缺乏症、瘰疬性苔藓、角化性痤疮相鉴别(表21-2)。

表 21-2 毛周角化症与维生素 A 缺乏症、瘰疬性苔藓、角化性痤疮的区别

区别点	毛周角化症	维生素 A 缺乏症	瘰疬性苔藓	角化性痤疮
部位	臂、腿部等	四肢伸侧	以躯干为主	以手背、前臂为主
皮损	角化性丘疹	角化性丘疹,似蟾皮或鸡皮样皮疹,稍大	圆形或椭圆形毛囊性丘疹,淡黄色或红褐色,无角栓	较大的毛囊角化性丘疹
伴随症状	无	夜盲、眼干、角膜软化等	多伴淋巴结核,组织病理呈结核表现	多见于从事机油、焦油、石蜡等职业的工人

【治疗】 应注意此类皮肤的护理和保养,如温和去角质,涂抹有护肤作用的产品来保持皮肤的柔润。冬季洗澡不宜过勤,也不宜过多使用碱性强的洗浴用品。多食用富含维生素 A 的食物,如胡萝卜、绿色蔬菜、新鲜水果等可缓解。

1. 局部治疗 症状轻者平时可擦含果酸或去角质成分的保湿乳液,较重者使用外用药物涂抹患处,如 10%～20%尿素膏、0.05%～0.1%维 A 酸软膏、3%～5%水杨酸软膏,以减轻皮肤干燥。疗效不好者亦可使用中效糖皮质激素制剂。

2. 全身治疗 皮疹泛发严重者可口服维生素 A 5 万 U,3 次/日。

此外,激光、磨皮等治疗方法,对该病也有一定的疗效。

(重庆三峡医药高等专科学校 向光)

参 考 文 献

[1] 张学军.皮肤性病学[M].7版.北京:人民卫生出版社,2010.

[2] 张学军,刘维达,何春涤.现代皮肤病学基础[M].北京:人民卫生出版社,2001.

[3] 张学军,刘维达,秦建中.现代皮肤性病学进展[M].合肥:安徽科学技术出版社,1997.

[4] 张学军.皮肤性病学[M].5版.北京:人民卫生出版社,2001.

[5] 杨国亮.皮肤病学[M].2版.上海:上海医科大学出版社,1995.

[6] 赵辨.临床皮肤病学[M].3版.南京:江苏科学技术出版社,2001.

[7] 赵辨.临床皮肤病学彩色图谱[M].南京:江苏科学技术出版社,2005.

[8] 吴志华.现代性病学[M].广州:广东人民出版社,1996.

[9] 虞瑞尧.皮肤病彩色图谱[M].北京:人民卫生出版社,1988.

[10] 何黎,刘流.皮肤保健与美容[M].北京:人民卫生出版社,2007.

[11] 高天文.现代皮肤组织病理学[M].北京:人民卫生出版社,2001.

[12] 王家璧.现代皮肤病治疗与检测[M].北京:中国科学技术出版社,1997.

[13] 刘辅仁.实用皮肤科学[M].3版.北京:人民卫生出版社,2005.

[14] 靳培英.皮肤病药物治疗学[M].2版.北京:人民卫生出版社,2009.

[15] 朱学骏.实用皮肤病性病治疗学[M].3版.北京:北京大学医学出版社,2006.

[16] 朱学骏.中国皮肤病性病图鉴[M].2版.北京:人民卫生出版社,2006.

[17] 中华医学会.临床诊疗指南:皮肤病与性病分册[M].北京:人民卫生出版社,2010.

[18] 中华医学会.临床技术操作规范:皮肤病与性病分册[M].北京:人民军医出版社,2006.

[19] William D James,Timothy G Berger,Dirk M Elston.安德鲁斯临床皮肤病学[M].10版.徐世正,译.北京:科学出版社,2008.

[20] Philip H McKee,Eduardo Calonje,Sott R Granter.皮肤病理学[M].3版.朱学骏,孙建方,译.北京:北京大学医学出版社,2007.